ALIMENTAÇÃO DESINTOXICANTE

Conceição Trucom

ALIMENTAÇÃO DESINTOXICANTE

EDIÇÃO REVISTA E AMPLIADA

PARA ATIVAR O SISTEMA IMUNOLÓGICO

academia

Copyright © Conceição Trucom, 2022
Copyright © Editora Planeta do Brasil, 2022
Todos os direitos reservados.

Preparação: Franciane Batagin
Revisão: Fernanda Guerriero Antunes e Departamento editorial da Editora Planeta
Diagramação: 3Pontos Apoio Editorial
Capa: Rafael Brum
Imagens de capa: iStock Photo

Dados Internacionais de Catalogação na Publicação (CIP)
Angélica Ilacqua CRB-8/7057

Trucom, Conceição
  Alimentação desintoxicante: para ativar o sistema imunológico / Conceição Trucom. - São Paulo: Planeta, 2021.
  304p.

Bibliografia
ISBN 978-65-5535-578-9

1. Nutrição 2. Saúde I. Título

21-5222   CDD 613.26

Índice para catálogo sistemático:
1.Nutrição

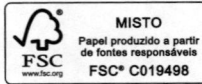

Ao escolher este livro, você está apoiando o manejo responsável das florestas do mundo

2022
Todos os direitos desta edição reservados à
EDITORA PLANETA DO BRASIL LTDA.
Rua Bela Cintra, 986, 4º andar – Consolação
São Paulo – SP CEP 01415-002
www.planetadelivros.com.br
faleconosco@editoraplaneta.com.br

Este livro é uma obra de consulta e esclarecimento. Suas orientações são baseadas em conhecimentos, experiências e pesquisas, mas não posso deixar de observar que cada pessoa e situação são únicas. As receitas e técnicas descritas aqui têm o objetivo de complementar, e não substituir, o tratamento ou os cuidados médicos. Não defendo nenhum programa dietético em particular, mas acredito que as informações contidas nestas páginas devem estar à disposição da humanidade. Sinta-se livre para consultar um médico ou outro profissional especialista em saúde, principalmente se acometido por uma doença grave. Procurar uma segunda ou terceira opinião é sinal de sabedoria.

SUMÁRIO

AGRADECIMENTOS 11
PRÓLOGO 13
APRESENTAÇÃO 15
INTRODUÇÃO 17

1. ESTAMOS TODOS INTOXICADOS 21
   Os sintomas de intoxicação 24
   Sintomas no corpo físico 25
   Sintomas no cérebro e no corpo mental 25
   Sintomas de ordem psicoemocional 26
   Razões para desintoxicar-se 26
   A motivação é superimportante 28

2. A DOENÇA É UM MESTRE 31
   Onde está nossa alma ou anima? 33
   Os sintomas são um grito da alma 35
   A interpretação metafísica 37
   A interpretação física 38
   Como chegar ao âmago? 41

3. AS SETE CONDIÇÕES DA SAÚDE E DA FELICIDADE 43
   Condição 1: ausência de cansaço 45
   Condição 2: bom apetite 46
   Condição 3: sono profundo 47
   Condição 4: boa memória 47
   Condição 5: bom humor 48
   Condição 6: rapidez de raciocínio e ação (inteligência) 50
   Condição 7: intestino regulado 50

4. **DEIXAR SAIR O VELHO E PERMITIR-SE O NOVO** 55
   Os órgãos e os sistemas excretores 57
   O fígado e o sistema hepático (fígado-vesícula) 58
   Os rins e o sistema renal (rins-bexiga) 61
   A pele e o sistema cutâneo 64
   Os pulmões e o sistema respiratório (fossas nasais-
   -pulmões-diafragma) 67
   Os intestinos (delgado e grosso) 69
   Os cinco sistemas excretores, os cinco sentidos e os cinco sabores 73
   Os papéis que desempenham os órgãos e as vísceras 74
   Os sentidos e os sabores 77

5. **DESINTOXICANDO AS EMOÇÕES** 79
   Alimentação desintoxicante e o ciclo emocional 79
   Afetividade e humor 90

6. **ATITUDES DE EXPANSÃO *VERSUS* ATITUDES NEGATIVAS** 95
   As três qualidades da ação 96
   Praticando as atitudes de sabedoria 100

7. **NOVOS HÁBITOS: COMECE AGORA** 107
   Mastigação × digestão 108
   Mastigação × paladar 108
   AliMenditação 109
   Alimentar-se com tranquilidade 110
   Ingerir alimentos crus, frescos e vivos 111
   Ficar muito tempo sem se alimentar e depois comer demais 113
   Não ingerir líquidos durante as refeições 114
   Postura correta 115
   Alimentos excessivamente quentes ou gelados 115
   O jantar e o lanche noturno 115
   O prazer ao ar livre 116

8. **OS QUATRO PILARES DA ALIMENTAÇÃO DESINTOXICANTE** 117
   Primeiro pilar: saúde com consciência 117
   Segundo pilar: baixo custo, porque máximo benefício 119
   Terceiro pilar: versatilidade 121
   Quarto pilar: praticidade 122

9. **A VITALIDADE DOS ALIMENTOS** 127
   A alquimia dos alimentos 128
   Classificação dos alimentos 130
   Alimentos biogênicos: geram e expandem a vida 130
   Alimentos bioativos: ativam a vida 132

Alimentos bioestáticos: diminuem lentamente a vida 133
Alimentos biocídicos: matam a vida 135
Alimentos de baixa vitalidade 137

10. COMO SE DESINTOXICAR? 139
   Jejum com sabedoria 139
   Desmistificando o jejum 140
   Algumas das várias técnicas de jejum 145
   Técnicas de lavagem intestinal 145
   Quando é indicado o jejum? 147
   As quatro propostas de jejum da alimentação desintoxicante 148
   Programa de limpeza intensiva 152
   Jejum intensivo de quatro dias: preparo para rituais,
      equinócios e solstícios 152
   Jejum intermitente ou dieta com restrição calórica 153

11. ESTABELECENDO NOVOS RITUAIS 155
   Escovar a pele 156
   Banho consciente 156
   Banho de ofurô 157
   Sauna como ferramenta terapêutica 157
   Escalda-pés 158
   Opções de ervas medicinais para banho 159
   Meditação e terapia do riso 160
   Silêncio sagrado 161
   Guiberish: adeus ao velho 161
   Caminhada mágica e meditativa 163
   Limpar as vias aéreas 164
   Exercício I: respirar, meditar e observar 165
   Exercício II: pensamentos confusos e mente agitada 166
   Muito importante: vamos perdoar! 167
   Oração do perdão 168
   Exercícios divinos de cura 170
   Respiratórios 171
   Exercícios de mobilização energética 176
   Exercício dos mestres 179

12. A SUCOTERAPIA E AS FRUTAS 183
   A sucoterapia 184
   Por que o limão nos sucos? 187
   Quais frutas e quanto usar delas? 189
   Vantagens da sucoterapia 191
   Combinação de alimentos 192
   Sucos verdes vivos ou *smoothies*? 196
   Instruções e recomendações 198

13. **OS INGREDIENTES** 201
   A água: o elemento mais sutil do corpo 201
   Como preparar a água vitalizada 204
   As ervas: os chás terapêuticos 205
   As ervas e os sistemas 207
   Germinados: eles geram a vida 209
   Como produzir sementes germinadas e brotos 210
   Rejuvelac: o soro vital de sementes germinadas 215
   Preparo do Rejuvelac – versão rápida (rendimento para
      4 pessoas) 216
   A clorofila: um néctar da natureza 217
   A energia do Sol em nosso mundo interior 219
   Os alimentos orgânicos 220
   Minimizando os riscos 227
   Dicas importantes 227
   Como funciona 229
   Os alimentos que curam 230

14. **AS RECEITAS DESINTOXICANTES** 269
   Sucos desintoxicantes 271
   Sucos de frutas e folhas 271
   Sucos de frutas e hortaliças 277
   Sucos de hortaliças 279
   Sumos de clorofila 282
   Lanches desintoxicantes 283
   Leites de sementes germinadas 284
   Siga estes passos para todas as receitas 286
   Sopas desintoxicantes 288
   Chás terapêuticos 290

REFLEXÃO FINAL 295
REFERÊNCIAS BIBLIOGRÁFICAS 299
SITES INDICADOS 303

AGRADECIMENTOS

Pensando na dinâmica de como este livro se concretizou, percebi que nunca planejei ser palestrante ou escritora. Tudo tem acontecido como em um caleidoscópio: aqueles que me abordaram só para criticar, perguntar ou elogiar provocaram movimentos significativos, que geraram uma nova imagem, cheia de interrogações, respostas e transformações.

Aos companheiros de jornada que ficaram mais tempo comigo, deixo aqui meu agradecimento infinito. Por ter espaço e lembrança limitados, seria injusta com muitos se decidisse colocar nomes. Assim, agradeço a todas as pessoas que passaram pela minha vida, pois todas elas, sem exceção, me marcaram de maneira construtiva. Agradeço aos meus pais, que, com todas as facilidades e dificuldades da nossa relação, sempre me dão força para seguir neste interminável e fascinante caminho da busca.

PRÓLOGO

Sempre uso metáforas e alegorias nas palestras e cursos para facilitar o entendimento e fixar conceitos. Assim, abro este livro com a metáfora do velho carpinteiro, de autoria desconhecida, que reflete a essência proposta aqui:

Um velho carpinteiro estava pronto para se aposentar. Certo dia, ele informou ao chefe sobre seu desejo de sair da indústria de construção e passar mais tempo com a sua família. Disse ainda que sentiria falta do salário, mas realmente queria aposentar-se. A empresa não seria muito afetada pela saída do carpinteiro, mas seu chefe estava triste por vê-lo partindo e lhe pediu que trabalhasse em mais um projeto, como um favor. O carpinteiro concordou, mas era fácil ver que não estava muito entusiasmado com a ideia. Vibrando nessa energia, ele prosseguiu fazendo um trabalho de segunda qualidade e usando materiais inadequados. Era uma atitude negativa para terminar sua carreira. Quando o carpinteiro acabou, o chefe veio fazer a inspeção da casa. Depois, sem comentários, ele deu a chave da casa para o carpinteiro, dizendo: "Esta casa é sua. Ela é meu presente para você". O carpinteiro ficou muito surpreso e pensou: Que pena! Se soubesse que estava construindo minha própria casa, teria feito tudo diferente.

O mesmo acontece conosco. Nós construímos a nossa vida um dia de cada vez e, muitas vezes, o fazemos com preguiça, displicência, despendendo menos energia do que deveríamos e tendo, como resultado, uma estrutura cujas bases não são sólidas. Depois, com surpresa, sentimos o incômodo de viver na casa que edificamos. Se pudéssemos, faríamos tudo de forma diferente. Mas não podemos voltar no tempo. Precisamos nos lembrar a todo o momento de que **a vida é uma oportunidade, um projeto individual**. Nossas atitudes e escolhas de hoje estão construindo a casa em que vamos morar amanhã. Por isso, é necessário optar pela construção feita com alegria e sabedoria!

APRESENTAÇÃO

O ser humano nasceu para ser longevo e saudável, jamais insano.

A construção do livro que você segura em mãos aconteceu a partir das inúmeras palestras, cursos e atendimentos que venho realizando desde 1998. Assim, cada capítulo foi tema de uma palestra e todos eles estão integrados com o mesmo objetivo: encontrar um caminho mais consciente e assertivo para a conquista e transformação da saúde plural.

Como um projeto pessoal, a alimentação desintoxicante foi elaborada com base em soluções que encontrei para perseverar no meu processo de busca pelo autoconhecimento e crescimento. Transformou-se em um apoio inegável de desenvolvimento, e resultados concretos e positivos foram acontecendo. Compartilhar foi, portanto, um passo inevitável. Como dizem os mestres: "Aquilo que ensinamos é o que mais precisamos aprender".

Deste modo, aqui você não encontrará apenas um guia de receitas desintoxicantes, mas também um manual com amplitude e profundidade para mexer com sua consciência, que provocará uma vontade incondicional de tirar de sua vida tudo aquilo que o aprisionou e limitou até então. Os alimentos desintoxicantes são parceiros de um organismo saudável, mas não têm o poder de curar se esse não for um desejo seu. Eles serão seus melhores aliados se você assim decidir.

O primeiro passo, portanto, é motivar-se na busca por lucidez e poder pensante; somente depois de introjetados os conceitos, falaremos sobre as receitas e dinâmicas desintoxicantes. Assim, tenha a paciência de somente colocar em prática as receitas após ter a plena consciência de que você realmente deseja tomar seus banhos internos diários e liberar-se de todas as suas prisões, ainda que, inicialmente, você não saiba exatamente quais são as suas densidades, lastros e apegos.

Basta seguir um dia de cada vez, sabendo que as transformações e curas começam á acontecer nos momentos em que adquirimos consciência do que não desejamos mais e do que impede nossa saúde e expansão. Finalmente, nos tornamos mais conscientes do que precisamos para crescer em amor e sabedoria.

Boa leitura e prática!

INTRODUÇÃO

Esclarecer significa trazer clareza para dentro do ser.
Ignorar significa manter-se na escuridão.
Não necessariamente "não saber", mas certamente
"não agir" em direção à luz.

Desintoxicar-se deve ser um hábito diário

Desintoxicar-se significa deixar sair as toxinas, os venenos. Em outras palavras, estamos falando sobre purificar. E essa atitude não deveria ser esporádica, mas sim um hábito diário, pois também diariamente nos intoxicamos. A saúde humana é altamente determinada pela cumplicidade que oferecemos ao nosso organismo, permitindo-lhe que elimine todas as suas impurezas.

As toxinas agem como verdadeiros escudos (impedimentos) para o acesso à cura. Elas bloqueiam a lucidez e a sanidade, condições básicas para o crescimento e para a sensação de vitória que esse movimento provoca. Muitos pensam que a desintoxicação significa meramente a eliminação de substâncias que reconhecemos como venenosas: agrotóxicos, excesso de aditivos de alimentos industrializados, resíduos de remédios, fumo, álcool, café etc. A questão, contudo, é mais complexa do que imaginamos, pois a intoxicação não acontece apenas no plano visível e concreto do alimento, mas sim em níveis que não sabemos ou conhecemos.

Embora didaticamente isolemos cada fenômeno, a nutrição, a subnutrição, a desintoxicação e a intoxicação, em diferentes graus, acontecem simultaneamente e, como veremos ao longo deste livro, em distintas camadas, que vão do físico ao metafísico. Trata-se da vida em desenvolvimento e dos crescimentos nestes vários planos (físico, energético, psicológico, mental, espiritual).

Vejamos: todo alimento, por mais natural, fresco ou orgânico que seja, sempre contém um percentual de toxinas e material indigesto que deve ser eliminado naturalmente pelo nosso organismo, e, para isso, temos diferentes formas de excreção, como as fezes, a urina, o muco, o espirro, a transpiração, a menstruação, o orgasmo, a lágrima, a tosse, os gases, a expiração etc. Importante perceber que, todos os dias, nos intoxicamos diretamente com:

- alimentos que ingerimos;
- água e líquidos que bebemos;
- ar que respiramos.

Tudo aquilo que penetra nossa pele: sabonete, tintura para o cabelo, xampu, cremes, pomadas e os produtos químicos presentes nas roupas que usamos.

Além dos itens que mencionei anteriormente, existe também uma carga imensa de toxinas energéticas e psicoemocionais, produzidas pelo próprio organismo a partir de:

- sistema de crenças, as quais nos impõem pensamentos e emoções predeterminados;
- o que escutamos e enxergamos;
- o que falamos desnecessariamente ou sem pensar;
- toda a adrenalina e cortisol que produzimos pelo superestresse do dia a dia.

Em síntese, podemos dizer que todas as tensões da sociedade moderna, poluída e acelerada, desde os aspectos físicos até os psicoemocionais, inibem as funções excretoras, agravando a intoxicação geral do organismo.

Apesar disso, é possível minimizar esses níveis de intoxicação e favorecer o pleno funcionamento dos órgãos de eliminação, virando o jogo para uma intenção positiva e consciente de saúde, a fim de que a quantidade de toxinas ingeridas e autogeradas jamais ultrapasse a capacidade natural do próprio sistema em se desintoxicar. A alimentação desintoxicante tem como foco trazer à luz o esclarecimento, otimizando dois vetores – o do direcionamento consciente e o da homeostase – para reduzir a entrada e a geração de toxinas, despertando e ativando o pleno potencial dos processos e sistemas excretores.

Assim, a elaboração do que representa, verdadeiramente, desintoxicar-se envolve a percepção de alguns pontos importantes:

- como nos intoxicamos;
- quais são as informações que estão contidas em um quadro patológico;
- como funcionam e quais são os sistemas de excreção (ver capítulo 4);
- como funcionam as nossas decisões e atitudes;
- quais são os hábitos desintoxicantes.

A alimentação desintoxicante, portanto, é fácil e economicamente viável, sendo recomendada, por essa razão, como prática diária para todos os seres humanos deste planeta. Ela exige uma alteração de comportamento, uma mudança – mesmo que radical – dos hábitos alimentares intoxicantes que serão transformados em hábitos alimentares desintoxicantes, fazendo da tarefa um grande desafio. Mas aceite o meu convite, experimente! Tenho certeza de que você verá resultados poderosos com o tempo.

Leia todo o livro. É prazeroso mergulhar nesse "multiverso" de cheiros, cores e sabores, nessas combinações e reações químicas incríveis que equilibram o laboratório sábio, inteligente, que é, não só o nosso corpo, mas também todo o nosso "sistema" vibracional, energético, de humores e emoções indissociáveis do físico. Depois de estar realmente motivado e consciente, comece a praticar seus banhos internos, diariamente, de corpo e alma!

CAPÍTULO 1

ESTAMOS TODOS INTOXICADOS

"Quanto mais esperto o homem se julga, mais precisa de proteção divina para defender-se de si mesmo."

– Provérbio do filósofo Sêneca

Saúde verdadeira é viver de maneira integrada, com qualidade e discernimento sobre aquilo que realmente viabiliza tudo o que viemos realizar na Terra. Nosso corpo físico, quando bem cuidado, irradia de volta a cura para o emocional, o mental e o espiritual. Está tudo inter-relacionado.

Tudo começa e termina no corpo físico e não há, mesmo na dimensão espiritual, a possibilidade de dispensá-lo porque quanto mais elevada é uma construção, mais profundas precisam ser as fundações. O descaso com o corpo e com sua linguagem integrativa em todo o nosso ser nos traz algum tipo de dor física, emocional ou espiritual. E é justamente por isso que todos necessitamos sempre de saúde e sanidade.

Quando o organismo está em equilíbrio e aquilo que ingerimos em termos de qualidade e quantidade não excede aquilo que eliminamos (ou transmutamos), podemos ser flexíveis, viver sem dogmas ou disciplinas rígidas. Quando esse equilíbrio se rompe ou não existe, os sintomas da intoxicação logo nos avisam de que algo não está exatamente bem. Sentimos isso em nosso coração.

A doença é como um alerta que recebemos de nossa alma. Ela nos diz: "Aonde você está querendo chegar com suas decisões e atitudes? Eu não estou mais conseguindo administrar tantas dificuldades". A doença é, entre outras coisas, uma tentativa desesperada do organismo para livrar-se das substâncias tóxicas, produto das tantas adversidades a ele impostas.

Para a maioria de nós, dor e falta de energia são a real manifestação do caos gerado pela intoxicação generalizada que nos separa da serenidade metabólica, fonte de nossa energia e força. Existe também uma poluição social que nos expõe ao desequilíbrio e à contradição daquilo que realmente gostaríamos de viver de modo equilibrado e pacífico. Agredidos e sem defesas – doentes –, tentamos nos esconder da vida, em um estado constante em que nos sentimos esgotados, exaustos, "emburrecidos", inseguros, ansiosos, vulneráveis, impotentes, irritados, subnutridos e tristes.

Sob estresse emocional e sobrecarregados de insatisfação, desequilíbrios e carências, vivemos a sensação de estarmos fora de controle. O abuso pode decorrer de um relacionamento tóxico, de um trabalho exaustivo ou de um estilo de vida que provoca subnutrição e frustrações. São muitos altos e baixos sem tempo suficiente para que sejam digeridos, e, para piorar, transformamo-nos em seres insanos, que buscam consolo (sedação) na ingestão de alimentos que nos intoxicam ainda mais, como alimentos gordurosos, repletos de açúcar, industrializados, refinados, conservados quimicamente e, às vezes, contaminados com agrotóxicos.

Estamos até mesmo intoxicados espiritualmente, pois, com tantos estímulos socioculturais, ficamos preocupados demais com o externo. Que tempo resta para a comunicação com o que está dentro de nós mesmos? Ficamos desmotivados para pesquisar dentro de nós o que é realmente nosso, buscar verdades, valores e ter fé em nós mesmos. Some-se a tudo isso a poluição ambiental, do ar e da água, repletos de substâncias químicas e gases tóxicos. Quanto mais intoxicados, pior respiramos.

Conclusão: falta energia, lucidez, agilidade mental, memória e pensamentos positivos. Mas agora podemos dizer chega, pois isso está com cheiro de terrorismo. E o que fazer, então, se não podemos mudar o mundo? E respondo para você: *eureka!* **Nós podemos, sim, mudar o nosso mundo!**

O que entra e nos prejudica, o que é velho e sem utilidade, como crenças e paradigmas, deve necessariamente sair, e o mais rápido possível. Não será fácil. Muitas toxinas que entram no corpo, espírito ou mente permanecem, em um verdadeiro movimento de autossabotagem, porque somos nós que impedimos a saída desses componentes de nosso corpo. Aqui estamos falando do que é conhecido como ruim *versus* o que é desconhecido como bom.

Nossa inconsciência nos impede de enxergar com essa profundidade, mas podemos sentir a ação dessa intoxicação diariamente em forma de fadiga, doenças, raiva, depressão ou estresse. Sintomas como dor de cabeça, dor nas costas, erupções na pele, ansiedade e nervosismo nos impedem de dormir ou nos fazem dormir demais, tiram-nos força, resistência e alegria de viver. Como fica o tesão pela vida? Ele é inexistente! Assim, agora é hora de fazer algo no sentido de regenerar o seu corpo, curar o emocional, a psique, animar e reacender o seu espírito.

Desintoxicar a vida significa ser capaz de tirar todo o lixo do sangue, pulmões, coração e mente, para estar centrado diariamente. Viver a possibilidade de enfrentar todos os desafios do dia a dia com sensação de frescor, vitória e direção. Desintoxicar a vida significa ter a coragem e a determinação de aprender – e praticar – como podemos deixar ir embora o velho, confiando que o novo será tudo o que é necessário para continuar crescendo, em um corpo lúcido e saudável. Desintoxicar a vida significa resgatar sua verdade, o poder pensante da alma, e, sadiamente, desidentificar-se dos modelos e verdades do mundo.

Desintoxicar a vida significa ser livre para fazer escolhas conscientes, chamadas também de poder pensante, ideia discutida pelo filósofo da liberdade Baruch de Espinosa (ver capítulo 2).

Os sintomas de intoxicação

O corpo humano é constituído basicamente de matéria e energia. Toda a vida acontece por intermédio de atividades químicas e elétricas. Cada pensamento, sentimento, emoção ou ação causa alterações químicas e elétricas. Da mesma forma, cada pensamento ou conduta está relacionado também a essas alterações químicas do nosso sistema corpóreo. Se percebermos nosso corpo dessa maneira, será fácil reconhecer que pensamentos negativos, como o medo, podem até causar úlceras, que, associadas à má alimentação e à falta de alimentos frescos e nutritivos, vão trazer desequilíbrio e impedir a homeostase (autorregulagem) corporal.

Para o ser humano funcionar com o máximo de eficiência e alcançar a sanidade em todos os aspectos da vida, é fundamental suprir o corpo com as bases químicas de que precisa e que existem em uma única fonte, que é uma dinâmica alimentar saudável envolvendo os cinco alimentos:

- nutrição literal e metafísica (uma palestra ou livro nutritivos, por exemplo);
- hidratação literal, mas também banhos de mar, rio, cachoeira;
- respiração literal, mas também de aromas (alimentos, flores, ervas) e inspirações;
- atividade física, como dança ou natação, que, se praticada com prazer, sempre será detox;
- relaxamento (lazer, ócio, meditação e sono).

À medida que essa dinâmica de hábitos saudáveis não acontece, os maus hábitos se perpetuam, criando-se um círculo vicioso de distúrbios metabólicos e energéticos, pensamentos confusos e negativos, além de dificuldades para a transição aos bons e novos hábitos. Pronto! Está construída uma desarmonia, uma "desinteligência", uma inimizade com o próprio ser. Essa desarmonia permanente e excessiva vai diminuir e debilitar as funções de todo o organismo, principalmente as que se referem aos mecanismos de excreção.

Observe que, além dos fatores físicos e internos de intoxicação, podemos incluir fatores externos como barulho e luz muito forte, cores chamativas, formas agressivas, odores artificiais e contato exagerado com sintéticos.

Essa parafernália das cidades grandes e do mundo moderno provoca um estado de estresse, que estimula exageradamente os cinco sentidos e perturba todas as funções fisiológicas. Quanto mais agressivos os estímulos, maior será a necessidade de sono, relaxamento e digestão para o sistema eliminar as toxinas e se regenerar. O corpo humano está programado para realizar suas funções de eliminação e mobilização das 4 às 10 horas da manhã. Portanto, quanto mais intoxicado, maior será o mal-estar do organismo ao acordar. Vejamos, a seguir, os sintomas provocados pelo esforço dos cinco sistemas excretores.

Sintomas no corpo físico

São os mais numerosos e fáceis de perceber. Trata-se do corpo tentando avisar rapidamente sobre suas dificuldades. Pálpebras inchadas ou coladas, olhos vermelhos, escleróticas amarelas, visão turva, necessidade de assoar o nariz, fossas nasais entupidas, boca pastosa ou seca, língua coberta por uma placa branca ou amarelada, vontade de tossir e de cuspir, mau hálito, dor no couro cabeludo, dor de cabeça, de estômago, de barriga ou em outras partes do corpo, corpo pesado, rigidez e fraqueza nas articulações e músculos, problemas de pele e cabelos, cansaço geral etc.

Sintomas no cérebro e no corpo mental

As sinapses – comunicação elétrica entre os neurônios – e todo o processo de raciocínio lógico e analógico ficam prejudicados com a intoxicação. Nessas condições, acontece um "emburrecimento", que pode ser de grau leve, médio ou grave, afetando, inclusive, as reações instintivas de defesa, de preservação da vida. Mente confusa, com uma sensação de estar perturbado, raciocínio lento, memória falha e indecisão geral, dificuldade para pensar e planejar etc.

Sintomas de ordem psicoemocional

A conduta e as atitudes da pessoa passam a sofrer interferências de instabilidade e vulnerabilidade emocional. Nessas condições, tende-se a permanecer no mundo da ilusão, perdendo-se gradativamente o contato com a realidade, a vontade de viver o aqui e agora. Começam a surgir, então, sintomas de ansiedade, melancolia e depressão. Negativismo, falta de fé e choro fácil acontecem com frequência cada vez mais elevada. Em algumas pessoas, manifestam-se por meio da hiperatividade e impaciência, de maneira evidentemente desequilibrada.

Razões para desintoxicar-se

"Um intestino e corpo limpos refrescam o pensamento", diz a sabedoria popular, ou seja, trazem lucidez e clareza para perceber a vida como ela é. Muitos de nossos problemas físicos e psicológicos são oriundos de uma carga de toxinas que carregamos dentro de nosso corpo. Os antigos, sabendo disso, faziam uso de vários recursos frequentes para higienizar corpo e alma, purificando o espírito. É lógico que podemos abordar nossa transformação por várias frentes, mas cuidar do corpo físico é primário, porque ele é um instrumento que padece, ao ser cristalizado com doenças, que se originam a partir de todos os enganos e ignorâncias que nos permitimos vivenciar enquanto ficamos sem anima (desanimados).

Todas as doenças, infecciosas ou não, decorrem de um terreno pobre e sabotado. Um ser intoxicado mental (crenças e paradigmas inadequados), energética (emoções desequilibradas e não curadas) ou fisicamente (alimentos, água e ar contaminados) adoece, e qualquer tratamento deve iniciar-se pela desintoxicação. Aprendendo a nos desintoxicarmos, descobriremos os segredos da saúde plena, para que possamos prevenir doenças e dialogar mais com nossa alma, canal de comunicação com nossa essência ou espírito.

Os alimentos desintoxicantes, além de favorecerem a mobilização dos venenos e toxinas, também nutrem, vitalizam e rejuvenescem. Esse conjunto integrado de fenômenos positivos cria uma harmonia metabólica que viabiliza as atitudes de introspecção e reflexão: o silêncio, o meditar. Quanto melhor nos sentimos, mais procuramos meios naturais e saudáveis para nos equilibrarmos, como tomar sol, consumir alimentos vivos e saudáveis, praticar atividade física com prazer, meditar, relaxar etc. Esses são os prazeres verdadeiros. Recorrer impulsivamente às drogas (açúcar, café, álcool, fumo etc.) e guloseimas que causam dependência e arruínam a saúde, não pode ser considerada uma atitude de sabedoria física ou espiritual.

Veja quanto engano: quanto mais intoxicados, mais precisamos de estimulantes para manter o estado de intoxicação e nos prender ao círculo vicioso de insanidade. O desequilíbrio metabólico muda nossa disposição e provoca distúrbios psicoemocionais. O excesso de açúcar e estimulantes causa excesso de adrenalina e cortisóis. Um exemplo: qualquer emoção vivenciada de maneira desequilibrada tem como consequência uma descarga de adrenalina no sangue – reação ao estresse. Isso cria um bloqueio das funções de eliminação do corpo, elevando o nível de intoxicação e agravando os distúrbios emocionais.

Mas como interromper esse círculo vicioso? Devemos começar mudando nossos comportamentos, desintoxicando-nos diariamente e mantendo os portais de eliminação dos sistemas excretores sempre prontos e ativos para funcionar com carga total. Qualquer intoxicação do organismo e qualquer distúrbio emocional reduzem as funções cerebrais. Todos sabem como é difícil raciocinar com clareza quando alcoolizado, ansioso ou em pânico.

Descobrir o efeito positivo da desintoxicação sobre o desempenho cerebral e mental é apaixonante. A vitalidade e agilidade mental, a concentração, a memória, a capacidade criativa e intuitiva ficam potencializados. Sempre afirmo: intestino preso e corpo intoxicado "emburrecem". Em contrapartida, um organismo desintoxicado fica mais leve e criativo, mais dinâmico e inteligente, mais lúcido, mais presente e cognitivo, porque consegue perceber mais a vida. A partir dos cinco sentidos apurados consegue discernir a melhor conduta para a sua evolução espiritual.

Todas as grandes religiões da história instituíram períodos de descanso do organismo (shabat, ramadã, quaresma e rituais de jejum comuns em tribos indígenas e xamânicas) para assegurar a boa condição física durante o ano e criar momentos privilegiados para a vida espiritual. As técnicas de desintoxicação são instrumentos valiosos para nos libertarmos do condicionamento educacional, dos hábitos sociais nocivos à saúde, das emoções desequilibradas, dos preconceitos, da impaciência e da intolerância. Os hábitos agradáveis, a refeição saborosa e os pequenos prazeres não devem ser abolidos. Não há como obter saúde com atitudes de disciplina espartana, mas sim por uma sucessão de adaptações sábias. **A sabedoria está diretamente relacionada com um estado de purificação, de desintoxicação.** A experiência individual é insubstituível quando se trata de aprender, sem fanatismo, a manter a forma física, equilibrar a vida emocional e ampliar consciência espiritual.

A motivação é superimportante

O segredo para a transformação pessoal começa nas células, com o rejuvenescimento celular decorrente do processo de desintoxicação. Passamos a receber novas mensagens, de novas células, com novos significados, novas histórias para contar.

Revitalizadas, elas não seguem mais a velha programação. Mas é importante ressaltar que as células, como microcosmos do macrocosmo que é o corpo total, também pensam, sentem e têm memórias boas e ruins. Se você está pronto para respeitar e mudar suas células velhas e cansadas e encontrar nova energia física, emocional, mental e espiritual, então está pronto para se desintoxicar. A qualidade de nossas células tem a ver com os líquidos que se encontram dentro e fora delas, pois essa característica está relacionada aos líquidos corporais que trocamos (ou mantemos) em nossas informações celulares. Os alimentos desintoxicantes dão informações ao sangue e demais líquidos corporais, agentes de alta qualidade nutricional que rapidamente promovem três ações:

- estimulação da excreção de excessos, toxinas e venenos;
- revitalização e rejuvenescimento de células;
- alteração da dinâmica de comunicação entre as células.

A decisão de se desintoxicar é um ato de coragem, que traz recompensas extraordinárias. Compreender sua motivação pode ajudar a manter sua determinação e foco. Assim, para fecharmos esse capítulo, gostaria de propor um exercício: lembretes de benefícios da alimentação desintoxicante.

Deixei abaixo alguns benefícios importantes que a alimentação dexintoxicante traz para nossos corpos: físico, energético, psicológico, mental, anímico e espiritual; e minha sugestão é que você coloque esses lembretes em lugares estratégicos. Faça agora mesmo antes de seguirmos para a próxima etapa.

A alimentação desintoxicante pode promover todas as ações que você acabou de escrever como lembretes para si mesmo. Para conseguir tudo isso, é necessário dar um primeiro passo, que veremos a seguir, entendendo no próximo capítulo um pouco mais sobre como as doenças podem assumir o comando de nossa vida.

TABELA 1

A alimentação desintoxicante começa agora, e com ela eu promoverei em mim:
■ Reconexão com os meus cinco sentidos. ■ Sentir-me bem para que meu corpo agradeça. ■ Aumento de energia. ■ Mais sentido e significado alimentar. ■ Mais disposição, vitalidade e nutrição de manhã. ■ Alimentação saudável, para que mude a maneira como me alimento. ■ Coragem e determinação para fornecer ao meu corpo somente aquilo que nutre, vitaliza e faz bem. ■ Comprometimento com a minha saúde. ■ Assertividade para não mais desistir dos meus reais propósitos. ■ Sentimento de mudança. ■ Coragem para deixar sair coisas negativas, que sei que não me fazem bem. ■ Simplificação para purificar a minha vida. ■ Um caminho de mais consciência, verdade comigo mesmo e sabedoria para dizer, em paz, todos os nãos e sins que vêm do meu coração. ■ Amor-próprio para que possa também amar a tudo e a todos. ■ Gratidão para que seja mais generoso comigo mesmo e com os que me cercam.

CAPÍTULO 2

A DOENÇA É UM MESTRE

"Compreender o mal não o cura, mas, sem dúvida alguma, ajuda. Afinal, é muito mais fácil lidar com uma dificuldade compreensível do que com uma escuridão incompreensível."

– Carl Gustav Jung

A medicina alopática interpreta a doença como algo que vem de fora do paciente – sintomas que aparecem em indivíduos que ficam impotentes diante da ação de micro-organismos –, ou então que se manifesta como resultado de uma imperfeição da natureza, atribuindo ao doente a posição de vítima das circunstâncias.

Já outro lado, as medicinas milenares, como a hindu ayurvédica e a tradicional chinesa (MTC), interpretam a doença como uma desarmonia, um desequilíbrio do ser como um todo, enxergando a questão holisticamente. Com esse olhar do todo, avaliam-se os sintomas do corpo físico, do metafísico – daquilo que está além da dimensão puramente física –, bem como aspectos do corpo mental, emocional, afetivo, energético, espiritual e suas integrações.

A abordagem dessa medicina ancestral revela que a saúde plena do homem depende da sua capacidade de perceber *afetivamente* os desafios da sua existência e da sua interrelação com o universo. Nesse sentido, considera-se que é o espírito que organiza a matéria, e não o contrário. Afeto, gratidão, bom humor e harmonia são consideradas qualidades 100% espirituais. Nesse sentido, vemos a doença como um mestre, pois obriga o doente a parar e refletir: minhas ações estão centradas no afeto ou no medo? Na busca da verdade ou no esconderijo das sedações e ilusões? No silêncio ou no lastimar? Em geral, o doente não é vítima de alguma imperfeição da natureza ou de uma condição insalubre. Ele não pegou uma doença, ele a construiu, ainda que inconscientemente, por estar também iludido. Quando o doente é uma criança, embora não conheçamos todos os mistérios da vida e os propósitos de Deus, penso que pode ser um resgate daquele espírito que, apesar de estar em um corpo infantil, tem seu processo evolutivo a cumprir. Ao mesmo tempo, entendo que toda a família pode estar "curando-se" diante da doença daquela criança. Ou seja, a doença está sendo um mestre para todo o grupo ou comunidade. Se, porventura, podemos culpar bactérias ou toxinas que impregnam nosso organismo e ambiente, podemos dizer também que todos os seres, de certa forma, estão expostos aos mesmos agressores e venenos.

Nosso mundo é inteiramente insalubre e, ao mesmo tempo, pleno de luz e harmonia: atraímos (ou percebemos) a insalubridade ou a pureza como reflexo da nossa *afetividade* e de nossos pensamentos. Deixamos entrar aquilo que, conscientes ou não, permitimos. O doente é, em alguma instância, cocriador de sua doença, que é também o seu mestre. Entenda: a doença não é uma "cruz" que carregamos, mas sim uma pequena porção dos aprendizados, do amadurecimento e fortalecimento que podem advir dessa experiência. Os sinais e sintomas são a expressão física dos conflitos internos (psicoemocionais e espirituais) e têm a função de mostrar ao doente as diferentes facetas de seu momento evolutivo.

A vida, frequentemente, coloca-nos em situações aparentemente repetidas para que possamos absorver delas o aprendizado. Enquanto esse aprendizado não for introjetado, a vida seguirá mostrando-nos "o mesmo filme".

> "A voz do intelecto é suave, mas não descansa
> enquanto não consegue uma audiência."
>
> – Sigmund Freud

Os sintomas, portanto, são parte da sombra da nossa consciência e do caos do inconsciente, que agora estão sob os holofotes de nossa saúde plural. A doença é um verdadeiro chamado para transformação, cura, crescimento e expansão da consciência.

Estamos permanentemente sedados, aprisionados em padrões de comportamento e crenças, automatizados mental e emocionalmente, dessensibilizados de nós mesmos.

Nossos sentidos estão comprometidos: visão, audição, olfato, tato e paladar, que nos tornam presentes e reais, estão cada vez mais imprecisos e nos sujeitam à autossabotagem, transformando-nos em presas fáceis da imaginação e da ilusão.

Quando essa dormência se torna perigosa à evolução, surge a doença, que, por meio dos seus sintomas, pretende apenas nos despertar. Ela nos diz: "Caia na real". E afirmo: a cura verdadeira nunca virá de fora. Estamos permanentemente perante o resgate da consciência. Assim, para que a cura aconteça, use a doença como mestre. A grande tarefa do despertar ocorre quando o corpo adoece para nos avisar de que a nossa parte não visível está sendo usada sem a ajuda da alma, sem a inspiração, sem o amparo, sem o amor, sem a luz da criação.

Nesse processo, a doença e os sintomas revelam em quais locais a alma está bloqueada – expressão típica: estou desanimada – na percepção dos talentos, dons, missão e significância. Use-os na superação dos desafios, na evolução espiritual. Livrar-se dos sintomas sem que se entenda ou se assimile a natureza da mensagem só vai adiar a cura, a transformação.

Onde está nossa alma ou anima?

Depois de muitos anos de busca, finalmente consegui compreender o que é a nossa alma (anima e onde ela se encontra), fundamental para uma existência espiritual, portanto pacífica e feliz. E quem me tornou possível este entendimento profundo foi o filósofo holandês Baruch de Espinosa (1632-1677).

Até onde consegui compreender Espinosa (porque seus textos são bastante complexos, porém libertadores), sinto no coração que a alma é uma potência pensante que compartilha com o corpo físico o interesse pela existência divina e por tudo aquilo que contribui para mantê-la. As percepções do corpo físico são imagens que, na alma, se realizam como ideias afetivas ou sentimentos. Assim, a relação originária da alma com o corpo, e de ambos com o mundo, é afetiva. **Corpo e alma têm sua manifestação no afeto.**

A alma pensante atua na comunicação entre o corpo e o espírito, para que o ser animado (com anima) receba as informações da fonte – criação, inspiração, amparo, amor e luz –, o que resulta em leveza, bom humor, gratidão, amor e evolução compartilhada, conhecida também como "**estado de graça**".

Assim, um ser animado é aquele que vive afetiva e efetivamente no mundo da realidade, do estar presente, do uso equilibrado e pleno do seu potencial pensante. Temos então que um ser desanimado (sem anima) vive no mundo da ilusão ou imaginação, dissociado da realidade, e percebe o mundo com todas as interferências (chiados) dos altos e baixos da polarização de pensamentos e do "liga-desliga" racional ou intuitivo. Isso tudo resulta em densidade, medo, ansiedade, angústia e desilusão. E, segundo Espinosa, a alma se perde no corpo físico desanimado e doente: de corpo e alma.

A boa-nova? Desintoxicar-se é um ato 100% espiritual, porque provoca efeitos nas duas dimensões: *corpo* e *alma*.

Essa limpeza acontece nos níveis físico (celular) e energético (vibracional), e recruta uma comunicação muito mais harmoniosa (e sadia) entre órgãos e sistemas. Uma comunicação mais efetiva e afetiva, mais precisa e amorosa. Com o novo fluxo de eletricidade e vitalidade proporcionado pelos sucos verdes e vivos, as formas de pensamento descritas a seguir despertam e, verdadeiramente, tornam-se alertas: a percepção se estabelece com maior clareza e lucidez.

No esquema que você verá adiante, temos a representação do local em que a alma se encaixa e que coincide com o mesmo local da afetividade, do bom humor e do riso.

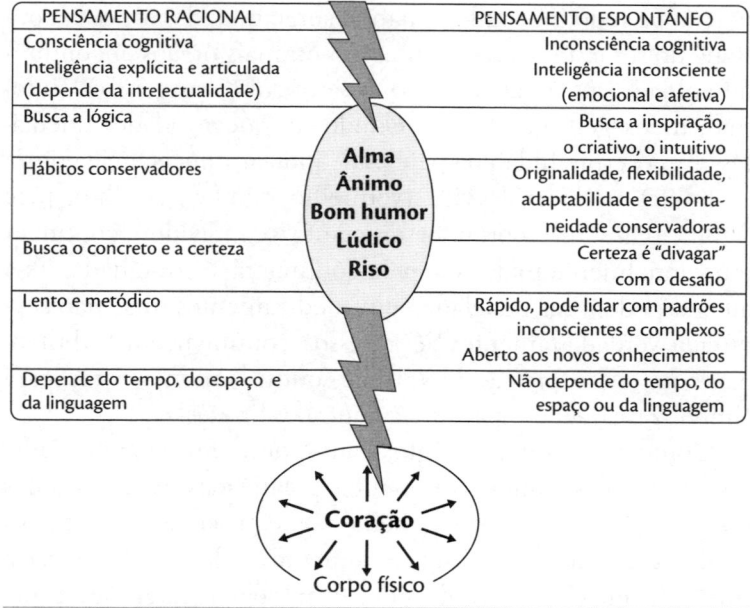

FIGURA 1

Os sintomas são um grito da alma

A doença é uma trama simbólica, e os sintomas mostram o que não vai bem na alma do doente, aquilo que não encontra espaço para ter voz diante de tanto desequilíbrio. Aquilo que está aprisionado e impedido em seu próprio poder pensante para receber e transmitir as inspirações do espírito e, assim, iluminar-se e inspirar o organismo. Manifesta-se como desânimo.

Cada sintoma mostra, de maneira nua e crua, o que se passa no interior do indivíduo e espelha aquilo que não pode ser expresso ou entendido por outras linguagens do ser. Os sintomas podem ser gritos cristalizados da alma, e estamos falando de sintomas que vão desde uma espinha até uma doença mais grave, como o câncer.

No corpo, cada órgão tem uma função que completa uma porção do todo integrado. Quando surge uma desarmonia contínua do ser e, inevitavelmente, um ou mais órgãos encontram dificuldades para seu perfeito desempenho, surgem os sintomas, mensagens da alma revelando suas necessidades imediatas. Uma vermelhidão na pele pode indicar impaciência contra os limites naturais da vida (vermelho significa conflito; pele significa limites); portanto, enquanto o indivíduo continuar emocionalmente irado, sua pele continuará avermelhada. Essa alergia poderá ser debelada com medicamentos, mas não será curada verdadeiramente. Se a pessoa continuar em turbulência, com sua expressão bloqueada, outros sintomas virão para simbolizar aquela impaciência contra os limites.

Como seres humanos intoxicados, distantes da afetividade, com percepções iludidas e mentes polarizadas, estamos todos doentes. Vivemos a mais perfeita cegueira da visão e estamos atrelados aos modelos, condicionamentos, valores invertidos e à ilusão de que eles são verdadeiros. Em todas as extensões. É necessário introspecção, um "banho interno" diário, a purificação de tantas densidades e interferências no diálogo com o corpo, com a alma (anima), com a vida.

Ironicamente, o único propósito da doença é nos avisar sobre a alegria da vida, como uma amiga sincera que tem por objetivo purificar e unificar todos os corpos, não se intimidando em apontar nossos desvios. No entanto, na ilusão do homem, a doença e seus sintomas, os gritos da alma, são inimigos que devem ser rapidamente eliminados.

A interpretação metafísica

Maldizer a doença e correr para suprimir os sintomas por intermédio de algum tratamento meramente alopático jamais poderá resultar em cura verdadeira. Os sintomas vão voltar, muitas vezes de maneira ainda mais cruel e dolorosa, como se aumentassem o volume da advertência. Segundo Thorwald Dethlefsen e Rüdiger Dahlke no livro *A doença como caminho* (Cultrix, 1992), existem sete níveis crescentes de manifestação dos sintomas. Quanto maior for a resistência à afetividade (por si e pelo outro), maior será a pressão exercida pelos sintomas que tomarão, progressivamente, formas cada vez mais intensas.

Quando olhamos para esses sintomas, temos uma linha crescente que pode ser observada:

1. expressão psíquica (ideias, desejos, fantasias);
2. distúrbios funcionais;
3. distúrbios físicos agudos (inflamações, ferimentos, pequenos acidentes);
4. distúrbios crônicos;
5. processos incuráveis, modificação de órgãos e câncer;
6. morte;
7. deformações congênitas e perturbações de nascença (karma).

Explico: primeiro temos a expressão psíquica (1) com as ideias, desejos e fantasias. São as expectativas, crenças e os pré-conceitos que temos. Depois aparecem os sintomas dos distúrbios funcionais (2). Esse nível de sintoma deveria fazer com que a pessoa ficasse mais desperta (alerta): "Algo não está bem! O que isso revela?". O próximo sintoma acontece quando o sistema imunológico é posto em xeque e acontecem as inflamações ou distúrbios físicos agudos (3), por exemplo, faringite, hepatite ou gastrite, bem como ferimentos e pequenos acidentes. A dificuldade de comunicação mantém-se e os distúrbios tornam-se crônicos (4), como micose, artrose e osteoporose, levando a processos mais complexos para reversão e cura, como a modificação de órgãos (5), que se expressam como diabetes, câncer, aids etc. É possível que tudo isso provoque morte (6), que pode ocorrer após a passagem por todas as etapas anteriores ou por um acidente. Temos, por fim, histórias que provêm de outra vida, o que considero como karma familiar (7).

É interessante notar que o sintoma, antes de ele se manifestar no corpo físico, aparece na mente como um tema, crença, desejo ou fantasia. Isso nos mostra como a negação dos anseios pode levar à manifestação física dessa repressão. Qual repressão? Aquela provocada pelos modelos e condicionamentos familiares, sociais e culturais. Esses modelos sedam nosso poder pensante (anima) e nos afastam de nossa essência (espírito), mantendo-nos incomunicáveis e provocando em nós sentimento de culpa por não nos enquadrarmos naquilo que se instituiu como "normal".

Enquanto não se acessar verdadeiramente a alma (espaço da potência pensante), os sintomas causados por esse desequilíbrio, afastamento e culpa voltarão de diversas formas, algumas bastante criativas.

A interpretação física

A repressão está acontecendo. Temos a seguinte lógica: para ser amado, produtivo e invejável, preciso seguir os modelos e condicionamentos. Não penso e vou em frente. No entanto, lá no fundo, sinto raiva, medo e culpa. Tudo isso me intoxica, o que dificulta meu pensamento e discernimento. Mas o que fazer, então, para acabar com essas questões? O instinto de preservação prevalece. Não faço o que realmente desejo. Sedo-me com o que primeiro vier a esta mente confusa.

Rapidamente, vêm a sensação de cansaço e falta de vitalidade; a frustração, a depressão, a sensibilidade à flor da pele, o choro, o desespero, a falta de ânimo, a insônia, o mau humor e a ansiedade. No entanto, cada um reage de um jeito: a pessoa mais guerreira vai esconder-se na sua ação/construção incessante;

a pessoa mais sensível vai fragilizar-se, compensar em outras fontes de nutrição e levar um bom tempo para reagir. Enfim, sempre optamos igual: distanciar-nos cada vez mais do poder pensante, da verdade, da fonte. Perceba que tudo o que foi gerado nesse processo é venenoso. As emoções e os pensamentos não foram amorosos, mas insanos: imaginários, iludidos. As formas de compensação também são drogas, porque são usadas como ópio para sedar a dor, o vazio e a subnutrição da alma (a falta ou os baixos níveis de: afeto, humor, riso, criatividade, lúdico etc.) mensageira do espírito, da luz.

Para sair desse círculo vicioso e discernir o que é (real), há de se fazer uma faxina: desintoxicar-se, purificar-se, aliviar-se. Nesse momento, precisamos ser cúmplices dos nossos cinco sistemas excretores, torná-los ativos, prontos, felizes, para nos ajudarem em tão *animada* tarefa. Mas, sem consciência, acordamos e, imediatamente, recorremos a um estimulante qualquer: café, chá, álcool, fumo ou comida. Dessa forma, todos os sintomas de sobrecarga nos órgãos de excreção e de intoxicação geral desaparecem em alguns instantes.

A sensação de sedação é imediata, mas, para complicar, as funções excretoras são interrompidas antes que sua tarefa cotidiana tenha sido finalizada. Todos os estimulantes, ou o simples fato de comer, bloqueiam os mecanismos de eliminação (desintoxicação). As toxinas não eliminadas serão certamente reabsorvidas, acumulando-se, dia após dia. Quando um órgão ou sistema de excreção está sobrecarregado, o organismo cria um recurso de compensação, aumentando a mobilização via outros órgãos ou sistemas excretores.

Esse mecanismo funciona bem por um breve período ou esporadicamente, mas, quando acontece com frequência, esse recurso entrará em alerta, avisando o proprietário do corpo, por meio de sintomas cada vez mais intensos, de que algo não está bem. Entretanto, se os avisos ficam sem resposta, crises de eliminação vão surgir em diferentes níveis de gravidade.

A maior parte das inflamações e infecções é esforço do organismo para livrar-se das substâncias nocivas que se depositam em suas células, nos espaços intercelulares, órgãos, vísceras e sistemas. Alergias, intoxicações, fungos, vírus e bactérias não são agressores externos que atacam o organismo por acaso. Pelo contrário, eles são úteis, desde que os mecanismos de autodefesa do organismo estejam prontos para bloquear e controlar suas ações.

Entretanto, a maior parte dos tratamentos atua restritivamente na direção dos sintomas de doenças agudas e bloqueia os mecanismos de excreção, proporcionando um bem-estar imediato, mas sem cura verdadeira: ou seja, a causa da doença fica abafada por terapias supressivas, criando ainda outros fenômenos, os efeitos colaterais. Nesse caso, a causa não é atacada, o organismo fica mais intoxicado e mais enfraquecido. O corpo físico não consegue mais se recuperar por crises de eliminação, provocando o aparecimento das doenças crônicas. Ainda, em um esforço de absoluta inteligência divina, o organismo trata de confinar as toxinas a locais delimitados (como os abscesso de fixação, os tumores e cistos) ou de manter abertas algumas válvulas de segurança para a eliminação (como as úlceras que não cicatrizam).

Sem dúvida, Deus é perfeito; nós é que O complicamos. Para certas culturas orientais, quando alguém é acometido de algum mal, o doente sente-se grato, pois é um momento especial para a realização de uma purificação e reflexão.

É hora de saber se o que está acontecendo tem origem psicológica, emocional, física (ou todas) e desfazer esse padrão. É um momento de transformação, de repensar a vida. Devemos ser gratos a tudo, inclusive àquela parte do corpo que está sacrificando-se para anunciar, gritar suas dores. Então, que tal sermos cúmplices, animada e afetivamente, de nosso corpo e nossa alma e dialogarmos com eles diariamente, começando o dia com um banho interno, bem amoroso, bem feliz, para uma boa faxina?

Como chegar ao âmago?

O corpo sempre sinaliza, por meio de sintomas, onde se encontra o desafio. Chegar ao âmago do que os sintomas apontam não é fácil e depende de cumplicidade e diálogo com o corpo. A grande questão é: como entender essa linguagem tão sutil e simbólica?

Por um lado, existem bons livros sobre metafísica da saúde, que trazem à luz muito do que essa simbologia significa. Entre eles, recomendo os escritos por Valcapelli e Gasparetto, *Metafísica da saúde*, volumes 1, 2 e 3, e por Louise L. Hay, *Cure seu corpo*.[1] São obras que ajudam bastante no esclarecimento e resgate da consciência. Contudo, decodificam a doença de uma forma generalizada e plural, o que dificulta a percepção mais pontual e individual de uma doença, além do fato de que esse tipo de leitura vai mexer justamente nos contextos que, por muito tempo, não foi possível ou não foi desejado perceber.

Haja coragem! Sem dúvida, estamos mexendo em um vespeiro. Mas, se não mexermos, ele poderá acabar conosco. Acupuntura? Florais? Meditação? Yoga? Pode ser. Ajudam muito. Entretanto, algo comprometido e proativo tem que ser colocado em prática para que os resultados verdadeiros de transformação e cura comecem a acontecer. O corpo está revelando uma desarmonia do ser. Assim, harmonizando esse corpo vamos viabilizar uma possível integração, uma cura. O corpo está sendo usado para comunicar a desarmonia do ser. Então, será esse mesmo corpo que avisará o ser de que ele está sendo amado e respeitado, nutrido e purificado. Quando tratado com afeto, corpo e alma ficam unidos com o mesmo propósito.

---

[1] VALCAPELLI, V. GASPARETTO, L. A. *Metafísica da saúde*: Volume 1. São Paulo: Vida & Consciência, 2000.
Idem, *Metafísica da saúde*: Volume 2. São Paulo: Vida & Consciência, 2001.
Idem, *Metafísica da saúde*: Volume 3. São Paulo: Vida & Consciência, 2003.
HAY, L. L. *Cure seu corpo*. Rio de Janeiro: BestSeller, 2009.

A evolução espiritual passa, necessariamente, pela cumplicidade e comunicação afetiva entre alma e corpo, instrumento desta experiência encarnatória. O mais fascinante da proposta da alimentação desintoxicante é que o discernimento (lucidez para perceber e decidir), o ato de fazer escolhas assertivas, de superar e ser criativo, inspirado, passa pelos cinco sistemas de excreção, em sua plenitude, e sempre aliviados. Veremos a relação de tudo isso com os cinco sentidos no capítulo 4.

Esse processo corresponde, metafisicamente, à capacidade interior de se desprender (desapegar) dos contextos venenosos e sem valor nutricional da vida, como também dos padrões e desafetos ultrapassados e destrutivos. Ou seja, no início, não dá para pensar muito. Intoxicados, temos dificuldade de aproximação do real, daquilo que se apresenta como verdadeira solução.

Inicialmente, é interessante que você proporcione ao seu organismo os sucos desintoxicantes, verdes e vivos. Eles serão os facilitadores (cúmplices) do processo de limpeza e purificação.

Quanto mais desintoxicados, mais lúcidos ficamos para discernirmos sobre o âmago da questão, em pleno contato com o mundo real. Sua parte será simplesmente se permitir purificar, sutilizar.

Somos, certamente, o maior amor das nossas vidas! Mas nosso maior inimigo é aquele que está oculto e que habita, inexoravelmente, no interior de nós mesmos. Anime-se! Descubra-se leve e feliz!

CAPÍTULO 3

AS SETE CONDIÇÕES DA SAÚDE E DA FELICIDADE

*Se temos uma ideia equivocada sobre qualidade
de vida, a vida também será até o despertar!*

Somos seres humanos sempre merecedores de saúde e felicidade. Ao nos tornarmos mais felizes, beneficiaremos a nós mesmos, parceiros, famílias, comunidades e até mesmo a sociedade em geral.

Se temos uma ideia errada sobre a qualidade da vida, há grande chance de a vida acontecer em parca colheita e escassas satisfações. Mas a escuta do próprio corpo nos indica o caminho para a real qualidade de vida. A sabedoria do corpo, desse sistema vital que habitamos, cria sintomas que indicam seu desequilíbrio, podendo alcançar diversos níveis de gravidade e provocar doenças. Na medicina tradicional, o tratamento está direcionado à eliminação dos sintomas, o que, na maioria das vezes, desconsidera a visão global do ser humano e do significado profundo e real da doença, que leva à sua causa.

Segundo Arnold Ehret, naturopata e educador de saúde alternativa: "A enfermidade é uma ação de todo o corpo para eliminar escórias, mucos e toxinas da maneira mais pronta e natural. Toda enfermidade é constipação ou obstrução". Em vez de silenciar os sintomas, podemos escutar suas mensagens e ajudar o corpo a se curar. A milenar medicina tradicional chinesa começa por avaliar, com o paciente, como ele está em relação às sete condições da saúde e da felicidade, ou seja, quão distante ou próxima a pessoa se mantém de um corpo saudável e feliz.

A partir dessa avaliação, que pode demorar horas e até dias, torna-se possível determinar o nível de doença e intoxicação do organismo. Nesse verdadeiro exercício de autoavaliação sincera, começam a ficar claras as mudanças necessárias na alimentação, sentimentos, pensamentos e atitudes para que o paciente possa desintoxicar-se e se curar, ou seja, transformar-se. Perceba que interessante: essa aferição funciona, praticamente, como uma terapia de autoconhecimento. Assim, proponho uma auto-observação honesta de seu estado atual segundo os conceitos dessa abordagem médica, que vai olhar para você como um sistema, como um indivíduo em sua singularidade e pleno potencial.

Recomendo que realize esse teste agora e repita-o somente após dois ou três meses de prática da alimentação desintoxicante para que tenha elementos reais de observação, tanto de sua capacidade de foco quanto do poder de regeneração e cura, antes adormecidos pelas toxinas. Cada item da avaliação tem uma pontuação – não necessariamente numérica, mas de consciência –, que vai dar a você uma noção de peso e importância do quesito em estudo, que está discriminada ao lado de cada abordagem. Os três primeiros aspectos são fisiológicos e consideram o funcionamento do corpo físico como um todo. A quarta, quinta e sexta abordagens estão ligadas à inteligência emocional, ao psicoemocional. O sétimo item diz respeito ao funcionamento fisiológico dos intestinos, que, subliminarmente, guardam informação da inteligência nutricional (segundo cérebro) e espaços de amor, perdão e desapego. Assim, você tem a possibilidade de fazer de zero a duzentos pontos e, quanto maior a pontuação, melhor sua condição de saúde e disponibilidade para viver o lado feliz da vida.

Aproveite essa oportunidade de reflexão para proporcionar um verdadeiro encontro consigo mesmo, sem pressa, sem se julgar, encarando esse momento como uma oportunidade de andar por um caminho mais leve e mais feliz. Faça as anotações a lápis aqui mesmo, no livro, e marque a data da autoavaliação. Depois, você encontrará também espaço para marcar a pontuação de sua nova avaliação, após dois ou três meses de prática da alimentação desintoxicante.

Condição 1: ausência de cansaço

0 a 20 pontos: 0 significa muito cansaço e 20 significa muita disposição e vitalidade, desapego das zonas de conforto.

Não deveríamos sentir cansaço. Se você está propenso a resfriados e viroses frequentes, significa que sua constituição está cansada há muitos anos. Se quando lhe pedem que realize algum trabalho (desafio) você diz "É muito difícil" ou "É impossível" ou "Eu não estou preparado para fazer isso" ou "Eu não vou conseguir", esse é o grau de seu cansaço porque, se você tem boa saúde, vencer as dificuldades, uma após a outra, é supernormal; na verdade, é estimulante.

Desafios fazem parte da vida, e sempre serão maiores conforme crescemos. O mestre indiano Osho dizia: "Quando já aprendeu a fazer algo é hora de mudar para aprender a aventurar-se ao desconhecido. Quanto maior a dificuldade, maior será o prazer de superá-la". O cansaço pode ser considerado a verdadeira causa de todos os males, porque vontade de enfrentar os desafios é um sinal claro de vitalidade. Disciplina, coragem, determinação e decisões assertivas são todas atitudes sábias, necessárias à conquista da serenidade e do equilíbrio emocional, abandonadas em nome do cansaço. A preguiça é o antônimo da espiritualidade.

Data: ____/____/____   Pontuação: _____

Data: ____/____/____   Pontuação: _____

Condição 2: bom apetite

0 a 20 pontos: 0 ponto significa uma alimentação passional e destrutiva e 20, uma cumplicidade com o corpo via uma nutrição consciente e saudável.

Se você não pode ingerir um alimento fresco e natural com prazer e gratidão, é sinal de que lhe falta apetite. Se você acha apetitosa uma simples fruta, um prato de arroz integral ou de salada verde, isso indica um bom apetite, um bom sistema digestório.

Se você só deseja guloseimas que dão prazer, mas não necessariamente nutrem, precisa rever o grau de amor por sua vida e por sua saúde. Alimentação não é tudo na vida, mas é uma condição básica desta experiência tridimensional: sustenta a vida neste corpo de carne e osso. Entretanto, quando estamos equilibrados emocionalmente, o alimento perde esse contexto de ser tão básico, deixando-nos somente uma necessidade muito frugal, como a da alimentação desintoxicante. Veja no capítulo 9 (página 128 e 129), a tabela 10, "Grau de intoxicação × Capacidade de assimilação dos alimentos vegetais crus e vivos".

Uma boa alimentação deve apresentar as três qualidades fundamentais listadas a seguir:

- ser nutritiva: concentrada de substâncias que alimentam verdadeiramente as células;
- ser gostosa e prazerosa; e
- ajudar o organismo a eliminar seus excretos.

Pelo menos nas grandes cidades, o capitalismo selvagem comanda que o nutritivo dê lugar ao prático. Na visão da vida moderna, o nutritivo virou trabalhoso e pouco prazeroso; é preciso preparar, temperar, mastigar, informar-se, raciocinar; uma inversão de valores: comida integral e nutritiva virou frescura. Isso acontece cada vez mais, conforme a pessoa adere a alimentos ruins (vazios) e passa a não ter apetite para os alimentos saudáveis. No entanto, o quanto de lucidez, energia e sensação de vitória temos após uma refeição natural?

Data: ___/___/___   Pontuação: _____

Data: ___/___/___   Pontuação: _____

Condição 3: sono profundo

0 a 20 pontos: 0 se você fala dormindo, tem pesadelos ou insônia, e 20 caso desperte com alegria e disposição, plenamente satisfeito e renovado após seis a oito horas de sono.

Se você não consegue pegar no sono minutos após se deitar, com a sensação de paz de um dia bem vivido, seu ser está descontente com algo. Dormir em paz traz a qualidade do sono tranquilo e restaurador. Penso que nada é importante o suficiente para tirar nossas horas de relaxamento e descanso. São exatamente essas horas que permitirão, no dia seguinte, ter garra para seguir com a devida coragem na superação dos desafios. Fique de olho: o que você está ingerindo horas antes de se deitar? E em que está pensando nesses momentos? Tudo isso influencia o seu sono.

Data: ___/___/___   Pontuação: _____

Data: ___/___/___   Pontuação: _____

Condição 4: boa memória

0 a 20 pontos: 0 significa muita dificuldade para lembrar-se das coisas e 20, se você não esquece aquilo que vê e ouve, sinalizando boa memória.

A capacidade de retenção diminui com a idade. Seríamos infelizes se perdêssemos a lembrança daqueles que foram bons para nós. Sem uma boa memória, não podemos ter bom discernimento e teremos falhas de conduta. Muitas vezes não nos lembramos das coisas porque simplesmente não estamos vivendo o "aqui e agora" de nossa existência. Viver o presente sem divagar no passado e sem nutrir ansiedade pelo futuro traz o benefício de uma vida mais leve, mais plena e saudável, com maior presença corporal, o que nos favorece também do ponto de vista psíquico, emocional e afetivo. A boa memória proporciona maior integração de nosso próprio sistema e de nossas ações, além de maior e melhor interação na nossa relação com o outro e com o ambiente.

Data: ____/____/____   Pontuação: _____

Data: ____/____/____   Pontuação: _____

Condição 5: bom humor

0 a 50 pontos: 0 para mentes rígidas e refratárias ao novo e 50 para mentes disponíveis para informações, experiências e vivências integrativas.

Liberdade, sem cólera, sem mágoas. Um homem saudável, mesmo que sentindo medo, confia, é positivo na vida, atrai felicidade, vence em todas as circunstâncias. Será tão mais entusiasta e feliz quanto mais escutar suas próprias dificuldades.

Cientificamente, já está claro que mentes positivas apresentam maior capacidade de aprendizado e adaptabilidade. Mentes negativas costumam ser rígidas e refratárias ao novo. Como poderemos viver sem frequentes momentos felizes? Sem admitir o novo em nossa vida? Que tal sermos como uma criança, que é insaciável por aprender, crescer e amar? Quanto você gosta de ter amigos que o fazem rir? Quanto você traz de alegria para a vida das pessoas? Se você tem qualquer queixa a formular, de ordem moral, mental ou social, o melhor é isolar-se em silêncio, e expressar seu ressentimento consigo mesmo. Pergunte-se: "Por que isso está acontecendo comigo? O que devo aprender?". Volte-se para o mundo com mais vontade de ver o lado luz de tudo e de todos, inclusive e, principalmente, o seu. Bons remédios para ajudar a curar o mau humor são exatamente os sucos frescos da alimentação desintoxicante, que neutralizam diariamente a acidez do sangue e ajudam a reduzir gradualmente o açúcar, mel, chocolates, alimentos industrializados e aditivados etc., que acidificam o sangue. Respirar, meditar, colocar as toxinas para fora são atitudes que mandam embora o baixo astral, a adrenalina e o cortisol.

Qual saída existe para uma pessoa mal-humorada? O bom humor. Ofereça bom humor para você mesmo, sorria e pronuncie, com voz agradável, a palavra mágica "obrigado(a)" em todas as circunstâncias e tão seguidamente quanto possível. A cegueira do espírito é bem mais perigosa que a cegueira física. É necessário curá-la o mais rapidamente possível. Jamais perca de vista a origem e a fortuna que é estar vivo. Negativismo e mau humor são frequências energéticas da ilusão; frustram e deprimem. Ao contrário, o bom humor, a inteligência emocional e a criatividade pertencem ao mundo da realidade. Portanto, caia na real: você pode se limitar a reagir aos desequilíbrios e pode agir com sabedoria, resgatando seu próprio poder. Vamos nos aprofundar sobre o tema no tópico sobre ciclo emocional.

Data: ___/___/_____   Pontuação: _____

Data: ___/___/_____   Pontuação: _____

Condição 6: rapidez de raciocínio e ação (inteligência)

0 a 20 pontos: 0 para dificuldade de pensar e planejar e 20 para clareza e lucidez naquilo que fala, lê e faz.

Nossa faculdade de pensar, ponderar, refletir e agir de modo coerente, ágil e eficaz está diretamente relacionada ao nosso bom estado de saúde. Essa é a melhor definição de inteligência que conheço. A inteligência é uma expressão da liberdade e a liberdade é uma expressão da inteligência. Como diz Heráclito (ca. 540 – ca. 475 a.C.):"A única coisa permanente é a mudança". E, para lidarmos com as mudanças, é fundamental alcançarmos essa inteligência, sermos livres (desapegados) e criativos.

Data: ___/___/_____   Pontuação: _____

Data: ___/___/_____   Pontuação: _____

Condição 7: intestino regulado

0 a 50 pontos: 0 significa constipação (podendo chegar a três dias sem ir ao banheiro) e 50 revela constância, com idas diárias ao banheiro (de duas a três vezes).

Essa é uma avaliação muito importante. Existem pessoas em que esse sintoma é crônico; em outras, ocasional. De qualquer forma, considero um sintoma importante para ser eliminado com rapidez e *consciência*. Está ligado originalmente ao medo de soltar coisas (relações tóxicas, por exemplo) ou às emoções negativas provocadas por uma rejeição, ou ainda a crenças que levam ao apego, a reter e segurar tudo.

Outros aspectos que podem vir associados são: hábito de não se ter um horário para atender com regularidade às necessidades fisiológicas, roupas muito apertadas, que diminuem a

AS SETE CONDIÇÕES DA SAÚDE E DA FELICIDADE ■ 51

circulação do sangue, falta de atividade física/sedentarismo, alimentação pobre em alimentos vivos e naturais (ricos em fibras e água), falta de hidratação diária e mastigação insuficiente dos alimentos.

Assim, arranje um horário em paz para ficar à vontade no banheiro e deixar sair o que é necessário. Sente-se e espere, tomando consciência do que você está fazendo, desapegando – deixando sair.

Atenção: é preciso muito respeito por esse momento. Minha avó dizia: "Quem vai uma vez e não faz bem, três vezes vai e três vezes vem". Desapegue-se, verdadeiramente, e seu corpo lhe trará a sensação clara de uma limpeza completa e de gratidão. Deixar partir o que não nos serve abre espaço na vida.

É importante também esclarecermos o conceito de prisão de ventre: ir ao banheiro uma vez ao dia não significa funcionamento ideal do intestino. O hábito intestinal de duas a três vezes ao dia é o que representa saúde. Gases e odor nas fezes são outros elementos que devem ser observados, além de consistência e volume.

O ideal é ter um horário diário de higiene e limpeza, favorecendo o sistema para que desenvolva o hábito intestinal. Quanto mais líquidos e alimentos frescos e naturais ingerirmos, maior será o volume, melhor a consistência (que deve ser macia e uniforme) das fezes e, portanto, mais eficiente a limpeza. Quanto mais ingerirmos alimentos intoxicantes, menor o volume e mais intenso e desagradável o odor das fezes, ou seja, será também mais incômodo para o nosso corpo.

Data: ____/____/____   Pontuação: _____

Data: ____/____/____   Pontuação: _____

Chegamos ao fim do teste! Utilizando todas as anotações que fez ao longo das últimas páginas, minha proposta é que você anote na tabela abaixo o resultado de sua avaliação para que possamos seguir adiante. Além disso, você encontrará também uma segunda tabela, que poderá ser utilizada para a próxima avaliação, que acontecerá dentro de dois ou três meses.

TABELA 2

Autoavaliação
DATA:
Ausência de cansaço (0 a 20)
Bom apetite (0 a 20)
Sono profundo (0 a 20)
Boa memória (0 a 20)
Bom humor (0 a 50)
Rapidez de raciocínio e ação (inteligência) (0 a 20)
Intestino regulado (0 a 50)

TABELA 3

Autoavaliação
DATA:
Ausência de cansaço (0 a 20)
Bom apetite (0 a 20)
Sono profundo (0 a 20)
Boa memória (0 a 20)
Bom humor (0 a 50)

TABELA 3   (continuação)

Rapidez de raciocínio e ação (inteligência) (0 a 20)

Intestino regulado (0 a 50)

Qualquer que seja a sua pontuação, o propósito é fazer você refletir e incentivar um estilo de vida em que o consumo de alimentos construtores seja cada vez maior. Eles limpam e fortalecem, ajudando o corpo a evitar quadros patológicos e a livrar-se de doenças potencialmente perigosas, quando nos primeiros estágios. Entenda aqui que a palavra alimentos deve ter uma forma bastante ampla de significado. Enfim, muitas curas milagrosas podem resultar de uma dedicação e valorização dessas sete qualidades da saúde e da felicidade.

CAPÍTULO 4

DEIXAR SAIR O VELHO E PERMITIR-SE O NOVO

Alimentação desintoxicante é uma dinâmica de esclarecimento. Quanto mais esclarecimento, menos toxina. Quanto menos toxina, mais clareza de propósitos.

A desintoxicação é uma limpeza completa que alcança cada célula do corpo, cada cantinho, cada ameba emocional que parasita nossa vida. Significa expurgar tudo o que não serve mais, limpar e dar espaço ao novo, fresco e saudável. São inúmeras as coisas que ingerimos diariamente, boas e não tão boas. Depois, sem permitir que saia o que nos envenena ou não serve mais, ainda reclamamos: "Estou obeso! Meu intestino não funciona! Tenho pressão alta! Colesterol, triglicérides, glicemia alta! Cólicas, rinite, catarro, alergias, corrimento, cistos, dores nas costas, de cabeça, na nuca...". Uau! Pode parar!

Nosso corpo é perfeito. As fezes, a urina, o suor, os gases e arrotos, a expiração, a transpiração, o espirro e a tosse, o catarro, a lágrima, a menstruação, o orgasmo e tantas coisas mais são mecanismos dos quais ele faz uso para eliminar os excessos que nos perturbam, evitando desequilíbrios que podem levar ao adoecimento. Entretanto, 80% das fatais doenças típicas das últimas décadas estão diretamente ligadas à ingestão e produção em excesso de substâncias que o corpo humano só pode tolerar esporadicamente ou em pequenas doses, porque os órgãos excretores necessitam de plenitude e tempo para eliminá-las.

A pele, os pulmões, o fígado, os rins e os intestinos têm uma capacidade de desintoxicação admirável. Se não os sobrecarregamos permanentemente, eles eliminam sem dificuldade as substâncias de que o organismo não necessita: as excreções.

Entretanto, pensamos que a mudança começa de fora para dentro e permanecemos inertes, esperando um novo trabalho, melhores ganhos, relação afetiva plena e outros prazeres (externos) que façam melhorar a nossa autoestima, nosso prazer de viver e... nos abandonamos.

Definitivamente, para desespero e alegria de todos, a proposta deste trabalho é uma desintoxicação diferente, real, sem ilusões. A ideia é restabelecermos a cumplicidade com nosso corpo, usando todos os seus mecanismos naturais, preciosos e sagrados.

Vamos operar uma varredura de limpeza de dentro para fora, uma verdadeira viagem às nossas reais necessidades internas, de alívio das tensões e ilusões. Desintoxicar-se nesse nível mais profundo, celular, é um trabalho de autoconhecimento e autoestima sem fronteiras, é um transbordar que se inicia no âmago, desde as percepções e os pensamentos, e reflete na superfície com as novas condutas e atitudes. Tudo começa a mudar.

Ao eliminarmos toxinas e venenos acumulados, vão-se embora velhos hábitos de pensar e interagir, crenças ultrapassadas e negativas, impulsividade, raivas insanas e absurdas, os medos monstruosos de coisas tão pequenas. Todos os sentimentos antigos, embolorados e acumulados, que não servem mais, vão sendo dissolvidos, eliminados gradualmente. A proposta é: purificação contínua e um constante renascer, em um clima divertido, nesse desintoxicar-se diariamente com um banho interno. Saiba que esse é um caminho irreversível porque a construção de um mundo interno limpo, forte, com fluidez e comunicação celular plena nos faz entrar em harmonia com a nossa saúde, vitalidade e sabedoria de tal forma que não conseguimos mais retroceder. O corpo agradece esse novo estado, essa nova forma de se relacionar com o mundo, e vai pedir sempre essa possibilidade de homeostase, leve, livre de barreiras.

Aprender a eliminar nossos excretos físicos, emocionais e mentais é algo inesquecível, pois, provoca enorme sensação de vitória e superação. E você pode alcançar esse estado de ser novo, renovado, mas agora falaremos um pouco mais sobre como funcionam os nossos órgãos responsáveis por esse trabalho tão importante.

Os órgãos e os sistemas excretores

É fundamental saber um pouco sobre os órgãos e sistemas excretores e sobre os fatores que os intoxicam e os sobrecarregam. Eles são os personagens principais da alimentação desintoxicante e, portanto, merecem muito amor, respeito e destaque neste capítulo. Minha abordagem será sempre pela visão metafísica, já que toda a sintomatologia desses órgãos e sistemas será sempre a manifestação física (a somatização) de algo maior e "invisível", que está além do mundo da forma.

Poucas são as pessoas que têm consciência da sua corporalidade, menos ainda dos seus órgãos, sistemas e funções internas. Assim, penso que, mesmo em uma abordagem simplificada, esses órgãos precisam ser mais conhecidos e valorizados. O corpo humano funciona de maneira complexa porque é totalmente integrado e cada parte trabalha em sintonia e pelo todo. Cada órgão ou sistema busca cumprir sua função em uma sequência inteligente, mas uma dificuldade por um período prolongado vai desencadear a doença, muitas vezes distante do órgão ou sistema originalmente em dificuldade, porque toda doença é constitucional, ou seja, envolve todo o organismo, e não apenas parte dele.

Devemos vigiar com muita atenção tudo o que entra e alimenta essa máquina. O filtro dessa entrada permitida não pode estar pautado somente no prazer, mas sim na sabedoria de como ele funciona quando está em perfeito estado. A reconexão com um organismo desintoxicado passa a ser a referência na vida e essa consciência proporciona o prazer verdadeiro.

Tudo é digerido, transformado em unidades básicas e distribuído para todas as partes necessitantes. Mesmo que fique por um tempo armazenado, em algum momento será metabolizado. Quando chega a hora da eliminação das excreções, venenos e toxinas, o organismo inteiro conta com os cinco sistemas excretores, que estão intimamente ligados aos cinco sentidos cognitivos de percepção da vida. Observe que, no início, apresento que sentido cada órgão ou sistema rege e, ao fim da explanação, listo os cuidados que devemos ter com cada um deles. Propositalmente, repito certas recomendações. Imagine quais? Certamente as dinâmicas da alimentação desintoxicante.

O fígado e o sistema hepático (fígado-vesícula)

O fígado rege o sentido da visão: nossa capacidade de enxergar a vida.

É conhecido também como o órgão que armazena as "não virtudes", porque quando muito intoxicado, cristaliza a raiva, o ódio e as emoções primitivas. Quando desintoxicado, celebra a leveza com bom humor e a visão de horizontes. O fígado é, verdadeiramente, um órgão complexo e surpreendente, que atua como glândula exócrina (liberando secreções) e glândula endócrina (liberando substâncias no sangue e sistema linfático).

Considerado também a maior glândula do corpo humano, sua saúde e tonicidade determinam, em grande escala, a saúde e vitalidade do indivíduo. É o órgão responsável inicial pela desintoxicação. As funções básicas do fígado são: vascular, secretória e metabólica.

A função vascular atua como reservatório de sangue e filtra mais de um litro de sangue por minuto, removendo bactérias, endotoxinas, complexos antígeno-anticorpo e várias outras partículas da circulação. Na sua função secretória, sintetiza cerca de um litro de bile por dia. A bile absorve e solubiliza as substâncias gordurosas, entre elas as vitaminas lipossolúveis (A, D e E), além de efetivamente ajudar na eliminação de muitas substâncias tóxicas e excessos hormonais. O fígado é uma usina de purificação das toxinas alimentares. As funções metabólicas do fígado são inúmeras e essenciais porque ele está intrincadamente envolvido na digestão dos carboidratos, proteínas e gorduras, que vão gerar toda a matéria-prima de construção e manutenção do corpo humano. A moderação é condição fundamental para o pleno e satisfatório funcionamento do fígado.

Os excessos no plano físico ocorrem com a ingestão demasiada de gorduras (notadamente as frituras), alimentos muito industrializados (os ultraprocessados), açúcar (principalmente o refinado), álcool e drogas (medicamentosas e ilícitas).

Aqui, o bom senso é fator primordial. Perceba como anda o seu bom humor, porque ele interfere diretamente na função metabólica do fígado. O fígado é o principal órgão produtor da energia da agressividade, matéria-prima das nossas conquistas. É importante não confundir agressividade (ir à luta) com violência, que só acontece quando estamos intoxicados, desidentificados do amor, da empatia e da gratidão. O ato de eliminar o que não serve mais nas relações ou situações da vida corresponde ao processo de desintoxicação que o fígado realiza no sangue.

Encarar serenamente um desafio, sem ilusões, torna tudo mais fácil e digerível. Esse comportamento facilita a quebra dos alimentos, inclusive os mais indigestos, como as gorduras e vitaminas oleosas. Atitudes negativas tornam os desafios ainda maiores, dificultando todas as funções hepáticas. O fígado possui também uma grande capacidade de regeneração, qualidade intensificada em pessoas mais flexíveis às mudanças e com facilidade de se refazerem a partir de situações difíceis. Metafisicamente, os distúrbios do fígado são provenientes do hábito de se queixar com amargura e rabugice apenas para iludir-se (resistir às mudanças de pensamentos agoniados, plenos de raiva, medo e ódio de situações do passado).

As afirmações adequadas para iniciar o processo de cura, segundo Louise L. Hay (1926-2017) em seu livro *Cure seu corpo* (BestSeller), são:

- liberto o passado e avanço para o futuro;
- adapto-me com doçura ao fluxo da vida;
- faço as pazes com o meu passado.

Os agentes físicos que causam dano ao fígado e ao sistema hepático são: álcool, frituras, fumo, café, chá (exceto o verde e de ervas), cacau, excitantes, açúcar branco, alimentos refinados, alimentos ultraprocessados, suplementos sintéticos ou naturais em excesso.

TABELA 4

Cuidados de bom senso
■ Praticar uma dieta rica (50% mínimo) em alimentos crus e vivos, frescos, integrais, com elevado teor de enzimas, fibras e substâncias antioxidantes, logicamente isentos de agrotóxicos.
■ Ingerir diariamente, em jejum, um dos sucos da alimentação desintoxicante.
■ Fazer uso de chás e tônicos hepáticos (ver página 290).
■ Consumir diariamente cerca de seis a oito copos de líquidos, entre sucos, chás e água (idealmente solarizada). Ver QR Code do endereço a seguir, saiba o que é, e como produzir água solarizada: https://www.docelimao.com.br/site/menu-do-assinante/videodicas-assinantes/86-terapias/1263-agua-solarizada-a-cromoterapia.html
■ Massagear as palmas das mãos e solas dos pés com uma bolinha (veja figura a seguir), para estimular todo o sistema hepático, digestório e excretor.

TABELA 4 *(continuação)*

Cuidados de bom senso

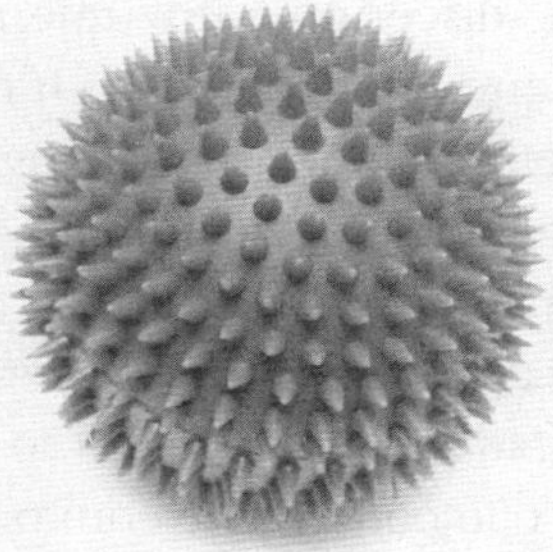

FIGURA 2

- Praticar os exercícios divinos de cura (ver nas páginas 170 a 181) diariamente, porque eles estimulam todos os meridianos.
- Praticar a terapia do riso (ver nas páginas 160 e 161), porque o bom humor desopila o fígado.

Os rins e o sistema renal (rins-bexiga)

Os rins regem o sentido da audição, permitindo-nos "escutar" a vida. Quando muito intoxicados, cristalizam as críticas, os desapontamentos e fracassos. Quando desintoxicados, celebram o sentir sem medo de crescer e transformar.

Os rins filtram todos os líquidos que passam pelo corpo humano, os quais representam de 60 a 70% do peso de um adulto. Importante lembrar que existe uma relação simbólica entre a água e todas as questões emocionais e sentimentais: a mágoa é uma má água; a tristeza nos faz chorar.

A cada minuto, cerca de 20% do sangue que sai do coração passa por esse par de órgãos com o formato de feijões. São filtrados 125 ml de sangue por minuto, sendo que 124 ml são reabsorvidos pela circulação e 1 ml vira urina (excreto). Em um adulto corretamente hidratado, espera-se um volume aproximado de 1,5 litro por dia de urina, que deverá ser, idealmente, incolor ou amarelo-claro e transparente.

O processo de filtragem é entendido metafisicamente como uma capacidade de discernimento (quem passa no filtro e quem fica retido?), que, ao final, é um trabalho realizado por todos os órgãos excretores. No caso dos rins, ele vai filtrar o sangue, ou seja, todas as substâncias que penetrarem na corrente sanguínea terão de passar por seu sistema de seleção, que está relacionado com a capacidade interior de se desprender e eliminar os fatos desagradáveis da vida, como também o comportamento do passado não condizente com o presente.

A qualidade dessa filtragem costuma ser muito afetada por crítica, julgamento e malícia. É claro que existem situações perigosas e inadequadas que não vão levar-nos para onde queremos. Cabe a nós percebermos quais são e nos desvencilharmos delas, ocupando um lugar de diferenciação na situação que se apresentar. Criticar apenas não resolve, pelo contrário, liga-nos ainda mais, se permanecemos presos e não transformamos devidamente aquela relação em desafio. Além disso, é importante notar que o sistema renal funciona com um par de rins, portanto, depende de parceria e cumplicidade entre eles para seu pleno funcionamento. Externamente, eles representam a busca pela qualidade dos relacionamentos interpessoais e a percepção do amor pelo outro.

Outra situação interna que atinge os rins é a crença nas dificuldades. O medo de não conseguir realizar seus objetivos representa não ter se livrado das memórias difíceis do passado. Achar que tudo é difícil e complicado compromete o processo de seleção e discernimento. A saída é o positivismo, que vai favorecer o bom funcionamento renal. Os cálculos e dores renais revelam dificuldades de relacionamentos não dissolvidas. Existe embutido, também, um comportamento emocional infantil ou rebelde diante dos desafios, principalmente aqueles ligados às nossas parcerias e uniões. Reclamar da situação é não ver o lado bom que existe nela.

Atualmente, mais de 10% dos homens e 5% das mulheres sofrem de cálculo renal. Explica-se essa desproporção pelo fato de as mulheres externalizarem mais suas emoções, enquanto os homens costumam cristalizar seus desapontamentos afetivos. A incidência varia geograficamente, refletindo diferenças ambientais e comportamentais. Entretanto, o índice de casos é abruptamente crescente, associado à modernização ocidental. O problema renal sinaliza uma dependência do outro, uma necessidade de apoio, consideração e afeto, por mais que suas atitudes afirmem o oposto, pois, quando as expectativas afetivas são frustradas, essa pessoa costuma criticar os outros, querendo mostrar-se autossuficiente.

Sal refinado, baixo consumo de água e de fibras, ingestão em excesso de proteínas, aditivos químicos e alimentos ultraprocessados são hábitos péssimos para o pleno funcionamento dos rins. Já o simples cuidado de ingerir mais frutas e vegetais frescos e crus, além de alimentos mais integrais, buscar o uso de sais mais naturais e integrais (não refinados), representa fortalecimento e equilíbrio para a função renal.

TABELA 5

Cuidados de bom senso

- Praticar uma dieta rica (50% mínimo) em alimentos crus e vivos, frescos, integrais, com elevado teor de enzimas, fibras e substâncias antioxidantes, logicamente isentos de agrotóxicos.
- Ingerir, em jejum e ao longo do dia, os sucos da alimentação desintoxicante.
- Fazer uso de chás diuréticos (ver nas páginas 206 e 207).
- Consumir diariamente cerca de seis a oito copos de líquidos, entre sucos, chás e água (idealmente solarizada; ver QR Code na página 60).
- Massagear sempre que lembrar, com movimentos circulares, toda a região lombar, que vai desde a cintura até o cóccix.
- Massagear as palmas das mãos, principalmente as áreas reflexas dos rins (veja figura a seguir).

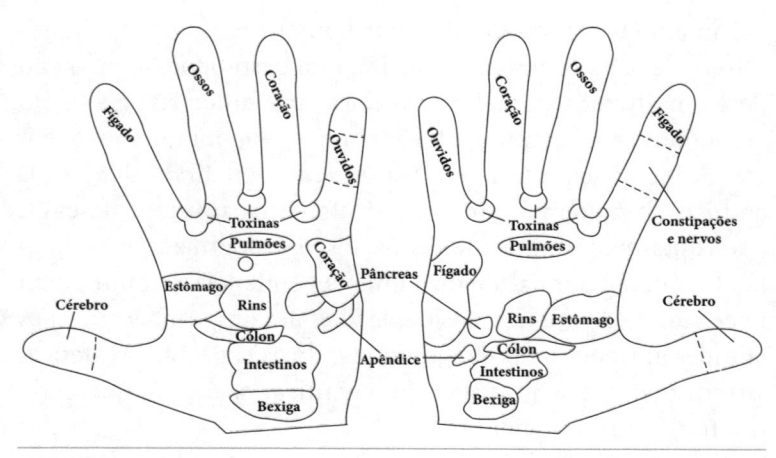

FIGURA 3

A pele e o sistema cutâneo

A pele rege o sentido do tato e nos permite "perceber" nossas fronteiras entre o interno e o externo ao nosso corpo. É o maior órgão do corpo humano – a superfície total da pele de um adulto pode chegar aos 2,5 m². Até muito recentemente, a pele foi bastante negligenciada. Em resumo, interessa-me como a experiência tátil, ou sua ausência, afeta o desenvolvimento do comportamento humano; por isso, podemos pensar na existência da mente da pele: sim, a pele reflete tudo o que acontece em nosso interior, como pensamentos, sentimentos, afetos e desafetos.

Segundo o antropólogo e humanista inglês Ashley Montagu, em seu livro *Tocar: o significado humano da pele* (Summus Editorial, 1988): "Talvez depois do cérebro, a pele seja o mais importante de todos os nossos sistemas de órgãos. [...] Revela sua importância, saber que o tato é o primeiro sentido a desenvolver-se no embrião humano".

Quando muito intoxicada, mazela-se para sinalizar uma insatisfação com o externo. Quando desintoxicada, celebra com gratidão o contato com a natureza das pessoas e com tudo que ama.

A pele protege nossa individualidade. É a membrana que separa o corpo físico do mundo externo. Extremamente sensorial e tátil, representa a sensibilidade e capacidade de troca saudável com o Universo. O que eu permito receber e deixo entrar? O que permito sair? O que aprisiono dentro de mim? Metafisicamente, problemas de pele revelam medo e ansiedade, impaciência e intolerância. A pessoa sente-se ameaçada diante das trocas e muito desse fenômeno deve-se a uma necessidade emergente de se desfazer de lixos do passado. Trata-se da necessidade de colocar um escudo entre o mundo interno e todo o externo a fim de buscar proteção.

Por meio da pele respiramos e eliminamos inúmeras substâncias que saem na forma de líquido (suor). Parte desse suor é aquoso e contém vários sais dissolvidos, motivo de seu sabor geralmente salgado. Existe uma parte que é gordurosa e cumpre a função de formar um filme oleoso para evitar que o corpo se desidrate facilmente, e é também responsável por nosso aroma pessoal. Aquilo que ingerimos, bebemos e pensamos vai afetar esse aroma, tornando-o agradável e atrativo ou não.

A transpiração cumpre dois papéis principais: regular a temperatura corporal e eliminar suas toxinas. É um processo sutil para o qual damos pouca importância. Reflita, no entanto, sobre a quantidade de excretos que lavamos a cada banho. Devemos dar muita importância a esse banho, cuidando da temperatura da água e dos produtos que usamos, porque eles poderão exagerar na extração de nossa película oleosa e, ainda, deixar resíduos químicos que vão penetrar na pele desprotegida (agredida) e nos intoxicar, principalmente se a água estiver muito quente, quando então os poros ficam demasiadamente abertos.

Existem momentos, como em uma sauna, quando aceleramos a limpeza da pele e dos pulmões, em que a transpiração nos causa enorme prazer. Perceba que na prática de uma sauna (ou ofurô) não devemos usar sabonetes e outros produtos, mas somente *deixar sair*. Pela pele poderemos viver os maiores estímulos de prazer e carinho, como também de dor. O contato da pele é direto, palpável e, geralmente, depende somente da nossa vontade.

Um recurso de carinho e estímulo da limpeza da pele pode acontecer pela escovação a seco, antes do banho diário. Uma escova de cerdas macias e cabo longo é a ideal. Ela vai estimular a limpeza e a produção da nossa hidratação aromática e natural. A maioria das substâncias aplicada sobre a pele inibe a respiração cutânea ou a intoxica. Assim, atenção e prioridade para aquelas fórmulas que são mais neutras, naturais e fitoterápicas, pois a presença de corantes e muitos aditivos químicos nesses produtos não é benéfica. Evite usar roupas muito justas e feitas com tecidos sintéticos, pois perturbam o controle térmico natural, a circulação sanguínea subcutânea, a transpiração e o equilíbrio eletrostático. Atenção à qualidade e frequência de uso de tinturas e cremes para o cabelo, sabonetes muito alcalinos ou perfumados, cremes e óleos de beleza não fitoterápicos, desodorantes e roupas lavadas com excesso de produtos químicos.

TABELA 6

Cuidados de bom senso

- Praticar uma dieta rica (50% mínimo) em alimentos crus e vivos, frescos, integrais, com elevado teor de enzimas, fibras e substâncias antioxidantes, logicamente isentos de agrotóxicos.
- Ingerir diariamente, em jejum, os sucos da alimentação desintoxicante.
- Fazer uso de chás relaxantes e adstringentes (ver a partir da página página 290).
- Consumir diariamente cerca de seis a oito copos de líquidos, entre sucos, chás e água (idealmente solarizada; ver QR Code na página 60).
- Escovar a pele diariamente com uma escova de cerdas macias, ao acordar ou antes do banho.
- Automassagear-se diariamente e permitir-se receber massagens esporadicamente, usando produtos naturais e fitoterápicos que não agridam a pele.
- Tomar banho diariamente com a água o mais fria possível, e evitar o uso de sabonetes muito alcalinos.
- Procurar tomar um banho de cachoeira, rio ou mar uma vez por mês e praticar um banho de ofurô ou sauna uma vez por mês.

Os pulmões e o sistema respiratório (fossas nasais-pulmões-diafragma)

Os pulmões regem o sentido do olfato, um cognitivo fortemente instintivo, que precisamos resgatar para proteger e fortalecer nossos pulmões e escolhas.

Quando muito intoxicados, cristalizam o medo de ser digno de viver plenamente. Quando desintoxicados, celebram a vida com leveza.

A respiração é a fonte de energia vital que nos mantém vivos. Ela é também o principal nutriente do corpo emocional, ou seja, pela respiração adequada, podemos conquistar um estado de serenidade e relaxamento emocional e equilíbrio energético. Entretanto, a familiaridade e a falta de consciência geram a indiferença. Acostumamo-nos com o ar, que é tão essencial, mas, por ser invisível, intocável e gratuito, não lhe damos o devido valor e importância. Oxigênio é tão ou mais alimento que a comida que ingerimos e a água que bebemos.

Para inspirar e expirar aproximadamente 22 mil vezes por dia, são necessários dois pulmões, 24 costelas, os músculos entre as costelas, os do pescoço, os peitorais, os abdominais, o diafragma e ainda veias, artérias e tecidos saudáveis em volta de toda essa estrutura. Isso tudo se movimenta constantemente, sem que percebamos.

Metafisicamente, existe uma relação com a capacidade de absorver a vida e doar-se. Essa relação refere-se ao processo de troca, ao ato de dar e receber. Respirar inadequadamente revela tristeza, depressão ou sofrimento, um medo da vida e de colocar oxigênio (combustível) para viver. Subliminarmente, é algo como não se sentir digno de viver plenamente a vida, de trocar. Uma pneumonia, por exemplo, pode revelar um cansaço e desespero da vida, com ferimentos emocionais que não recebem permissão para sarar. Os pulmões funcionam a partir de duplicidade e parceria, motivo pelo qual seu pleno funcionamento depende da sanidade das nossas relações e trocas afetivas.

Eles são considerados os grandes órgãos de contato, porque possuem uma superfície interna que mede cerca de 70 m². Diferentemente da pele, o contato nos pulmões é indireto e sutil, porém compulsório, por meio da respiração. Não podemos impedir esse contato. A tentativa de impedi-lo causa falta de ar ou espasmos, como acontece nos casos alérgicos.

Fisicamente, dificultam o pleno funcionamento dos pulmões: alimentos muito industrializados, leite e laticínios de origem animal (desencadeiam a formação de muco), poluição atmosférica, fumaças de cigarro e outras, ambientes fortemente aromatizados, ambientes com baixo nível de higiene e ambientes sem ventilação natural ou com ventilação artificial. Além disso, a falta de atividade física, que é um estímulo natural da respiração e de todo o seu sistema, vai reduzir o número de mitocôndrias (o "pulmãozinho" da célula) em todas as células do organismo, diminuindo, portanto, a vitalidade como um todo. No emocional, os bloqueios, especialmente os quadros de ansiedade, diminuem a amplitude e o ritmo respiratório, provocando uma subnutrição energética que, por sua vez, vai perpetuar, ampliar e multiplicar os bloqueios emocionais.

Como podemos ajudar esse sistema? Mudando muitos hábitos, desde os alimentares até a maior mobilização corporal. Prudente também evitar ao máximo a exposição aos ambientes demasiadamente poluídos. Muitas das substâncias nocivas que se encontram temporariamente dentro do organismo necessitam ser eliminadas com o ar que expiramos. Entretanto, nós, da sociedade moderna e acelerada, expiramos menos que inspiramos, ou seja, não colocamos para fora dos pulmões o tanto de gás carbônico (CO_2) e outras toxinas que deveríamos. Esse gás não eliminado acaba por se dissolver no sangue e se transforma em ácido carbônico, mantendo o sangue – fluido que irriga todas as nossas células – em um padrão ácido que intoxica, excita e dificulta as funções metabólica e mental.

TABELA 7

Cuidados de bom senso

- Praticar uma dieta rica (50% mínimo) em alimentos crus e vivos, frescos, integrais, com elevado teor de enzimas, fibras e substâncias antioxidantes, logicamente isentos de agrotóxicos.
- Fazer uso diário dos sucos da alimentação desintoxicante.
- Consumir diariamente cerca de seis a oito copos de líquidos, entre sucos, chás e água (idealmente solarizada; ver QR Code na página 60).
- Para reeducação respiratória e atividade física existem práticas recomendáveis como a yoga, o tai chi chuan e a meditação (ver exercícios respiratórios nas páginas 171 a 181).
- Fazer uso da aromaterapia nos locais de maior permanência.
- Praticar um banho de ofurô ou sauna uma vez por mês.

Os intestinos (delgado e grosso)

Os intestinos regem o sentido do paladar, o que nos permite saborear a vida.

Quando muito intoxicados, recusam-se a largar velhas ideias, prisão ao passado e, às vezes, avareza. Quando desintoxicados, celebram a degustação de todos os sabores da vida.

Como funciona essa fisiologia? A digestão completa requer cerca de trinta horas. Após deixar o estômago, o alimento chega ao duodeno (primeira parte do intestino delgado), move-se lentamente até passar pelo jejuno e íleo (partes intermediária e distal do intestino delgado, respectivamente) até alcançar o cólon (parte do intestino grosso), vinte e quatro horas após a ingestão. No intestino delgado os agentes químicos transformam os alimentos em unidades elementares aproveitáveis (construtoras ou nutridoras) do organismo.

Esse caminho digestivo do ser humano mede cerca de 10 metros e cada porção desempenha um papel específico na complexa tarefa de assimilação dos alimentos. O esforço e a mobilização energética necessários durante esse "trabalho" digestivo sempre acontecerão, seja para um alimento construtor e nutritivo, seja para um lanche considerado *junk food*. Todavia, os saldos são diferentes: ou o sistema digestório e intestinos deliberam menos energia para assimilar a nutrição de todo o organismo, integrado com funcionamento mais eficaz das excreções, ou o sistema digestório e intestinos dissipam muita energia para pouca nutrição e difícil excreção, respectivamente.

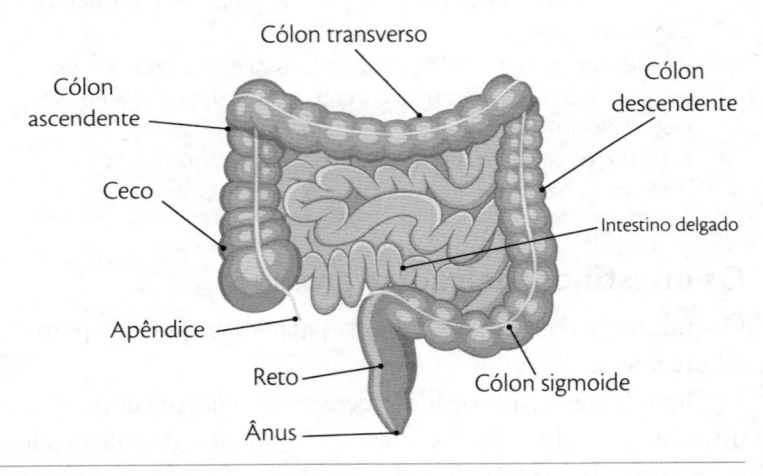

FIGURA 4

No primeiro caso, de alimentos construtores e nutritivos, o saldo energético será positivo, com elevada vitalidade. No segundo caso, de *junk food*, temos baixa eficiência digestiva, faltando energia (vitalidade) e nutrição, com aumento dos níveis de intoxicação. A progressão do bolo alimentar pelos intestinos é comandada por contrações musculares, os movimentos peristálticos, que estão sob o controle do sistema nervoso vegetativo. Na ausência de alimentos integrais, naturais e ricos em fibras, frequentemente ocorre uma deficiência nessa complexa ação mecânica e a massa alimentar permanece mais tempo do que deveria em cada trecho, transtornando todo o trânsito digestivo.

A dificuldade do trânsito digestivo decorre de maus hábitos alimentares e vida sedentária. O cólon torna-se preguiçoso, dilata-se e fica cada vez mais incapaz de cumprir bem as suas funções. A prisão de ventre favorece as disfunções intestinais, com inevitável fermentação e formação de gases. O longo tempo de permanência dos excretos (toxinas e venenos) nos intestinos provoca sua reabsorção pelas paredes intestinais, levando a uma intoxicação mais grave, podendo chegar à disbiose, que causa diferentes doenças, desde físicas, psicológicas, inclusive neurológicas.

Um intestino preso pode provocar as seguintes perturbações: infecções das vias urinárias e renais, intestinais, problemas glandulares (tireoide, mamas, ovários etc.), dificuldades circulatórias, digestivas, cutâneas, nervosas e, finalmente, comportamentais. Segundo o professor alemão Arnold Ehret, autor de vários livros sobre desintoxicação, jejum e combinação de alimentos,

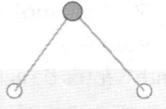

"a doença é, entre outras coisas, uma tentativa desesperada do corpo de se livrar de seus lixos tóxicos".

Ele realizou pesquisas fantásticas sobre o uso do jejum regular e percebeu, surpreso, que as pessoas que permaneciam vinte dias sem ingerir qualquer alimento ainda expeliam fezes. O propósito de uma vida construtora de saúde é nutrir e limpar o organismo. É nos intestinos que tal fenômeno acontece de maneira intensa. No intestino delgado decide-se o que irá para a corrente sanguínea como nutrição; o que não passa pelo crivo desse sistema de seleção seguirá seu caminho para o cólon (intestino grosso) e posterior excreção na forma de fezes.

O intestino delgado é considerado pela medicina tradicional chinesa como um cérebro, uma central de inteligência em que se define o que serve para a perpetuação da vida e o que deve ser eliminado. Esse é o motivo pelo qual a MTC valoriza tanto o pleno funcionamento desse sistema. E deixo aqui um alerta: os maus hábitos que intoxicam o fígado também causam dificuldades aos intestinos.

Metafisicamente, um intestino preso revela recusa em abandonar velhas ideias, crenças ou emoções – prisão ao passado. Pode revelar medo de abandonar o conhecido em prol do desconhecido. Esse apego é até compreensível, pois o novo costuma ser assustador. Entretanto, ele não pode paralisar um processo que é natural: crescer. Para crescer, como no caso da lagosta, precisamos abandonar as velhas cascas, por mais seguras que sejam. *Deixar sair* é muito sábio e muito bom.

TABELA 8

Cuidados de bom senso

- Praticar uma dieta rica (50% mínimo) em alimentos crus e vivos, frescos, integrais, com elevado teor de enzimas, fibras e substâncias antioxidantes, logicamente isentos de agrotóxicos.
- Ingerir diariamente, em jejum e ao longo do dia, os sucos da alimentação desintoxicante.
- Fazer uso de chás depurativos (ver na página 290).
- Consumir diariamente cerca de seis a oito copos de líquidos entre sucos, chás e água (idealmente solarizada, ver QR Code na página 60).
- Massagear o abdômen carinhosamente, pressionando-o com movimentos circulares sentido horário (posição: deitado com pernas flexionadas).
- Massagear as palmas das mãos, principalmente nas áreas reflexas de estômago, fígado e intestinos (veja figura a seguir).
- Praticar caminhadas matinais diárias para estimular os movimentos peristálticos.
- Dar-se tempo para ir ao banheiro com calma, todas as manhãs ao levantar-se.

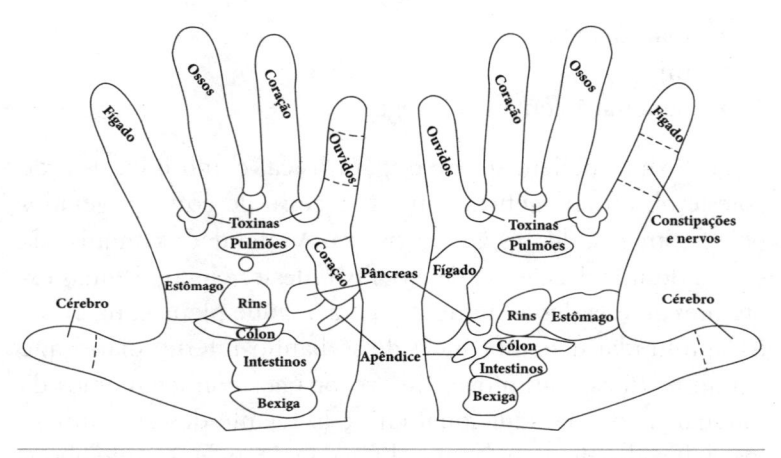

FIGURA 5

Os cinco sistemas excretores, os cinco sentidos e os cinco sabores

Na alimentação desintoxicante a principal proposta é a prática do banho interno diário: um hábito de vida divertido e sábio, independentemente do fato de sermos jovens ou não, magros ou não, vegetarianos ou não, pois se trata de uma purificação de corpo e alma. Nessa prática, há cumplicidade com os cinco sistemas excretores, favorecendo a liberação e o alívio, pronta e eficientemente, diariamente em jejum (entre 4 e 10 horas da manhã), de todas as toxinas e venenos acumulados ao longo de dias, meses, anos, e toda a vida.

Integrados, os cinco sistemas excretores atuam como instrumentos de purificação de todas as toxinas e venenos (no físico), densidades, desequilíbrios e desafetos (no psicoemocional e espiritual). Os cinco sistemas excretores existem porque a natureza é perfeita. As toxinas sempre estarão presentes no metabolismo humano, seja por:

- geração espontânea (endógena);
- ingestão;

- inalação;
- injeção;
- penetração cutânea (exógenas).

As toxinas podem ser de origem física, como o excesso de colesterol, ou energética, como o excesso de cortisóis gerados pela frustração, depressão ou tristeza. A vitalidade conquistada com a desintoxicação diária e o alívio desses cinco sistemas excretores guarda desdobramentos para a saúde plena e, na busca de aprofundar a significância desse banho interno diário que é a alimentação desintoxicante, recorri aos conhecimentos da milenar medicina tradicional chinesa. Diante dos ensinamentos, colocados de maneira simplificada na tabela 9, pude observar uma ligação estreita entre os cinco sistemas excretores e os cinco sentidos, ou seja, nossa capacidade sensorial de perceber mais a vida a cada purificação. E também a relação com os cinco sabores, cuja percepção é feita pelas papilas gustativas, localizadas na língua, a qual guarda uma ligação absolutamente estreita com o coração e com a mente.

Os papéis que desempenham os órgãos e as vísceras

Segundo a MTC (ver tabela 9 na página 75), são considerados órgãos: o coração, o fígado, os pulmões, os rins, o baço e o pericárdio. São consideradas vísceras: a vesícula biliar, o intestino delgado, o intestino grosso, o estômago e a bexiga. Para a MTC, os órgãos são *yin*, pois não têm contato com o exterior, são maciços e têm como funções fabricar e armazenar as substâncias fundamentais, enquanto as vísceras são *yang*, ocas, têm contato com o exterior e impulsionam as substâncias.

Os principais representantes dos sistemas excretores estão presentes na tabela 9. Após ela, o leitor é apresentado a uma breve descrição, segundo os ensinamentos da MTC, de alguns dos órgãos e vísceras do organismo humano.

TABELA 9
Os cinco elementos da MTC e suas inter-relações

Elementos da MTC	Madeira	Fogo	Terra	Metal	Água
Órgão	Fígado	Coração	Baço	Pulmões	Rins
Víscera	Vesícula biliar	Intestino delgado	Estômago	Intestino grosso	Bexiga
Órgão dos cinco sentidos	Olhos – Visão	Língua – Paladar	Boca – Paladar	Nariz – Olfato	Ouvido – Audição
Tecidos	Tendão	Vasos	Músculo	Pele – Tato	Ossos
Ornamentos	Unhas	Face	Lábios	Pelos	Cabelos
Secreções	Lágrimas	Suor	Saliva	Secreção nasal	Escarro
Emoção	Agressividade	Alegria e prazer	Preocupação	Tristeza	Medo
Sabor	Ácido	Amargo	Doce	Picante	Salgado
Qualidade do sabor	Úmido, quente e leve	Seco, frio e leve	Úmido, frio e pesado	Seco, quente e leve	Úmido, quente e pesado
Crescimento e desenvolvimento	Germinação	Crescimento	Transformação	Colheita	Armazenagem

Nota: o sabor adstringente está inserido em todos os sabores, não só para favorecer a percepção de cada um deles, mas também para permitir a integração de todos.

Coração

Tem como função fazer circular o sangue dentro dos vasos. Manifesta-se na face, abre-se na língua (papilas gustativas), abriga a mente (a boca é um local de consciência e de extrema importância nas atividades mentais) e guarda o espírito. Controla a sudorese, a coerência da fala, o sono e os sonhos. Emoções como alegria e a vontade de viver fortalecem o coração. A culpa, o remorso e a tendência a desistir o enfraquecem.

Fígado

Tem como função armazenar o sangue, manter o livre fluxo do Qi (energia vital) e controlar os tendões. Manifesta-se nas unhas e nos joelhos. O fígado é responsável pela visão física e metafísica. Sua emoções são a raiva, a ira, a irritabilidade, a frustração, o ressentimento, o ciúme e a inveja. A saída será pela boa digestão em todas as suas extensões.

Vesícula biliar

É oca e tem a forma de uma cápsula. Armazena e excreta a bile. Controla a coragem, a capacidade de elaborar escolhas e a força de vontade. Estreitamente ligada ao fígado, está relacionada com as mesmas emoções.

Baço

Tem como função produzir a transformação e o transporte dos alimentos para serem absorvidos; por isso, exerce papel importante na formação do sangue e do Qi (energia vital). Mantém o sangue dentro dos vasos sanguíneos, impedindo os extravasamentos, domina as carnes e os músculos, abre-se na boca e manifesta-se nos lábios. Responsável pelo paladar. Sua emoção é a preocupação.

Pulmão

Responsável por dominar o Qi (energia vital) e controlar a respiração. Distribui Qi e líquidos orgânicos para todo o organismo, abre-se no nariz, manifesta-se na pele, controla a força da voz, é responsável pelo olfato. Guarda estreita relação com o coração, mas é fragilizado por emoções como a tristeza e a mágoa.

Rim

Responsável por armazenar a nossa essência e controlar o crescimento, desenvolvimento e a reprodução. Estreitamente ligado ao metabolismo da água, recebe Qi do pulmão, influencia a saúde dos ossos e dentes, da medula e se manifesta nos cabelos. É responsável pelo sentido da audição. Medo e pânico (quando paralisantes) são as emoções mais perigosas para os rins. Fortalecido pela digestão, inclusive a digestão dos desafios da vida, poderá transformá-los em superação.

Intestino delgado

Suas principais funções são receber, transformar e absorver os alimentos e separar o puro do impuro. Um verdadeiro cérebro, tem a inteligência de separar o que será nutrição do que será excreto, enviando para o sangue o que for bom e, para o intestino grosso, o que precisa sair. Está muito relacionado com desordens psicossomáticas e distúrbios digestivos. Na porção média e inferior se somatizam as emoções melancólicas. O cólon é muito vulnerável e pode manifestar os efeitos negativos da preocupação, da ansiedade, do estresse, da tensão e do nervosismo.

Intestino grosso

Suas principais funções são eliminar as fezes e absorver a água excessiva originária da formação das fezes. A ansiedade é uma emoção relacionada com a preocupação excessiva e esse processo pode afetar principalmente os pulmões e o intestino grosso.

Os sentidos e os sabores

A mente (*shen*), além de ser responsável pelas atividades mentais propriamente ditas, é também responsável pelos órgãos e vísceras dos cinco sentidos. O sistema coração-mente (*xin-shen*), com sua função de impulsionar o sangue para nutrir todas as estruturas e de ser a "morada" da mente (*shen*), atua em conjunto sobre cada órgão/víscera segundo cada especificidade. Assim, o sistema fígado é responsável pelo sentido da visão (olhos), que necessita de sangue limpo e saudável para ser nutrido, e da mente para reconhecer os estímulos visuais.

O sentido da audição (ouvidos e orelhas) pertence ao sistema renal, que também necessita de sangue limpo e saudável para sua nutrição e da mente para o reconhecimento auditivo.

O sentido do olfato (nariz) pertence ao sistema pulmões, que se desintoxica pela expiração (gás carbônico e outros gases, além de venenos e excessos dissolvidos nos vapores d'água da expiração), e renova o sangue com os "novos ares" de uma respiração plena e saudável, para sua nutrição, e da mente para o reconhecimento olfativo.

O sentido do tato (pele) necessita da cognição e da organização das sensações quanto aos estímulos externos. Pertence aos sistemas coração/intestino delgado e pulmões/intestino grosso, que precisam de sangue limpo e saudável, além de alimentos biogênicos e bioativos (mais integrais, crus e frescos) para serem nutridos, e da mente para terem os respectivos estímulos reconhecidos. O sentido do paladar acontece na língua, que, na anatomia da MTC, é considerada o broto do coração (*xin*). É um fato que nos sugere muita reflexão e estudo: na língua encontram-se as papilas gustativas dos sabores adocicado, salgado, ácido, picante e amargo. Ou seja, ter as papilas limpas e tonificadas com o estímulo de todos os cinco sabores, é um conhecimento milenar, muito usado pelas composições alimentares sugeridas pelas medicinas mais antigas da humanidade, que são a MTC e a ayurvédica.

O ótimo funcionamento – sempre em estado de desintoxicação – dos cinco sistemas excretores proporciona o uso mais refinado dos cinco sentidos, colocando-nos em uma condição mais meditativa, mais presente. Estar desintoxicado é uma forma de nos tornarmos seres mais perceptivos, mais reais: menos imaginação, mais inspiração e sensibilidade. Fazer uso adequado e equilibrado dos cinco sabores em nossa alimentação diária também pode nos ajudar em todo este processo.

CAPÍTULO 5

DESINTOXICANDO AS EMOÇÕES

Com a atenção bloqueada – mente dispersa, ansiosa, infeliz – em alguma instância, há ausência de sentir e perceber o momento presente: estaremos no mundo da ilusão.

Alimentação desintoxicante e o ciclo emocional

Mariana Funes, psicóloga cognitiva irlandesa, escreveu o livro *O poder do riso*,[2] obra que, em minha opinião, nos mostra uma das formas mais poderosas de potencializar um processo de desintoxicação. Este capítulo inteiro foi pautado em suas pesquisas e avanços nesse sentido.

Funes explica sobre a fisiologia do riso e comprova como a prática de dar boas risadas e manter o bom humor nos ajuda a fazer as conexões entre o corpo, o cérebro e os sistemas excretores, levando-nos a novas percepções (potências cognitivas) e formas significativas de compreender o mundo para viver criativamente e com uma saúde mais plural.

A reconexão com nossa essência e pureza internas integra a criança que existe em cada um de nós, despertando nossas múltiplas inteligências e ancorando o ato de brincar e o de aprender,

---

[2] FUNES, M. *O poder do riso*. São Paulo: Ground, 2001.

que nos mantêm ligados à fonte de inspiração, criação, amor e luz. A proposta agora é refletirmos sobre como lidamos com nossas emoções e pensamentos:

Forma animada (alma presente): estamos empoderados de nossa capacidade de discernimento, presentes e conectados ao mundo real, com nossas percepções (cinco sentidos) ativadas, usando os conhecimentos adquiridos (mente racional) para superar os obstáculos inerentes à vida, com sensação de vitória de si, pronto para o convívio saudável com o social.

Forma iludida, desânimo (des [sem] + anima [alma]): sentimos a perda do poder pensante, as percepções estão bloqueadas por emoções não curadas com limitação do acesso à luz, à inspiração e à criatividade, impedindo a transformação e a cura. Doenças, neuroses e medo do mundo.

Ciclo emocional

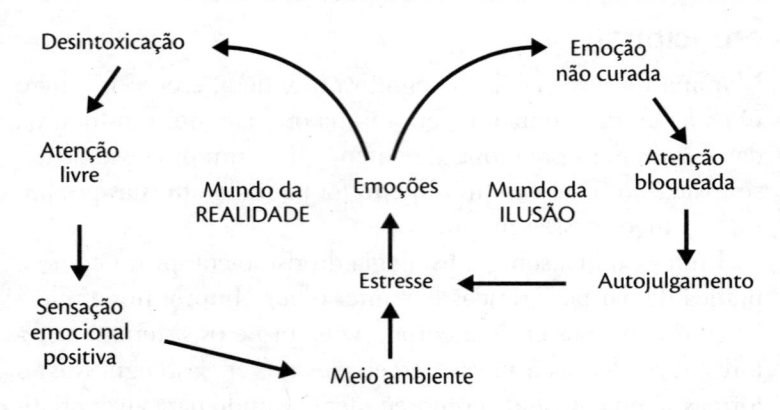

Desintoxicação ← → Emoção não curada

Atenção livre → Mundo da REALIDADE → Emoções → Mundo da ILUSÃO → Atenção bloqueada

Sensação emocional positiva → Estresse ← Autojulgamento

Meio ambiente

Fonte: figura extraída e adaptada do livro: *O poder do riso*, de Mariana Funes.

FIGURA 6

Considero holográfica essa figura 6, ou seja, uma imagem que pode ser internalizada e vivenciada fortemente a qualquer momento, nos permitindo visualizar perfeitamente nossas construções emocionais como um desafio: em qual mundo escolho viver, no mundo real (experiencial) ou no mundo da ilusão (projetivo)? Pela lei de causa e efeito, cada escolha nos levará, necessariamente, a um desdobramento, uma consequência, uma colheita. Pela ótica evolutiva, são escolhas como a luz ou a sombra, o esclarecimento ou a ignorância, e todas elas levam às respostas de semeadura do caminho: viverei no mundo da realidade (meditativo) ou continuarei no caminho para viver no mundo de ilusão (expectativo)?

"Uma mente dispersa é uma mente infeliz." Matthew Killingsworth e Daniel Gilbert, da Universidade Harvard, explicam como conseguimos estar centrados no aqui e agora em um artigo na revista científica *Science*.[3] Segundo eles, para viver no mundo da realidade, é fundamental estruturar-se, via catarse ou desintoxicação diária das emoções e da prática constante da atenção livre, para:

- perceber a si mesmo e o que o cerca, ou seja, sentir e afetar-se;
- viver no momento presente, no aqui e agora (estado meditativo ou experiencial);
- permanecer em estado de alerta quanto aos sinais, à realidade do seu meio ambiente e possibilidades verdadeiras.

Isso significa que os cinco sentidos precisam ser usados com plenitude, buscando sempre estar atento e verdadeiramente presente para que seja corajoso e para que as percepções estejam livres ao máximo dos chiados e interferências do ambiente externo, comuns no mundo da ilusão (projeção). Quando falamos sobre *ilusão*, ou pensamento iludido, estamos também nos referindo à *emoção não curada* que leva à *atenção bloqueada*. O que prevalece nesse estado de entorpecimento são distorções,

---

3 KILLINGSWORTH, M. A.; GILBERT, D. T. A *Wandering Mind Is an Unhappy Mind*. Science, Washington, D. C., v. 330, p. 932, nov. 2010.

desencadeadas pelas emoções densas, não transformadas pela catarse ou desintoxicação consciente.

Por isso, o enxergar, o escutar, o sentir (tato e paladar) e o olfato (que armazena enorme quantidade de memórias afetivas) permanecem entupidos (esclerosados), sedados pelos venenos e toxinas presentes no corpo (principalmente nos cinco sistemas excretores e papilas gustativas) e na alma (poder pensante). Lembrando que os cinco sentidos ocupam grandes áreas especializadas do cérebro e são importantes ferramentas para estimular e exercitar o cérebro e o poder pensante.

Com a *atenção bloqueada* em alguma instância, há ausência de *sentir* e perceber o momento presente: permanecemos no *mundo da ilusão*. Conforme visto na figura 6, o ponto de partida do Ciclo emocional é sempre a *vida* acontecendo no *meio ambiente*, quando precisamos interagir com a natureza, com os animais, vegetais, seres humanos e tudo que nos cerca. Estamos vivos? Então estamos inseridos no *meio ambiente*.

O passo seguinte é o *estresse* gerado pelo que desejamos internamente e o que, de fato, nos acontece no ambiente externo. O *estresse*, ou tensões causadas pelos desafios diários, tem um impacto importante em todos os nossos corpos. No corpo físico, os neuropeptídeos gerados pelo estresse sinalizam para os diversos sistemas de sobrevivência atuarem prontamente no sentido de preservação da vida e saúde. No psicoemocional, experimentamos diferentes sensações e percepções e as chamamos inicialmente de *emoções*.

Diante da vida, experimentamos emoções humanas como tristeza, desgosto, raiva, ciúmes, inveja, vaidade, ansiedade, alegria, aceitação, frustração, mágoa, medo e surpresa. Mas, segundo Mariana Funes, podemos misturá-las e obter muitas outras emoções, por exemplo: alegria + medo = culpa; medo + surpresa = alarme; raiva + desgosto = autojulgamento.

Até aqui, acredito que todo o estresse e o desencadeamento das inevitáveis emoções podem ser encarados como saudáveis, pois são nosso exercício diário para a própria evolução, à medida que deixamos os instintos primários ou a ação inconsciente (automatismos) e escolhemos com liberdade o discernimento, o que nos permite acesso às nossas múltiplas inteligências (lógica e espontânea).

Assim, precisamos fazer a escolha do caminho, já que vivemos constantemente nesse exercício de experienciar situações de estresse que levam a outras emoções. Mundo real? Precisamos ter a sabedoria de facilitar a catarse: desintoxicação, purificação, excretar diariamente ("n" vezes ao dia) nossas toxinas e venenos, pois essa é a oportunidade da transformação e da cura, do salto quântico quando emoções descarriladas se tornam emoções curadas: sentimentos conscientes. Podemos buscar a oração, a meditação, o floral, a acupuntura, tantas terapias, mas a desintoxicação é a viabilização dos melhores resultados para todas elas, já que não alcançam profundidade em seres intoxicados, densos.

No mundo da *realidade* as emoções se transformam em sentimentos: a raiva se torna compreensão, o medo se torna amor, a culpa se torna aceitação. A calma, a coragem, a tristeza e a alegria acontecem em um clima de *paz*. Jamais deslumbramento ou ilusão.

Aqui, comprometidos com a desintoxicação diária, a escolha já foi feita. Nesse exercício, a cada desafio que a vida lhe apresentar, o grande momento da escolha pelo viver no mundo da *realidade* vai ficando mais consciente, automático, vitorioso: *sensação emocional positiva*. Diante dessa experiência de superação, tudo o que mais desejamos é celebrar a vida, sentir gratidão, interagir com o meio ambiente que nos cerca.

No mundo da *ilusão*, dominados pelas emoções não curadas, pela preguiça e pelo medo, pela falta de poder pensante, pouco enxergamos, escutamos ou percebemos o mundo que nos cerca. Pouca inteligência emocional, afetiva ou coletiva será possível. Enquanto emoção: raiva será ira, medo será pânico, amor será paixão e tristeza será depressão.

Entretanto, reprimir as emoções não vai permitir o exercício do crescimento, do uso do poder pensante (alma) e das muitas inteligências disponíveis. É preciso deixá-las fluir e observá-las: *estar alerta*. Respirá-las. Conversar com as emoções – que funcionam como um nível de consciência – para estabelecer dias mais purificados e animados, percebendo, lúcido, cada desintegração da automatização animal, observando a conexão do corpo mais leve e sutilizado (pela desintoxicação diária), com sua alma e espírito. Negar ou lutar contra as emoções é o que a humanidade tem feito há séculos, milênios. Não funciona. É ilusão.

O estresse criado com a escolha pelo *mundo da ilusão* assume a forma de bloqueios e insuficiência no fluxo dos sinais do cérebro e das células, provocando enfraquecimentos que podem levar ao "emburrecimento", a acidentes e doenças. A chave é expressar as emoções e deixá-las se manifestarem, para que não se solidifiquem, somatizem ou cresçam sem controle na *mente inconsciente*. Diante das *emoções*, podemos escolher dois caminhos de vida: no mundo da *realidade* ou no mundo da *ilusão*.

Tire cópias do Ciclo emocional (figura 6, página 80), e coloque-as em lugares estratégicos da sua vida, além de praticar a desintoxicação diária. Quando o estresse chegar em formato de desafios e a *emoção* vier borbulhante, tentando cegá-lo, abra os olhos e fique de frente para eles: está aí o seu momento de decisão. Procure a todo custo o *estado de alerta*, e não a sedação (comer, fazer sexo, assistir à televisão): *sinta*, permaneça *presente*. Busque os sinais internos e externos, ore ou dance, mas transforme aquelas emoções em sentimentos.

A escolha consciente – animada – opta pelo caminho no mundo da *realidade*. A emoção, por ser densa, já é um sinal gritante, pedindo pela transformação em sentimento.

A escolha inconsciente – desanimada – feita como se você fosse um robô, o fará seguir o caminho no mundo da ilusão. A emoção não curada vai retroalimentar o estresse e a ilusão.

Quando optamos pelo caminho da *realidade*, passamos da *emoção* ao *sentimento*. Transformamos a *emoção* em uma condição em que podemos, a partir de uma *atenção alerta*, deixar mais claras as respostas e compreensões daquele aprendizado.

A prática diária da alimentação desintoxicante é a mais poderosa ferramenta de purificação no nível celular e dos cinco sistemas excretores. Por extensão, despertam e potencializam todas as nossas percepções para menos distorções, mais alerta e presença, em um verdadeiro estado meditativo.

O mundo da *ilusão* também começa com a *emoção* que experimentamos em resposta ao estresse diário da vida. E, nessa ilusão, intoxicados e densos, nos sentimos impedidos ou incapazes de lidar com as emoções e de transmutá-las com equilíbrio e segurança. Armazenamos essas *emoções* no corpo e as experimentamos como *não curadas*, ou acreditamos serem *não curáveis*, um lastro eterno a se manter escondido, que carregamos como subtexto para viver no mundo da ilusão (inconsciente).

Emoções não curadas provocam, ao longo do tempo, mais intoxicação, densidade, sedação e inabilidade crescente para o *estar presente*, portanto, para o envolvimento mais pleno com as pessoas e com a *vida*.

Um exemplo comum: se tenho cem pontos de *atenção alerta* para usar, mas consumo sempre por volta de sessenta pontos para sustentar a perpetuação das minhas *emoções não curadas* ("Está vendo? Eu já sabia que isso ia acontecer!"), o que me resta de pontos para sentir e transformar? Para viver a *realidade* só me restam quarenta pontos, que são insuficientes para escutar a alegria de um amigo, enxergar um pôr do sol, sentir o cheiro de hortelã e receber o abraço do meu filho.

Passamos pela *vida* (meio ambiente) com pouca *atenção alerta*, portanto interagindo pouco com o mundo que nos cerca, criando mais *estresse* e *ilusão*. O ciclo da ilusão se autoperpetua à medida que aumenta o nível de *atenção bloqueada*, pois as leituras distorcidas dos cinco sentidos e as cargas de toxinas aqui consumidas, geradas e não liberadas pelos sistemas excretores, só vão aumentando. Como cantava Raul Seixas em "Gita": "A cegueira da visão". No *mundo da ilusão*, os vícios são crescentes, como o *autojulgamento* por não se permitir ser amável, desejável ou respeitável, e mais estresse é gerado.

Habitantes do *mundo da ilusão* – *alienados*, portanto –, estaremos desconectados do agora, vivendo apenas o acúmulo de *emoções não curadas*, incapazes até de identificarmos onde ficamos enganchados.

Mas quer saber? Proponho começar *já* com as ferramentas que ajudam no resgate:

- de sua vida real;
- do caminho escolhido pela consciência, pelo coração;
- do uso pleno dos cinco sentidos, por meio da limpeza dos cinco sistemas excretores;
- de todos os sabores da vida, cujos portais são as papilas gustativas.

Dessa maneira, tornam-se possíveis as experiências com *sensação emocional positiva*, bom humor, animação, múltiplas inteligências, superação e transcendência. Então, voltamos para a *vida* (meio ambiente) crescidos, fortalecidos, magnéticos, inspirados, amparados, criativos, iluminados, para enfrentarmos o estresse e desafio inerentes ao *viver* para *crescer*!

Os sentimentos e as emoções

Depois de tanto escrever sobre emoções e sentimentos, considero adequado reforçar o tema com estas palavras que fazem parte de uma das vivências que mais amo realizar com meus leitores. É comum a ideia de que, quando a mente humana entra em ação, em primeiro lugar se forma o pensamento. Mas, em uma camada mais profunda que aquela em que se forma o pensamento, surge a emoção ou o sentimento, que gera o pensamento.

As pessoas pensam porque sentem.

A força criativa, que nos chega por intermédio da alma e de seu poder pensante, *não* é acionada diretamente pelo pensamento. Toda ação criativa é decorrente de um sentimento.

Os sentimentos, portanto, desempenham um papel muito importante, pois acionam todos os pensamentos, ideias e ações.

A mente subconsciente é a sede de todas as emoções, de todos os sentimentos. A mente consciente é apenas uma área mental em que são registrados os sentimentos já experimentados. Essa é a razão pela qual as emoções e os sentimentos gravados na mente subconsciente se manifestam com tanta força.

E agora chega o momento em que é fundamental diferenciar emoções de sentimentos, sobre os quais se confunde muito. Na verdade, são expressões que caminham muito perto uma da outra, até porque afloram do mesmo ponto da mente, o subconsciente: as emoções ainda com forte influência reptiliana, enquanto os sentimentos são mais límbicos.

A grande diferença está no processo evolutivo do indivíduo, ou seja, se ele aceita ser movido por alguns pontos importantes que elenquei a seguir:

- pelos instintos e pela irracionalidade ou;
- pela espiritualidade, assumindo seu livre-arbítrio e todas as suas consequências.

A emoção é o estado intenso, muito complexo, proveniente da *reação*, ao mesmo tempo mental e orgânica, sob a influência de certas excitações internas e/ou externas. Na emoção existe forte influência dos instintos, das inferioridades (roubar ou matar porque estou com fome) e da não racionalidade. O sentimento se distingue basicamente da emoção por estar revestido de um número maior de elementos intelectuais, racionais e afetividade: poder pensante. No sentimento já existe alguma elaboração no sentido do entendimento e da compreensão. No sentimento já acontece uma reflexão e aproximação do livre-arbítrio, da espiritualidade e da racionalidade ou evolução humana. Temos alguns exemplos a seguir:

- Alegria é um sentimento. Euforia é emoção.
- Tristeza é um sentimento. Depressão é emoção, depressão crônica é doença. A tristeza é inevitável em algumas situações da vida, mas ela pode ser vivenciada juntamente com a paz, porque acontece a compreensão de que tudo é passageiro e transitório, como também aprendizado;
- Medo é um sentimento. Pânico é emoção. Temos muitos tipos de medo e eles até servem como autoproteção, autopreservação ou alerta. Mas existe o medo constante, sem motivo aparente ou real, que paralisa, revela falta de lucidez e confiança. Coragem (coração + ação) é fazer algo com medo.
- Raiva é um sentimento. Ira e ódio são emoções. É humano expressarmos o sentimento de raiva, até como um posicionamento, um discernimento. Mas esse sentimento deve ser rápido, passageiro, o tempo de aprender como transformá-lo em atitudes realizadoras, oportunidades do exercício da paciência, tolerância e compreensão. Jamais deixe que a raiva se transforme em mágoa, rancor ou ódio, pois esse é o caminho da autodestruição, da ilusão;
- Amor é um sentimento. Paixão é emoção. O amor anima e liberta. Com a paixão, costumam vir de brinde o ciúme, a dor, a insegurança e a possessividade.

As emoções nos levam às ilusões, às falsas expectativas, à distorção da realidade. Dessa forma, ficam comprometidos o discernimento e a capacidade de julgamento. Fica faltando a luz da evolução espiritual. Os sentimentos nos fazem crescer, expandir para a conquista da paz. Para transformar emoções em sentimentos, já falamos de desintoxicação e da escolha pelo caminho do *mundo da realidade*.

Feita essa diferenciação, existem três tipos de sentimentos: agradáveis, desagradáveis e neutros. Quando temos um sentimento desagradável, desejamos evitá-lo. Porém, o ideal é voltar à respiração consciente, que vai oxigenar, trazer clareza, e fazer com que apenas o observemos, identificando-o em silêncio.

Inspirando, tomo consciência de que há um sentimento desagradável em mim. Expirando, percebo claramente que há um sentimento desagradável em mim. Raiva, tristeza ou medo, nomeados e identificados com clareza, fazem com que fique mais sincera e profunda a maneira com que lidaremos com cada um deles.

A respiração é a dinâmica mais poderosa à nossa disposição para nutrir e fortalecer as questões emocionais e afetivas. As filosofias orientais já dominavam esse conhecimento e faziam uso dessa ferramenta havia milênios. Bons exemplos são a yoga e os mantras. Por meio da respiração, é possível entrarmos rapidamente em contato com nossos sentimentos, observá-los por uma ótica mais clara, e administrá-los. Se a respiração for leve e tranquila – resultado natural da respiração consciente, a mente e o corpo lentamente se tornam leves, tranquilos e claros. E assim também acontece com os sentimentos.

Na cura dos sentimentos desagradáveis, são fundamentais o cuidado a afeição e a não violência. Não acredito em transformações sem amor, mesmo porque, pela observação consciente, os sentimentos desagradáveis podem ser muito esclarecedores, proporcionando revelações e compreensão a respeito de nós mesmos e do outro. O sentimento verdadeiro é a compreensão, é o perdão. Em vez da ação que busca se desfazer de partes de nós mesmos, devemos aprender a arte da transformação. Podemos transformar nossa raiva, por exemplo, em algo mais saudável como a compreensão. E, dessa mesma forma, é possível tratar a depressão, a ansiedade, o medo ou a desesperança.

Agora, aprofundando um pouco mais o tema, vamos transformar os *sentimentos*:

▸ O primeiro passo ao lidar com os sentimentos é reconhecer cada um deles no instante em que surgem. Para fazer isso é preciso ter plena consciência.

▸ O segundo passo consiste em se tornar uno com o sentimento. Não adianta negar: "Vá embora", "Não gosto de você", "Você não sou eu" etc. Mais eficaz é aceitar e conversar com ele.

- O terceiro passo é acalmar o sentimento. Inspirando, oxigenando, acalmando o corpo e a mente. Acalmar, só por estar com ele, sentindo ternura por esse momento. Com a mente alerta, não evite o sentimento, reconheça a dor, a importância dele, e expire, deixando evaporar o seu poder.
- O quarto passo é largar o sentimento, soltá-lo. Esse passo será apenas a cura do sintoma.
- O quinto passo é olhar a oportunidade de se aprofundar e trabalhar na transformação da raiz daquele sentimento, e então se sentir livre.

Sei que essa prática pode parecer difícil em um primeiro momento, já que quando temos sensações desagradáveis a percepção é de que tudo está desmoronando, porém convido você a marcar esta página para que volte aqui sempre que estiver passando por algo difícil. Faça e refaça o exercício até sentir que tudo está mudando.

Afetividade e humor

> "É incontestável que o afeto desempenha um papel essencial no funcionamento da inteligência. Sem afeto não haveria interesse, nem necessidade, nem motivação; e, consequentemente, perguntas ou problemas nunca seriam colocados e não haveria inteligência. [...] A afetividade é uma condição necessária na constituição da inteligência, mas, na minha opinião, não é suficiente."
>
> – Jean Piaget

A *afetividade* compreende o estado de ânimo ou *humor*, as emoções e os sentimentos e reflete sempre a capacidade de experimentar e aprender com todas as suas tonalidades. O *humor* é uma tonalidade *afetiva* que acompanha os processos psíquicos, dando colorido à cognição, às percepções, aos conceitos etc. O estado psíquico global de como a pessoa se apresenta e vive reflete a sua *afetividade*. Tal estado interfere na realidade percebida por cada um, mais precisamente, na representação que cada pessoa tem do mundo e de si mesma.

A *afetividade* desencadeia os impulsos motivadores ou inibidores, percebe os fatos por uma ótica otimista ou pessimista, com entusiasmo ou indiferente e sob carga emocional que pode oscilar entre dois polos, em que os extremos são a depressão e a euforia. A *afetividade* é o que sustenta (nutre) a maneira da pessoa de se relacionar com a vida e será por meio da "tonalidade" de *afeto* (ânimo ou humor) que ela perceberá o mundo e a realidade. Direta ou indiretamente, a *afetividade* exerce profunda influência sobre o poder pensante e toda a conduta do indivíduo. Se o que vivenciamos a cada momento está sendo agradável ou não, prazeroso ou não etc. emoções e sentimentos são "significados" pela *afetividade*. Será por meio da nossa capacidade de *afeto* que o mundo no qual vivemos chegará até nossa consciência com o significado emocional que tem para nós. Enquanto o oxigênio, a água e o alimento sustentam a vida, será a *afetividade* aquilo que dará sentido à vida.

A *afetividade* pode ser comparada com as lentes dos óculos, através das quais enxergamos emocionalmente nossa realidade, com maior ou menor clareza, com mais ou menos cor e dor. Dependendo do estado *afetivo*, a pessoa "enxerga" sua realidade via óculos escuros, ou seja, tudo é percebido como cinza, escuro e nublado. E, em outros momentos, a realidade é percebida como se a pessoa estivesse usando óculos cor-de-rosa, em que tudo é mais colorido, exuberante e brilhante. Alguns veem o mundo por uma lente de aumento e as questões tomam dimensões desmesuradamente ampliadas. E, para outros, nada os atinge.

Tendo em vista que a *afetividade* (lentes dos óculos) é diferente para cada pessoa, algumas sofrerão mais que outras diante de um mesmo desafio. Podemos pensar na *afetividade* como o tônus energético que impulsiona o indivíduo para a vida, uma energia psíquica dirigida ao relacionamento do ser com sua vida e o *humor* que confere valoração às suas experiências.

A *afetividade* colore com matizes variáveis (*humores*) todo relacionamento do sujeito com o objeto, faz com que os fatos sejam percebidos desta ou daquela maneira e que despertem este ou aquele sentimento.

O que é normal em termos de emoção?

Em condições normais, a cada situação da vida, sempre estamos vivendo um "estado *afetivo* momentâneo" (um estado de *humor* ou ânimo). Cada indivíduo coloca valores às suas vivências, seja a tristeza diante de uma perda ou a alegria por uma linda conquista. Esse estado *afetivo* momentâneo é variável a cada momento da vida de uma mesma pessoa: "Pela manhã o humor dela estava elevado, e à tarde despencou". Dependendo do dia e da hora, um mesmo fato pode nos provocar diferentes *humores* (ânimos), reatividades. Ou seja, é normal, enquanto em processo evolutivo, que o *humor* oscile entre o *afeto* deprimido, normal (neutro) ou elevado (eufórico). E essa oscilação, desde que dentro de limites normais, é chamada de *afetividade momentânea*.

Entretanto, quando essas mudanças de *humor* são extremas, inesperadas, destrutivas e doentias, como é o caso da depressão prolongada, do mau humor crônico ou do Transtorno Afetivo Bipolar (TAB – que oscila do profundamente deprimido ao exageradamente eufórico), passam a ser patologias ou doenças.

Concluindo, a *afetividade* não decorre apenas da razão ou da vontade, já que as pessoas não desejam um *afeto* depressivo, como também dificilmente alguém conseguirá melhorar seu estado *afetivo* simplesmente porque um amigo lhe deu bons conselhos e palavras de otimismo.

O que é ideal em termos de emoção?

Bem, esse é o desafio da nossa presença aqui na Terra: o equilíbrio ou, mais do que isso, a neutralidade. Podemos conquistar, por exemplo, o estado de paz diante de uma perda e de alegria diante de uma superação, em vez de passarmos pela depressão e euforia, os dois extremos, respectivamente.

Esse estado ideal é fruto de uma busca espiritual, cuja meta é o despertar ou expansão da consciência. Segundo o budismo, estamos falando do desapego pelos desejos. É o reconhecimento de que nossa vida é apenas um *script* para chegar ao estado de *ser*, de paz, de amor.

A mente presente, perceptiva, lúcida e relaxada pode viver a experiência da entrega e essa possibilidade será mais frequente e intensa quanto mais buscarmos o estado de alerta, de viver o aqui e agora, de meditação.

Quando o *humor* está mais alterado (polarizado) por uma perda significativa ou grande desafio, considero como sendo "o grande momento" de exercitar ações pró-vida, pró-saúde global. Entretanto, quando existe um quadro patológico, a distância até o "ideal" é maior e torna-se fundamental o uso de muitas ferramentas, ou seja, o tratamento precisa ser multidisciplinar. Primeiramente, o objetivo é que a pessoa passe a se conhecer melhor e reconheça as dinâmicas distorcidas das suas emoções, que levam à depressão e a outros distúrbios do *humor*. Por meio desse autoconhecimento, o objetivo é que o indivíduo comece a se relacionar melhor com a realidade e consigo mesmo. Nesse caso, a afetividade pode ser melhorada e tratada mediante os seguintes procedimentos:

▸ práticas psicoterápicas e psicopedagógicas de aperfeiçoamento da personalidade;
▸ alimentação adequada para dar suporte à expansão da afetividade e da consciência;
▸ atividades corporais que estimulem a respiração, a meditação, o relaxamento e os exercícios do riso (ver páginas 160 e 161) com estímulos cerebrais. Aqui não é indicado provocar o riso, mas realizar somente os exercícios preparatórios.

Chegamos ao fim de mais um dos passos de nossa jornada. Aqui, falamos um pouco sobre como desintoxicar as emoções, fazendo um exercício de consciência e respiração que vai ajudar você em momentos difíceis da vida. Vimos também sobre o que é afetividade momentânea e sobre o que é considerado normal ou não em termos de sentimentos e emoções. Tudo isso para que possamos seguir para o próximo passo: as atitudes.

Espero ver você virando a página para que possamos seguir em direção à jornada da alimentação desintoxicante.

CAPÍTULO 6

ATITUDES DE EXPANSÃO *VERSUS* ATITUDES NEGATIVAS

"Não vemos as coisas como elas são, vemos as coisas como nós somos."

– Talmude

É muito comum, nas entrevistas e palestras que dou, as pessoas me pedirem uma lista de alimentos saudáveis ou uma receita especial para determinada dificuldade. Acredito, no entanto, que não haja informações soltas, receitas ou tabelas que possam trazer resultado imediato. Isso é uma ilusão. Nós construímos a saúde diariamente, com nossas escolhas conscientes a partir da mente que sabe, discerne e avalia. Uma vez aprovada (que passou pelo filtro da sabedoria), fica introjetada no coração porque existe uma motivação real (motivo para realizar a ação). Sem ilusões, saímos do paradoxo de seguir com hábitos insanos de buscar saúde com formulinhas milagrosas. A partir desse ponto, surgem a coragem (ação pelo coração), a disciplina e a determinação.

Você já deve ter percebido que o principal objetivo deste livro é despertar, pelo esclarecimento, a consciência e a motivação para a implementação de novos hábitos e condutas saudáveis, pois a proposta da alimentação desintoxicante é exatamente esclarecer (trazer clareza) esses novos hábitos. Assim, como comentei anteriormente, as receitas aparecem somente nos capítulos finais, para que não esqueçamos jamais: não há dieta, alimento, erva ou exercício milagrosos; existem coadjuvantes para a conquista da sanidade e da cura, que só serão realidade quando nos permitirmos que aconteçam. A decisão interna será sempre o mais importante. Sei que todos vão dizer que essa decisão é difícil. No entanto, eu afirmo que ela é uma *vitória*. Teremos que usar a mente para acessar o coração e ativar as engrenagens da coragem para ir em busca do desconhecido (o novo) e alcançar a vitória (o crescimento, a expansão).

O mais importante é estar alerta e observar nossas atitudes, porque, muitas vezes, o que nos faz mal não é o alimento, mas todo o contexto em que estávamos envolvidos no momento daquela refeição. Nós somos o resultado daquilo que sentimos e pensamos; nossas atitudes são a materialização (a concretização) dos nossos pensamentos. Assim, proponho que, antes de mergulharmos no universo da alimentação desintoxicante, façamos algumas observações e ponderações sobre a qualidade de nossas atitudes.

- atitudes negativas: geradas pelo ego e pela ignorância;
- atitudes construtivas: geradas pela alma e pela sabedoria que vem do esclarecimento.

Elas nos direcionam e funcionam como verdadeiras engrenagens, estabelecendo uma dinâmica para a vida inteira. Para o salto quântico da transformação pessoal e da autocura é preciso coragem, desapego dessas engrenagens das ações não construtivas, abrindo espaço de maneira gradual para as atitudes construtivas.

As três qualidades da ação

Primeiro vem a emoção. Milésimos de segundo depois vem a forma-pensamento. O passo seguinte é transformá-la, conscientemente ou não, em ação. As formas (padrões) de pensamento são inúmeras. Mestres iluminados criaram, há muitos séculos, um modelo para compreender o comportamento humano e, assim, surgiu a teoria das três qualidades da ação (as três gunas ou qualidades da matéria do Bhagavad Gita): atitude destrutiva (*Tama*), atitude passional (*Raja*) e atitude da sabedoria (*Sattwa*). Cada um de nós sintoniza, constantemente, uma dessas qualidades quando escolhe, quer seja no trabalho, esporte, com os amigos, na alimentação, comprando livros, dirigindo, quer seja fazendo sexo etc.

É possível identificarmos uma tendência, uma predominância pessoal em sintonizarmos *Tama*, *Raja* ou *Sattwa*. A partir daí – e guiados por uma jornada interior silenciosa –, podemos transformar nosso padrão de escolhas para o caminho *Sattwa*, da sabedoria.

Atitudes passionais (*Raja*)
Faço, depois penso

O comando *Raja* vem do ego. Está condicionado à compulsão pelo prazer imediato sem avaliar consequências, levando a sentimentos de culpa, insatisfação e repetição de erros. O resultado é a estagnação.

Pessoas que fazem escolhas nessa sintonia têm a sensação de que a vida não anda, não muda. Na verdade, essa estagnação é real. Mas a mudança é possível! Ela ocorre a partir de uma escuta da própria alma, de uma voz baixa, paciente e amorosa, que emerge do próprio espírito e nos provoca, no confronto com a realidade, uma insatisfação pessoal após cada conduta passional ou compulsiva.

Atitudes destrutivas (*Tama*)
1. Ignorância e indolência

O comando desse tipo de atitude também vem do ego. A mensagem que o ego passa é: "Não sou capaz de tomar o comando de minha própria vida" ou "Não quero assumir responsabilidades". Assim, não questiono, não me informo, não quero saber, fico sempre em uma posição de passividade e indolência, chegando ao ponto de culpar o outro pela minha inércia: "A culpa é dos produtos que estão disponíveis no supermercado, das opções de cardápio dos restaurantes e da minha mãe, que me expõe a esses estímulos".

Com essa atitude, estamos sempre nos alienando no desejo do outro e, ao final, sentimos raiva de nosso próprio insucesso. Renunciamos ao exercício de uma força e poder únicos, autênticos, verdadeiramente nossos.

Essa energia cristaliza-se no corpo físico em forma de doença, é destrutiva e decadente, nos alcança também em outras dimensões da vida – como nosso humor, disposição conosco e na relação com o outro – e estabelece hábitos nefastos de verdadeira toxicodependência (seja de cigarro, álcool, televisão, esportes, dormir em excesso, alimentação rica em açúcar, gordura animal, frituras).

A mudança, aqui, é possível mediante o acesso da força e do poder pessoal, assumindo o comando (via diálogos com a alma) da própria vida. É preciso tomar uma atitude de diferenciação do outro, encontrar o caminho que faz sentido para si mesmo, "subir nos tamancos", olhar para a vida como uma oportunidade de autocomando e decidir: "Esta vida é a minha vida, não entrego meu poder para ninguém".

2. Prepotência, arrogância e ceticismo

O comando desse tipo de atitude vem do ego. Sua mensagem é: "Eu sou superinteligente, sou superbem informado, tenho o controle de tudo o que acontece na minha vida". Verborrágico, não consegue ouvir, compartilhar ou ser humilde. Seu lema é: "Só vendo para crer". No entanto, mesmo vendo, inventa uma explicação genial para manter-se cético.

Prepotentes, semideuses e controladores, esse tipo costuma ser organizado, disciplinado e determinado. Cuidado! Organização, concentração, disciplina e determinação só serão qualidades divinas quando praticadas com sabedoria e compaixão.

Empresária e cientista, antes (e mesmo depois) de me decidir pelo caminho da espiritualidade, vivia em atitude de prepotência e ceticismo. As sensações constantes de vazio e profunda solidão me guiaram, me deram força e coragem para acreditar em algo maior e começar a mudança. À medida que um novo padrão de escolha começou a fazer parte dos meus dias, integrando-se a uma dimensão de *ser* maior, mais profunda e plena, passei a vivenciar enorme gratidão pela alimentação desintoxicante, que me mantém constantemente nesse eixo e centramento.

Atitudes de sabedoria e compaixão (*Sattwa*)

As atitudes *Sattwa* têm origem na alma, são interlocutoras do coração, da essência, do espírito. Soam bem mais baixo do que os comandos originados no ego e temos muita dificuldade para ouvi-las e praticá-las. Atitudes de sabedoria demandam garra e coragem, determinação, força de vontade, disciplina e concentração. Seus frutos estão associados a superação, vitória, evolução, lucidez (luz) e sabedoria divina. A sensação interna é de muito autoamor, gerando paz e uma transbordante compaixão.

A energia das pessoas que praticam atos de compaixão e sabedoria é de evolução e crescimento. O ser que se nutre em *Sattwa* entra em um estado de harmonia, preenchimento e alegria interna, propiciando estados frequentes de expansão de consciência e criação. Como explica o trecho abaixo sobre a Fraternidade Branca:

Vejamos o que mestres da Fraternidade Branca nos falam sobre sabedoria:

- Mestre Saint Germain, do sétimo raio (chama violeta, da transmutação e da misericórdia), muitas vezes disse: "Onde colocardes vossa atenção, lá estareis; para aquilo que dirigis vossa atenção, aquilo sereis!".
- O grande Elohim Vista, do quinto raio (chama verde e branco cristal), cujas virtudes são a verdade, a dedicação,

a concentração e a cura, diz: "O que é que podereis conseguir sobre a Terra, em vosso viver diário, em vossas atividades mundanas, sem a concentração? Onde falta a concentração só existe a mediocridade, e o alvo só é tocado na superfície (quando tocado)".[4]

Para saber mais sobre Bhagavad Gita, acesse o link ou o QR Code apontando para ele a câmera do seu celular.

https://www.docelimao.com.br/site/cerebro-a-mente/o-conceito/2920-bhagavad-gita-comentarios-filosoficos.html

Praticando as atitudes de sabedoria
Celebre a descoberta

O convencional é optarmos pelo que é mais fácil, ainda que isso represente uma ação destrutiva, de negação de movimento. Disciplina, autodeterminação e vitória demandam trabalho e incomodam aqueles que não estão na mesma sintonia. Tenha uma certeza: esse caminho é solitário. Acontecem muitos encontros de ajuda mútua, mas também muitos momentos de recolhimento e silêncio.

Minha dica: faça uma autoavaliação amorosa. Comemore quando identificar aquelas suas escolhas negativas, feitas até então, pois aí está a riqueza do processo. Nesse lugar é que se

---

[4] DINIZ, Ana Elizabeth. A Fraternidade Branca. *O tempo*, 10 nov. 2018. Disponível em: <https://www.otempo.com.br/diversao/magazine/a-fraternida-de-branca-1.286525>. Acesso em: 19 nov. 2021.

encontra a largada para a expansão da consciência e a inevitável transformação!

Desidentifique-se da normose

Na minha busca pela prática das atitudes de sabedoria, mesmo sob críticas pesadas (inclusive de parentes próximos), percebo que gerei um ponto de luz no universo que me cerca. No fundo, todos queremos crescer, mas sentimos receio de mexer na comodidade do que é "ser normal" e de desagradar as pessoas que amamos e que nos amam. E esse conceito de "normalidade", também conhecido como normose, é questionável, considerando que a maioria habita uma ilusão do que seria a saúde, vivendo dissociada daquilo que faz sentido para sua alma.

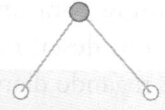

> Normose se define por um conjunto de normas, conceitos, valores, estereótipos, hábitos de pensar ou de agir, que são aprovados por consenso.
>
> Fonte: Wikipédia. Disponível em: <https://pt.wikipedia.org/wiki/Normose>. Acesso em: 19 nov. 2021.

Trilhando esse caminho de autorresgate e renovação, a sensação que tenho é de ter me transformado em um grande pote de néctar, em que as abelhas não param de chegar para pedir ajuda, conselhos, força e, o mais legal, compartilhar experiências. E, surpresa! As primeiras abelhas que chegaram (e retornaram) são justamente aquelas que mais criticaram a mudança. Então, fico feliz por estar sendo uma referência positiva. Aproveito cada encontro para aprender, passar meus aprendizados e me fortalecer na vontade de continuar crescendo. Só assim poderei seguir ajudando mais e mais abelhas.

Não exagere nas expectativas. Sem ilusões. A transformação não acontece com uma varinha de condão e as dificuldades variam. O trabalho do buscador é eterno e diário. Enquanto encarnados, há busca e espaço para crescer. É verdade, o caminho da sabedoria não tem volta. Por mais sutis – para quem vê de fora – que sejam as transformações, elas são vitoriosas. A libertação dos modelos é o que faz valer a pena. Entretanto, o processo pode ser demorado, especialmente porque lidamos com hábitos instalados há muito tempo.

Para emergir sua sabedoria e compaixão é necessário abrir caminho no sistema, levar luz, liberar o corpo em um processo de reflorestamento emocional a partir do plantio – que chamo de consciência físico-emocional – da desintoxicação diária. Lembre-se, porém, de que todo plantio necessita ser regado diariamente para gerar frutos. Para uma floresta virar deserto, basta um incêndio; para um deserto virar floresta e se perpetuar, são anos de cuidado regando diariamente.

Mudanças com harmonia

No caminho do crescimento é importante observar que não temos o poder de atuar sobre o outro, de interferir em suas escolhas e hábitos, e essa observação nos ilumina a agir sem dogmatismo, respeitando o momento de cada um. Por outro lado, é fundamental seguirmos nosso impulso evolutivo em direção às mudanças importantes, fazendo escolhas coerentes que nos atendem, verdadeiramente, na essência. Mais uma vez: estamos tratando da alimentação com um significado metafórico e amplo.

As mudanças operam na consciência em tempo muito menor do que operam no corpo. Uma nova alimentação deverá trazer, naturalmente, força para eliminar os maus hábitos e condicionamentos do passado. Pensamentos, sentimentos e ações que não sejam puros e neutros, isentos de tendências e envolvimentos emocionais, frustram os impulsos evolutivos.

Nesse avanço, alcançamos pouco a pouco um refinamento contínuo dos corpos, em um verdadeiro processo de cura interior e sabedoria, com o bônus de sentir, no ato da alimentação, a gratidão de nosso próprio corpo. A alimentação transforma-se, então, em um momento sagrado em nossas vidas, despertando as melhores conexões de nossa alma com o coração e com o espírito.

Expansão da consciência

As orientações deste trabalho são dedicadas aos que se dispõem ao processo de autocura, criando condições propícias para a expansão da consciência. O ato de se alimentar deve, a certa altura da evolução pessoal, transformar-se em verdadeiro ritual. Essa transformação ocorre naturalmente quando as pessoas se tornam conscientes de todos os aspectos ocultos da alimentação e do seu importante papel na formação e sutilização dos corpos. Pela digestão, as substâncias não só passam por um processo fisiológico de quebra e simplificação de suas cadeias químicas materiais, como também liberam suas qualidades sutis. Os corpos passam, gradativamente, a ter suprimento maior da energia sutil do que propriamente dos elementos densos.

O reconhecimento desse processo mágico de desmaterialização e liberação progressiva das energias contidas nas substâncias abre espaço em nossa consciência, facilitando o momento de nossas escolhas diárias e também a preparação de nosso alimento. Ele passará a ser visto não apenas como fonte de prazer, mas, principalmente, como recurso para atender às nossas necessidades biológicas e evolutivas. Assim, cultiva-se o espírito antes da matéria e, nesse mesmo clima de magia, encontramos essa nova fonte de prazer, especial, que nos leva à plenitude. Veja, no capítulo 9 (páginas 128 e 129), a tabela 10, que informa as sensações decorrentes do grau de intoxicação × capacidade de assimilação dos alimentos vegetais crus e vivos.

Viver por viver ou evoluir?

Alimentar-se é, realmente, um prazer, mas devemos observar se esse prazer acontece somente durante os poucos segundos de degustação ou se continua durante e após a digestão. É nessa avaliação que reside a diferença entre comer e se alimentar. Simplesmente engolir a comida gostosa não basta; precisamos dar ao organismo os elementos necessários para mantê-lo vivo com qualidade e longevidade.

A proposta da alimentação desintoxicante não defende bandeiras, mas a integração de informações idôneas sobre uma nutrição mais biológica, inteligente e saborosa, com o aumento da capacidade de acelerar o processo de expansão da consciência e da evolução pessoal.

Consciência é um conceito normalmente relacionado à evolução espiritual. Quando aplicada na alimentação, seu compromisso é melhorar a qualidade de vida e a saúde, prolongar a juventude, maximizar a vitalidade do corpo e da mente tanto para o trabalho como para o lazer, favorecendo todos os aspectos psicoemocionais. Vivenciar a alimentação desintoxicante é uma demonstração de como o fator nutrição pode proporcionar resultados na meditação e no autoconhecimento, além da conquista de maior lucidez, criatividade, capacidade de concentração e produtividade. Alimentação é assunto de extrema importância e apresenta largo espectro de resultados, que vão desde a boa forma física até a potencialização da inteligência e da evolução.

Tudo pelo bom humor: ele desintoxica

A ciência afirma que um cérebro será mais inteligente quanto maior for sua ramificação de neurônios e a sua integração (pontes) entre os dois hemisférios (esquerdo-racional e direito-intuitivo). Essa complexa rede de comunicação entre as diversas áreas de talento é que vai fornecer a necessária flexibilidade, versatilidade e adaptabilidade para as inteligências acontecerem.

Para a vitória dessa dinâmica da ginástica cerebral é fundamental que a pessoa esteja em uma atitude positiva. O cérebro só registra, aprende e ramifica quando estamos abertos ao novo. Sabe qual é o nome disso? Bom humor e atitude de sabedoria, a mais espiritual das atitudes.

Você já percebeu como uma criança, gulosa por aprender e crescer, está sempre rindo e bem-humorada? Uma criança chega a rir quatrocentas vezes por dia. Ela perdoa, adapta-se, tem respostas para tudo; são verdadeiros mestres para nós, adultos. Nosso crescimento acontece quando somos bem-humorados e flexíveis.

A criança está sempre aberta e é avessa à rotina e monotonia. Assim é o cérebro. Ele nutre-se do novo e morre aos poucos com a mesmice, com as zonas de conforto. Quando você estiver diante de uma dificuldade, converse com uma criança e perceba como ela dará palpites de extrema pureza e simplicidade. Aprenda com ela. Ou melhor, aprenda com a sua própria criança interna. Onde ela está agora? Como fazer para resgatá-la?

A vida fica bastante complexa quando não percebemos que seu funcionamento se dá a partir de princípios muito simples, e um deles, que uso bastante, mostra que "quanto mais, mais, e quanto menos, menos". É irônico: quanto mais rígidos com a vida, mais "emburrecidos" nos tornamos; quanto mais flexíveis (abertos ao novo), mais inteligentes seremos. A questão não é saber onde começa o ciclo, mas sim como sair do ciclo errado – e pela tangente.

Ciclo destrutivo: sou negativo, não consigo mudar e não mudo porque sou negativo.

Ciclo construtivo: cresço porque sou positivo e cada vez sinto mais vontade de crescer.

O segredo está em duas "expressões" mágicas que funcionam juntas: bom humor e desintoxicação. Vamos ver agora duas situações e as possíveis consequências para entendermos essas duas palavras aplicadas no cotidiano.

Situação 1: Pessoa enfezada e mal-humorada. Deixou sair? Ficou mais aliviada? Vem o bom humor. É possível notar até mesmo a mudança no tom de voz.

Situação 2: Pessoa irada, com o fígado intoxicado. Começou a rir sem parar? Ela fala: "Ri tanto que desopilei (desintoxiquei) o fígado". É possível até ver a mudança da tonalidade facional e um brilho especial nos olhos.

Não comece pelo bom humor ou pela desintoxicação, mas pelos dois ao mesmo tempo. Não é preciso esperar uma oportunidade especial, é só começar. Exige esforço? Com certeza. Sair pela tangente significa dar um salto quântico e mudar de atitude. Saímos das atitudes destrutivas e passionais, entramos nas atitudes de sabedoria. Lembre-se de que bom humor é sinal de alinhamento com o espírito. Buda afirmava: "O sorriso inicia-se na alma e manifesta-se no corpo físico pelos olhos", que conhecemos popularmente como "janelas da alma". Por outro lado, a sabedoria só pode acontecer em um corpo limpo, lúcido.

"Quem conhece os outros é inteligente.
Quem conhece a si mesmo é iluminado.
Quem vence os outros é forte.
Quem vence a si mesmo é invencível."

– Tao Te Ching

CAPÍTULO 7

NOVOS HÁBITOS: COMECE AGORA

"Que o teu alimento seja o teu remédio e que o teu remédio seja o teu alimento."
– Hipócrates (460 a.C. – 377 a.C.)

O convite que faço neste trabalho é para você refinar a percepção de si mesmo de maneira integrada, em uma dimensão fisiológica, corporal, emocional e mental. Tudo começa e se potencializa mediante o processo de desintoxicação alimentar.

A proposta inclui também vigiar e transformar hábitos – ação que representa aqueles 50% de suor –, e é determinante para o sucesso. A alimentação desintoxicante é o ponto de partida de tudo, como venho falando há anos em minhas palestras.

Essa desintoxicação diária está mais voltada para o período do desjejum, quando o organismo está biologicamente preparado para a mobilização, ou seja, eliminação dos excretos. É o que costumo chamar de banho matinal interno.

No entanto, se reduzimos a carga de intoxicação ao longo do dia, também estamos ajudando no processo de desintoxicação. A reeducação de alguns hábitos negativos, típicos de nossa sociedade, é o que vamos abordar neste capítulo.

Mastigação × digestão

A função digestiva inicia-se na mastigação. Sua influência em nossa saúde é muito maior do que podemos imaginar. Quando mastigamos, os sólidos são transformados em partículas que são misturadas com a saliva, a qual contém uma enzima responsável pela digestão dos alimentos ricos em amido. Se não mastigamos bem, dificultamos a digestão, causando fermentações, azia e gases, além de um dispêndio maior de tempo e energia para triturar, com enzimas e ácidos, aquilo que não foi bem mastigado e salivado. Em contrapartida, se o alimento passa por esse processo corretamente – mínimo de quarenta mastigações por garfada –, não sentimos necessidade de beber líquidos nas refeições.

Ao triturarmos bem os alimentos, retiramos uma sobrecarga do estômago e evitamos a fermentação gástrica, que forma toxinas no organismo. A mastigação eficiente resolve a maioria dos problemas de gases e gastrite, é um excelente medidor da quantidade ideal a ser ingerida e contribui para a saúde dos dentes. Durante o processo de mastigação, o corpo vai recebendo avisos e preparando-se quimicamente para a assimilação dos nutrientes, até o momento em que dá sinais de saciedade. O estômago com excesso alimentar perde a capacidade de movimento e de liberação do suco gástrico, fundamental para a digestão. Alimentar-se com rapidez e engolindo a comida faz com que se desloque a sensação de saciedade para o momento em que o estômago estiver cheio, dilatado e até dolorido. O estômago fica sobrecarregado, prejudicado em sua capacidade de se equilibrar bioquimicamente para um bom trabalho digestivo.

Mastigação × paladar

Paladar é o sentido pelo qual tomamos consciência do que ingerimos e está intimamente ligado ao nosso instinto de sobrevivência. É importantíssimo para selecionarmos, do meio em que vivemos, o que é importante ou não para que nosso organismo funcione com harmonia. Por esse motivo, o gosto deve ser percebido e o alimento, bem saboreado, até a última partícula. Para sentirmos o paladar, a mastigação tem aqui outro papel importantíssimo: mastigando com tranquilidade, identificamos o sabor de cada alimento e, por nossa sensibilidade, poderemos reconhecer a função de cada alimento e tempero em nosso organismo.

Pelo sabor, o estômago e os intestinos começam a liberar enzimas digestivas. Entretanto, alguns hábitos impedem essa ação: compulsão, gula, ansiedade, tensão, preocupação e correria. Depois que engolimos não há mais sabor e o prazer do paladar desceu goela abaixo. O que tenho percebido é que só desenvolvemos plenamente o sexto sentido depois que apuramos os cinco sentidos. Pergunto: quanto nos permitimos vivenciar nossos sentidos com um prazer longo e verdadeiro? O paladar é um sentido que, ao ser apurado, refinado e desenvolvido, nos proporciona amadurecimento psicoemocional.

AliMenditação

A mastigação adequada demanda autocontrole. Precisamos nos acalmar por alguns instantes e exercitar a paciência e o autoamor. Praticar uma atitude de tranquilidade. Medite: "Meu corpo está sentindo o prazer dos sabores, aromas e cores".

O hábito será desenvolvido gradativamente e incorporado como uma verdadeira ferramenta de valorização da vida. A cada refeição ou lanche, procure mastigar com calma, saboreando, até transformar o sólido em "líquido" (massa pastosa), só engolindo quando não sobrar qualquer partícula de alimento. Vale mais a pena uma refeição pequena, mas bem mastigada, do que engolir uma grande quantidade de alimento sem sequer sentir o sabor.

Escolha um horário mais livre e se alimente com calma, celebrando o momento. Mastigar também é um exercício de meditação, autocontrole e concentração que, por sua vez, reduz a ansiedade. Mastigar é uma simples atenção que pode modificar totalmente o rumo dos hábitos alimentares. Ah! Não se esqueça do visual da refeição e... que tal uma música – tranquila – para acompanhar? Alerta! A humanidade está com sérios problemas em seu chacra da garganta (laríngeo). Se não mastigarmos muito bem o que ingerimos, machucamos ainda mais esse centro de energia. Comer significa colocar qualquer coisa goela abaixo. Alimentar-se é nutrir-se de tudo, inclusive, e necessariamente, de paz.

Saiba mais sobre os chacras (centros de energia), em especial o laríngeo, aqui:

https://www.docelimao.com.br/site/cerebro-a--mente/a-pratica/3359-o-chacra-laringeo-e-a--comunicacao.html

Alimentar-se com tranquilidade

Tenha sempre em mente que o ato de se alimentar deve proporcionar prazer e satisfação. Um local agradável, boa companhia, música tranquila e concentração no ato da mastigação integram o conceito de boa alimentação. Preocupações, tensões, discussões, brigas, devem ser deixadas para outro momento, pois essas emoções (adrenalina) paralisam o sistema digestório. Pare e pense: *Estou celebrando a vida, não é hora de desarmonias.* Caminhar após as refeições principais é uma atitude muito sábia, principalmente se for ao ar livre. Evite deitar-se ou dormir logo após as refeições, para não retardar o processo digestivo e excretório.

Ingerir alimentos crus, frescos e vivos

O vigor físico é determinado pelo que ingerimos diariamente, e não por panaceias ocasionais; por isso, é importante dar preferência aos alimentos mais integrais e da estação, que chamamos de "alimentos de curta distância" (direto do produtor ao consumidor), vivos, como as sementes germinadas, frutas, legumes, brotos e verduras frescos e crus. O ideal seria termos um mínimo de 50% desses alimentos em nosso consumo diário.

O retorno aos alimentos integrais e crus pode ser seu grande passo no caminho de uma vida mais saudável e feliz.

Uma nutrição pobre não pode ser compensada com pílulas milagrosas. As vitaminas naturais dos alimentos vivos são projetadas pela natureza para fornecer nutrição altamente qualificada. Os legumes e verduras são restauradores, enquanto as frutas são depurativas e verdadeiros armazéns solares.

As sementes germinadas, ou seja, isentas de antinutrientes, são nutrição de primeiro quilate para a boa manutenção das células cerebrais e do sistema nervoso central (SNC), inclusive promotoras da produção da serotonina, neurotransmissor importante nos mecanismos do sono e do bom humor. O organismo humano assimila esses nutrientes em minutos e enche-se de vitalidade, além de ficar pronto para eliminar seus excretos.

Esse é o foco principal deste livro. Espero que, ao terminar esta leitura, você sonhe com os alimentos frescos e integrais, deseje-os e se apaixone por eles. Somente frutas, verduras, legumes, sementes e cereais integrais contêm riqueza de enzimas e fibras. Poderia colocar uma tabela com teor de fibras dos alimentos, porque alguns possuem mais e outros menos; algumas fibras são hidrossolúveis e outras não, mas isso não importa. O que vale é incluir em sua alimentação muitos alimentos ricos em fibras, preferentemente crus, frescos e isentos de agrotóxicos.

Sou fã da variedade e da biodiversidade. Aqui no Brasil, um país tropical e cheio de verdes e amarelos, isso é totalmente possível. Aliás, ao avaliarmos custos e benefícios à saúde plural, custa mais barato esse tipo de alimentação do que os alimentos refinados e ultraprocessados, geralmente pobres de vitalidade, fibras, fitos (antioxidantes, anti-inflamatórios, regeneradores etc.) e micronutrientes (vitaminas e minerais). Não espere encontrar fibras em carnes, laticínios, ovos, produtos refinados e ultraprocessados. Quanto mais processado é um alimento, menos nutrientes ativos e fibras ele conterá: menos regenerador e vitalizante será. A ausência de fibras dificulta o funcionamento de tudo, principalmente dos intestinos. O consumo dos alimentos de origem vegetal, crus, ricos em enzimas, sais minerais e nos mais variados tipos de fibras, vai promover a sensação de saciedade, de integração com a natureza.

Desejo lembrar os onívoros que sempre classifico alimentos provenientes de animais confinados como industrializados e densos, não só pelo que esses animais comem (rações com transgênicos e agrotóxicos), mas pelo estresse em que vivem durante todo o seu ciclo vital.

Saiba mais sobre alimentos de curta distância e sobre consumo responsável em ação neste QR Code:

https://www.docelimao.com.br/site/de-bem-com-o-planeta/agricultor-e-consumidor-conscientes/3360-consumo-responsavel-em-acao.html

Consumo Responsável em Ação é uma publicação gratuita do Instituto Kairós (que nos ensina, com exemplos dos Grupos de Consumo Responsável (GCR), a tecer relações solidárias entre o campo e a cidade). Neste livro não vamos encontrar a abordagem da diversidade do consumo humano. Em poucas palavras, podemos dizer que o livro apresenta alternativas às práticas convencionais de distribuição e consumo de alimentos, estratégias do que se pode chamar de "circuitos curtos" voltados ao abastecimento agroalimentar, à organização e à interação da sociedade civil com as políticas públicas no que tange à comercialização e ao consumo de alimentos.

Esse assunto é muito relevante nesta obra, em que o foco é a desintoxicação, seja nossa ou do planeta. Por isso dedicamos mais aprofundamento adiante, no capítulo 13.

A quantidade altera a qualidade

É importante sairmos satisfeitos da mesa, mas, para isso, não é necessário que o estômago fique totalmente cheio. A sensação de saciedade aumenta no início do processo digestivo, mas a alimentação em excesso prejudica o movimento estomacal, provoca fermentações, aumento de demanda de ácidos e enzimas e, ao final, sentimos cansaço, falta de energia para a lucidez (inteligência) e produtividade.

Os orientais são muito sábios ao usarem o *hashi*, aqueles palitos de madeira, como talher. Com eles, necessariamente modulamos melhor a quantidade de alimento que realmente vai nos satisfazer. Perceba: aquele alimento que ingerimos a mais, por gula ou conveniência, não tem o mesmo sabor que tinha no início da refeição e esse é um bom sinal. Indica a hora de parar.

Ficar muito tempo sem se alimentar e depois comer demais

Quanto mais alimentos forem ingeridos, mais lenta será a digestão. O ideal é fazer menos refeições por dia, com alimentos conscientemente balanceados. Contudo, é importante ressaltar que para crianças e pessoas em convalescença não é legal ficar mais de cinco horas sem se alimentar. Os alimentos devem ser encarados como medicamentos, para nos trazer saúde. Jamais deixe de tomar o desjejum ao levantar-se, pois essa é a principal e primeira refeição do dia após oito horas de repouso e reposição celular. Opte por um belo, nutritivo e saboroso suco desintoxicante. Para quem pratica o jejum intermitente (ver capítulo 10), o suco deverá ser necessariamente coado. E, para quem não deve ou deseja praticar esse jejum, quer alegria maior para as células do que iniciar o dia com pleno potencial de limpeza, alcalinização e nutrição?

Não ingerir líquidos durante as refeições

A ingestão de líquidos durante as refeições é um hábito, massacrante, criado pelas indústrias de refrigerantes. Saiba que esse é o pior momento para beber. Se salivarmos bem na mastigação, não precisaremos ingerir líquidos. Durante o processo digestivo, os alimentos são rompidos para que seus elementos nutricionais sejam liberados e assimilados. A natureza nos deu uma saliva quimicamente ativa e sucos digestivos, além das enzimas naturalmente presentes nos alimentos crus e vivos, para ajudar nesse importantíssimo processo. Adicionando líquidos ao alimento diluímos, enfraquecemos e dificultamos todo o processo. Fermentações vão fatalmente ocorrer.

Se adquirirmos o hábito saudável de beber mais água, chás e sucos durante o dia (de seis a oito copos), dificilmente será necessário ingerir líquidos durante a refeição. A grande realidade é que nos hidratamos ao longo do dia de maneira muito pobre, e aproveitamos para compensar essa carência no momento mais inadequado. Uma exceção: quando ingerimos um lanche, geralmente um sanduíche, que é um alimento basicamente mais seco, recomendo o uso de um copo pequeno de suco natural, uma xícara de chá, ou mesmo água vitalizada, mas lembre-se: sem excesso. Uma dica: substituir o refrigerante por uma bela xícara de chá digestivo, como o de canela, boldo, carqueja ou hortelã, para fechar uma refeição.

Postura correta

Se a coluna vertebral está encurvada em poltronas confortáveis e macias ou pela má postura, assim também ficará o tubo digestivo, dificultando logo de saída o processo. O estômago, por sua vez, será pressionado e seu trabalho ficará comprometido com a retenção do alimento por mais tempo no sistema. Com a coluna ereta, todos os órgãos do sistema digestório estarão na posição correta e deixarão livre a ação da gravidade, que puxa o bolo alimentar para baixo, onde terminará o trajeto e todo o processo, de maneira natural. Ah! Alimentar-se de pé ou vendo televisão, nem pensar!

Alimentos excessivamente quentes ou gelados

Evite. A digestão do alimento só é iniciada quando ele alcança a temperatura do organismo, podendo atrasar, inclusive, a digestão daqueles alimentos que já estavam no estômago. Devemos fazer com que atinjam a temperatura ideal quando ainda estiverem na boca, misturando-os bem com a saliva.

O jantar e o lanche noturno

O sono é o momento de descanso, quando recuperamos as energias. É durante o sono que o corpo cresce e rejuvenesce, porque promovemos as reposições e construções celulares nesse momento de repouso. Minha avó dizia: "Quem não dorme, não cresce!". Quem tem o mau hábito de fazer um jantar tardio e farto, pode até acordar no dia seguinte com a digestão incompleta porque durante o sono essa função é mais lenta. Três problemas podem surgir:

- o corpo não descansa;
- a reposição celular (rejuvenescimento) fica prejudicada pelo desvio da energia e atenção para algo que não deveria estar fazendo;
- a digestão fica incompleta, pesada, truncada, pois não é o momento biológico para isso.

Repito: deitar-se logo após as refeições não é bom. O ideal é movimentar-se, caminhar, jogar com as crianças, dançar (mesmo que seja no banheiro), pois a posição vertical e o movimento do corpo facilitam o esvaziamento do estômago, ou seja, a atividade física eleva a capacidade vital e digestiva. Na prática da alimentação desintoxicante, recomenda-se um jantar *light*, idealmente até as 20 horas, composto de um caldo ou sopa de legumes (veremos mais adiante), e se desejar, um lanche leve cerca de trinta minutos antes de se deitar (idealmente, até as 22 horas), que pode ser um leite de sementes germinadas. Com esse procedimento, é comum a pessoa dormir menos horas por noite e despertar bem-disposta, melhorando a qualidade do sono, perfeito e regenerador. Aqui, menos é mais! A outra vantagem é acordar com vitalidade e apetite no dia seguinte, gerando o hábito saudável de tomar um delicioso suco desintoxicante.

O prazer ao ar livre

Nosso corpo necessita de exercício moderado diário, sol e ar livre. É por isso que devemos sair de casa diariamente para ter contato com a natureza, caminhar, correr, praticar um esporte, meditar ou mesmo contemplar. Podemos também pensar em jardinagem ou em um passatempo agradável. Vá gandaiar!

São muitos os hábitos saudáveis. Agora que sabemos da maioria deles, vamos escolher os mais fáceis para o seu estilo de vida? Faça uma lista daqueles com os quais você mais rapidamente pode se comprometer e, aos poucos, vá implementando os demais.

CAPÍTULO 8

OS QUATRO PILARES DA ALIMENTAÇÃO DESINTOXICANTE

A mente esquece, mas o corpo não esquece.

Quando focamos a sustentação, tudo o que tem quatro apoios tem mais garantia de firmeza, de estrutura, de chão. Certo dia, eu estava refletindo sobre os aspectos gostosos, além dos sucos, da alimentação desintoxicante, e me veio essa palestra. Aliás, esse é um poder pensante que coloco em tudo o que faço: buscar integrar crescimento com prazer e alegria. Ganhamos tempo, energia e muito amparo.

Primeiro pilar: saúde com consciência

A conquista da saúde plena requer comprometimento, busca pela informação assertiva que ecoa em nossa alma e coração: autoconhecimento. Não considero muito as classificações rígidas por tipos, tabelas, dietas, suplementos ou receitas milagrosas e tudo o que nos é impingido sem esclarecimento ou espaço de compreensão. É importante ter a sabedoria de se perguntar: tem sentido? Tem nexo? Tem fonte? Tem sustentação? Se tiver, então vou experimentar.

Outra pergunta que coloco em todas as ofertas e novidades no universo da alimentação: industrializou? Tem muita propaganda? Atenção multiplicada, pois há grande chance de você ser a primeira vítima desse capitalismo selvagem.

Cada pessoa é única e apresenta necessidades energéticas e nutricionais diferenciadas a cada momento de sua vida. Mudanças de emprego, de casa, uma gravidez, dias de férias e a própria evolução do tempo em nossas vidas alteram as necessidades nutricionais. É a dinâmica e a biodinâmica em manifestação. Criada por Rudolf Steiner (1861-1925) para a produção agropecuária, a biodinâmica é a ciência que valoriza a perfeita integração e autossustentação de cada planta ou animal com as estações, o solo, o clima e o ambiente que os cercam.

A sabedoria está na busca de informação e de esclarecimento nesse processo de alimentação consciente. Fundamental é saber quais são os alimentos produzidos à sua volta e conhecer o seu próprio organismo, seu metabolismo e necessidades básicas, para oferecer ao seu corpo e alma aquilo de que eles realmente necessitam e que melhor assimilam.

Nascemos para sermos saudáveis e longevos, jamais doentes. Longevidade com significância, sentido, qualidade de vida é o propósito desta experiência evolutiva. O corpo físico é o instrumento encarnado dessa experiência. A alma, o poder pensante que torna essa experiência animada e realmente presente, jamais doente ou desanimada.

O primeiro pilar da alimentação desintoxicante – sólido e proativo – é o comprometimento afetivo consigo mesmo, o "tesão" por aprender, pela busca da informação clara, objetiva e assertiva para diariamente aflorar mais consciência, motivação e a possibilidade de cura, transformação e superação. Uma roda que gira e não para: quanto mais desintoxicado, mais proativo, mais motivado, mais animado, mais vitorioso. Em um mundo em que os interesses econômicos predominam sobre a ética e a moral, aquele que não estuda, não pesquisa e não se informa estará sempre vulnerável, vítima de desperdício, frustrações, doenças, distúrbios e desequilíbrios.

Pode parecer utopia, mas existe uma realidade que grita, por exemplo, com o aquecimento global, que clama por urgência em banir as fontes não renováveis de energia como o carvão e derivados do petróleo. Por quê? Porque elas estão esgotando e impactando muito negativamente o planeta e meio ambiente.

Parece óbvio ressaltar a importância dos alimentos orgânicos e agroecológicos, isentos de transgenia e agrotóxicos, quando a proposta é a desintoxicação. Contudo, ainda somos vanguardas quando buscamos sair da escassez e da desconexão com a natureza e o planeta, nos fortalecer em saúde plural, coletiva e planetária e envolver a todos nas nossas escolhas pela abundância e por um futuro para a humanidade.

Aqui ouso dizer que a proposta da alimentação desintoxicante, além de sugerir cuidados de saúde pessoal (familiar e coletiva), também transborda conselhos e caminhos para uma reversão planetária: da escassez à abundância!

Segundo pilar: baixo custo, máximo benefício

A vida é simples, nós é que a complicamos quando valorizamos prazeres absurdos, grandiosidades e sofisticações. A natureza nos fornece tudo de que precisamos para uma vida equilibrada e saudável. Valorizar e receber o que é natural é uma atitude de gratidão e sabedoria. O consumismo nos faz esquecer dos valores e poder da natureza, que, com sua simplicidade, está sempre deixando registros de seus reais efeitos positivos na humanidade. Um alimento maduro, na sua época, cai do pé e nos oferece seu viço, cor, aroma, textura e sabor: nutrição e energias acumuladas da Terra e do Sol.

Frutas, folhas, raízes, legumes, sementes, brotos e flores, tudo isso enche nossos cestos e nossa despensa de aromas, sabores e vitalidade, ao contrário dos alimentos industrializados e ultraprocessados, produzidos em larga escala para serem "baratos", mas que na verdade são exatamente caros, porque são vazios do ponto de vista nutricional, indigestos e precursores de inúmeras doenças metabólicas, como diabetes, obesidade e hipertensão. Biscoitos, doces, bebidas, refinados, carnes, embutidos, laticínios e todos os enfeites (visuais e aromáticos) que a indústria do capitalismo selvagem faz questão de nos impor pela sedução de sabores que só trazem prazer ao paladar quando está intoxicado.

Nossa capacidade de sentir os aromas e os sabores aumenta significativamente quando habitamos um organismo desintoxicado, para o qual foi devolvida a habilidade natural de saborear verdadeiramente o alimento, a natureza, a vida.

Esquecemos dos alimentos que estão disponíveis à nossa volta e nos iludimos em "comprar" nossa saúde com importados como quinoa, açúcar de coco (entre outros), chás e tantas frutas exóticas. O que sei é que todos nós temos o direito à saúde, não importa o poder aquisitivo ou acesso aos textos científicos que valorizam os industrializados, encapsulados e engarrafados. **Aliás, saúde não se compra, saúde se conquista com bons hábitos, boas escolhas, simples, porém diários.**

Nossa saúde não deve estar vinculada às práticas da escassez, mas às da abundância: considero essa reflexão bastante vanguardista: nossa micropolítica diária!

Nosso organismo tem uma sabedoria inerente, não conseguimos iludir nossas células, que, subnutridas e fragilizadas pelo consumo do alimento industrializado, artificial, entram em colapso e nos fazem adoecer. Assim, esvaziamos novamente nossos bolsos e, desequilibrados, viciados, intoxicados e desanimados, perdemos nosso poder pensante, passamos a viver cansados, ansiosos e sem esperança.

A alimentação desintoxicante incentiva o consumo dos alimentos naturais, nutritivos, que geram e ativam a vida para trazer o máximo benefício à saúde: vitalidade, inteligência plural e equilíbrio emocional. Nutrição verdadeira, que mantém e perpetua a vida. **A alimentação desintoxicante incentiva descascar mais e desembalar menos** visando ao consumo (investimento) de alimentos naturais, crus e vivos, que nos oferecem real nutrição física e alquímica.

Terceiro pilar: versatilidade

O principal objetivo da alimentação desintoxicante é facilitar a limpeza e a purificação do corpo físico e do poder pensante (a alma), o que, naturalmente, nos levará a escolhas e decisões mais conscientes.

Paralelamente a essa dinâmica, temos a diminuição da entrada e da produção de mais toxinas. A prática e manutenção diária da alimentação desintoxicante proporciona mudanças físicas e vibracionais, bem como o aumento das percepções corporais (corporalidade) e emocionais positivas, como lucidez e alegria (afetividade).

Mais vivos, reais e verdadeiros, o brinde diário será a capacidade de escolhas mais assertivas, maior liberdade de ação, mais leveza, novas perspectivas, a desidentificação e dissolução dos medos, a chegada na gratidão e na paz. Há várias formas de se acessar essa desintoxicação e limpeza, mas o caminho de cada um é singular. A história, os lastros, apegos e venenos manifestam-se em cada indivíduo e só você poderá encontrar a melhor maneira de desapego e libertação.

Segundo Carl Gustav Jung (1875-1961): "Só aquilo que somos realmente tem o poder de nos curar".

Na prática da alimentação desintoxicante só existe uma condição ideal: que o banho interno seja diário e pela manhã, em jejum. Tudo o mais é deixado por conta das possibilidades e condições devidas e do momento de cada pessoa. Comprometer-se e planejar é sábio, mas não se prenda em exigências e perfeccionismos.

Em jejum: uma cumplicidade oportuna de limpeza e purificação, pois justamente das 4 às 10 horas nosso organismo tem 100% de seu potencial direcionado para a eliminação de seus excretos. Então, nada mais amoroso do que praticar esse banho interno na hora certa: todos unidos no mesmo propósito! Se você acorda às 6, 8 ou 9 horas, essa será sua hora do banho interno diário. Se você acorda depois das 10 horas, a desintoxicação ainda será possível, mas terá menos impacto e resposta mais lenta. Paciência: é o seu possível.

Todos podem e devem praticar esse banho interno diário, porque todos, enquanto vivos, precisam ser livres dos lixos tóxicos, de seus escudos, suas prisões, suas ilusões, inevitáveis em organismos intoxicados, envenenados, subnutridos.

Lembrando que, após o banho interno, para que a faxina seja mais efetiva, é preciso aguardar vinte, idealmente trinta minutos, para realizar a refeição matinal, que, ao longo da prática, será a cada dia mais leve e consciente.

Quarto pilar: praticidade

A humanidade está cercada de regras e obrigações. O tempo está curto para atender a tantas demandas. Hoje só aceito coisas novas em minha vida se elas forem práticas, simples e objetivas.

A alimentação desintoxicante tem a magia de ser extremamente simples e prática. Acordou? Levante-se, vá até a cozinha e tome seu suco desintoxicante: liquidificador sempre na bancada. O suco ideal é o verde e vivo, cujas receitas estão no capítulo 14.

Mas e se não tiver nada na geladeira? Não deu tempo de ir à feira? Baixou a preguiça total? Certo, mas não deixe de tomar o seu sagrado banho interno. Ele pode ser feito com um simples copo de água filtrada, que você bebe visualizando esse processo de limpeza interna. Você pode também espremer e beber aquele último limão (ou uma laranja, ou os dois juntos) em meio copo de água, e pronto! Seu corpo agradece!

Logicamente que somente essa água (não estruturada) não vai trazer nutrição vital e volume fecal, mas o objetivo principal nesse primeiro momento da manhã é seu banho interno diário. O compromisso segue valendo e, na prática, ficam a sua verdade e cumplicidade para cada célula do seu corpo e poder pensante. Células, órgãos e sistemas cada dia mais fortes, nutridos e integrados, vão aumentando a confiança em você, por você, para você.

A alimentação desintoxicante é tão simples que você pode seguir praticando mesmo ao viajar, na rua ou na casa de amigos. Nesses casos, use sua criatividade, seja flexível, mas não deixe de tomar seu banho interno. Aliás, se possível, contagie, preparando o banho interno também para quem está junto.

Orgânicos: se você não os tem fácil na sua cidade ou bairro, ou mesmo se lhe falta poder aquisitivo para comprá-los, fique atento às ofertas no fim da feira, aos alimentos da época e àqueles mais defeituosos, pois certamente serão os mais isentos de agrotóxicos. Importa muito mais sua determinação do que a perfeição.

De modo análogo ao que ocorre na COP (do inglês, *Confederation of the Parties*), na qual quase todos os Estados-membros das Nações Unidas discutem tópicos de importância global – o aquecimento global e o clima por exemplo, como ocorreu em Glasgow, na COP26, em 2021 –, além de requisitarem que países mais ricos e desenvolvidos minimizem suas pegadas ecológicas e ajudem financeira e tecnicamente as nações pobres ou em desenvolvimento, considero urgente que as pessoas com maior poder aquisitivo, produtivo e educacional ajam em prol dos menos beneficiados, buscando diminuir as desigualdades sociais e facilitando a produção e o consumo de alimentos que beneficiam a saúde tanto dos indivíduos como do meio ambiente e do planeta. De qualquer forma, existem muitos meios de aumentar a oferta e o consumo de alimentos orgânicos (agroecológicos, biodinâmicos etc.; ver capítulo 13), como nas escolas, em terrenos coletivos, no próprio quintal, em casa (mesmo em apartamentos), além de afiliações a grupos de consumo responsável.

Enfim, existem muitos motivos e facilidades para praticar a alimentação desintoxicante. Meu convite é: comece ontem a tomar o seu prazeroso e saudável banho diário interno. Com uma semana de prática já serão evidentes os resultados: mais vitalidade e disposição, melhor sono, agilidade mental e memória, intestinos mais ativos, visão mais clara, vontade de colocar as coisas em dia, enfim, mais vontade de viver e enfrentar os desafios do dia a dia.

> **O Mantra da Des-In-Toxic-Ação**
>
> Começo meus dias com esse mantra que irradia do meu comprometimento e poder pensante (Alma):
>
> Minha primeira ação é não (DES) deixar toxinas dentro (IN) de mim

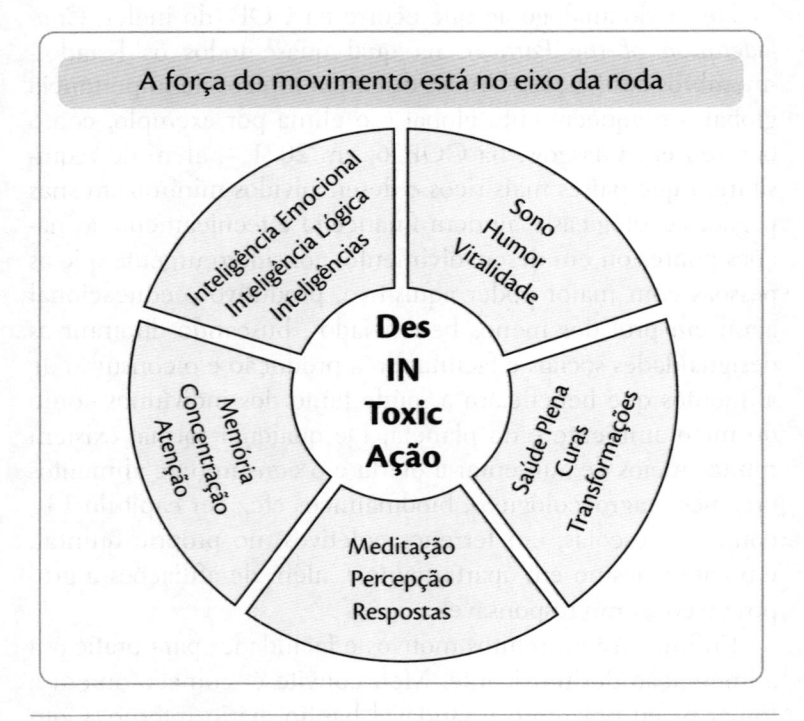

A força do movimento está no eixo da roda

Roda "Des IN Toxic Ação" com os setores:
- Inteligência Emocional / Inteligência Lógica / Inteligências
- Sono, Humor, Vitalidade
- Saúde Plena, Curas, Transformações
- Meditação, Percepção, Respostas
- Memória, Concentração, Atenção

FIGURA 7

Quem comanda (decide) o movimento (para onde vou) da roda? O pneu, que vive em altos e baixos, ou seu eixo, que vive centrado? Então, meu convite é: DES (não) + IN (dentro) +

TOXIC (toxinas) + AÇÃO (banho interno diário). Essa é a forma de manter seu eixo irradiando, proporcionando todos esses movimentos e chegadas em sua vida.

Ainda que existam pessoas que decidem fazer parte da solução, e não do problema, é necessário se localizar. Diante da doença ou das desarmonias de saúde, quando precisamos começar a pensar em mudar nossas decisões de consumo, estamos num ponto de inflexão.

Fora do eixo estamos em resistências, pois pensamos em mudar, mas na hora H seguimos consumindo e agindo da mesma forma...

Vamos usar estes pilares para encontrar nossos eixos?

CAPÍTULO 9

A VITALIDADE DOS ALIMENTOS

Acredito muito que certas moléculas e substâncias são dotadas de "inteligência" para viabilizar a vida.

Os alimentos de origem vegetal, crus, frescos e vivos nos oferecem espontaneamente tudo o que captaram da Terra, do Sol e de Deus. Cabe a cada um de nós recebê-los! Manifestamos, em um legítimo ato de amor e respeito ao nosso corpo e vida, a prática do "banho interno diário" que favoreça o necessário alívio da sobrecarga intoxicante da vida moderna. Essa cumplicidade e essa sabedoria dizem respeito ao afeto que desenvolvemos (corpo e alma unidos no mesmo movimento), para nutrir e vitalizar todas as células, órgãos, vísceras e sistemas, entre eles nossas mentes, como vimos no capítulo 6. Sendo assim, é fundamental que se conheça o poder de cada alimento e que se aumente seu consumo diário, como também que sejam evitados, conscientemente, os alimentos desvitalizantes, que nos levam rapidamente ao mundo da ilusão, como vimos no capítulo 5.

Os alimentos do reino vegetal têm um propósito: oferecer seu viço, seus componentes nutricionais e energéticos, as forças vitais da Terra (telúricas), do Sol (solares) e do cosmo (cósmicas), para que sejamos seres em estado de viço, ou seja, em Ser-Viço. Mas não basta ganhar um presente, temos que recebê-lo, saber usá-lo, assimilá-lo, para que então faça parte de nós, para que seja integrado em alegria e gratidão genuínas. Quando consumimos esses alimentos, ou o fazemos de forma inadequada (se refinados, industrializados ou mal combinados), é irrelevante a nossa aceitação ou não: serão levados de nós o que temos de maior e melhor em nossa vida – nossa energia, nossa vitalidade, nosso corpo e nossa alma.

A alquimia dos alimentos

Os alimentos do reino vegetal – frutas, folhas, raízes, legumes, sementes germinadas e/ou brotadas –, enquanto estão crus, maduros e frescos, integrais, em plena safra, são ofertas abundantes e viçosas da mãe natureza. Eles já trazem em sua composição nutrientes mais conhecidos como carboidratos, proteínas e gorduras, importantes para nos proporcionar energia, construção e manutenção de nossas células, órgãos e sistemas. Juntamente à sua riqueza em água, são chamados de macronutrientes. Essa é a parte física dos alimentos, com 10% da responsabilidade pela sustentação da vida, e é o máximo que uma pessoa intoxicada pode assimilar. Os outros 90%, que classifico de parte "alquímica" por serem mínimas as concentrações, ou mesmo invisíveis (forças energéticas da Terra, do Sol e do cosmo), são responsáveis pela sustentação do corpo, da alma e do espírito alinhado com a luz. Essa é a parte que depende do grau de intoxicação de cada pessoa para ser acessada. Quanto mais desintoxicada, maior a capacidade de acesso e assimilação dessas forças e informações sutis.

TABELA 10

Grau de intoxicação × Capacidade de assimilação dos alimentos vegetais crus e vivos		
Grau de intoxicação	Assimilação nutricional-energética	Após consumo
Elevado	7% máximo	Fraqueza e fome

MINHA CRUZINHA E MUITAS PANC.

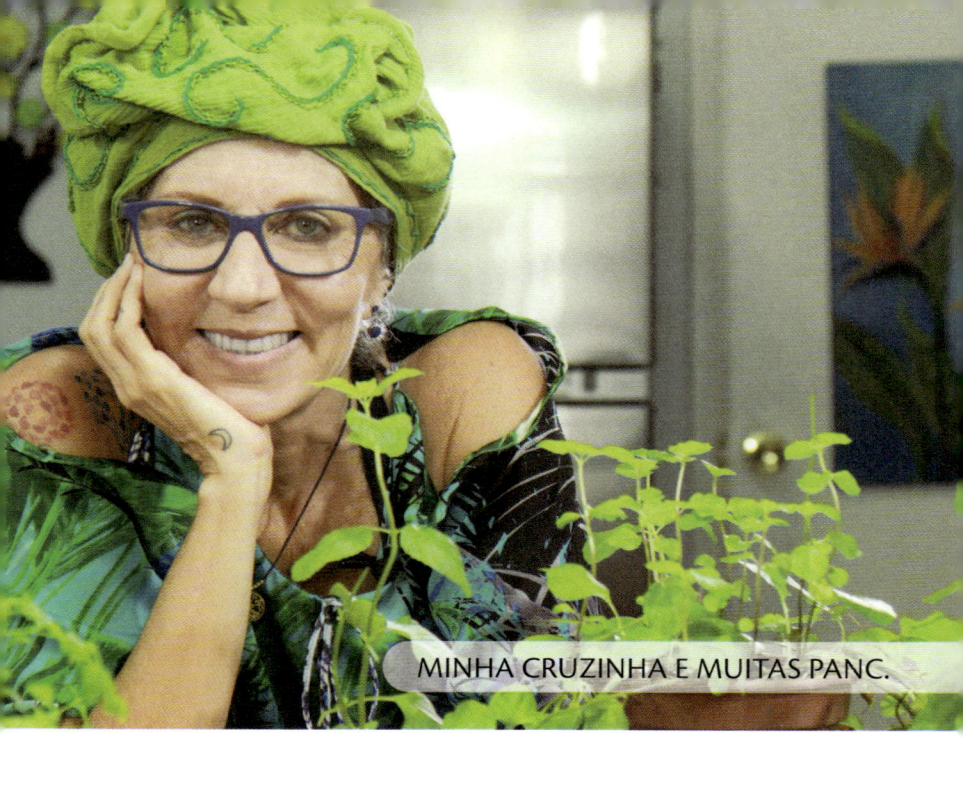

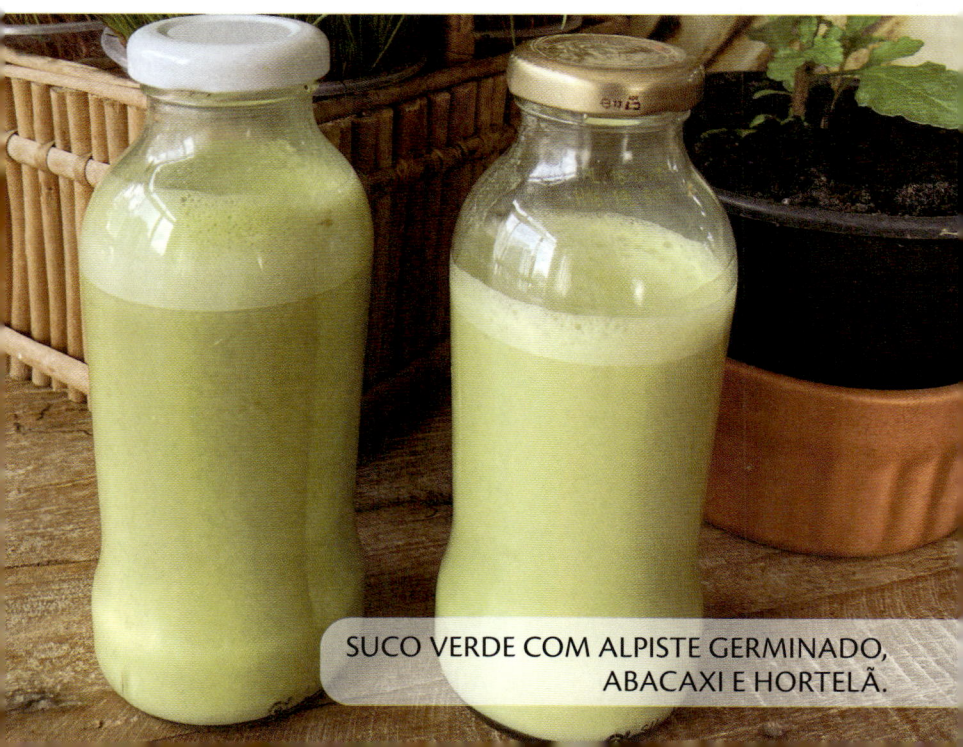

SUCO VERDE COM ALPISTE GERMINADO, ABACAXI E HORTELÃ.

LIMONADAS DE FRUTAS: ABACATE, REJUVELAC, MAMÃO.

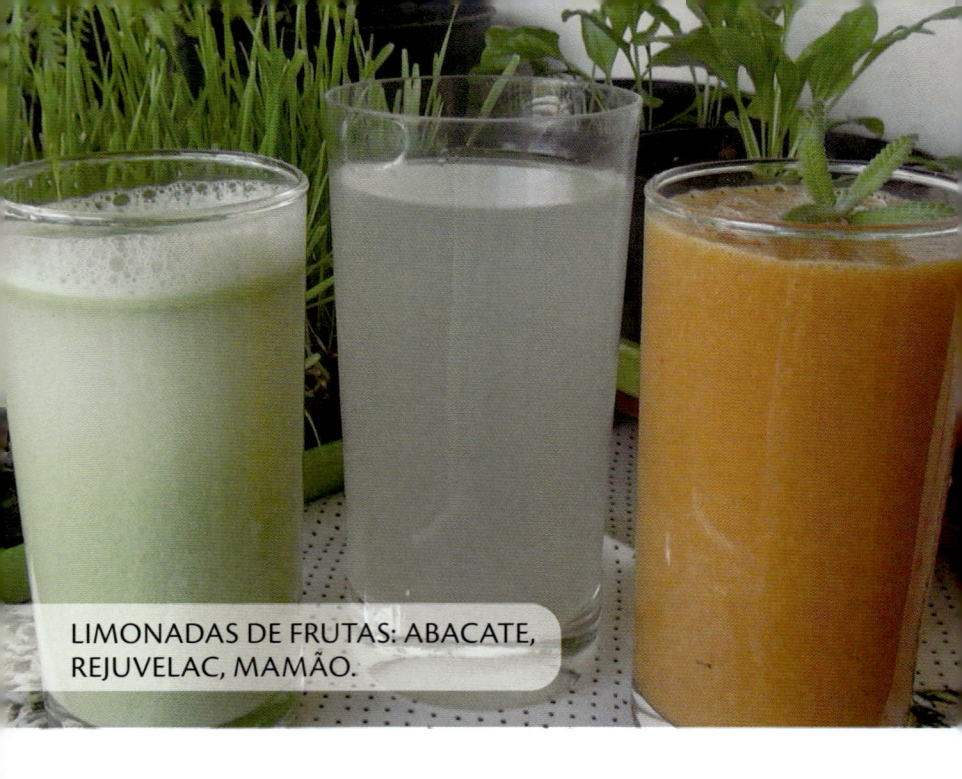

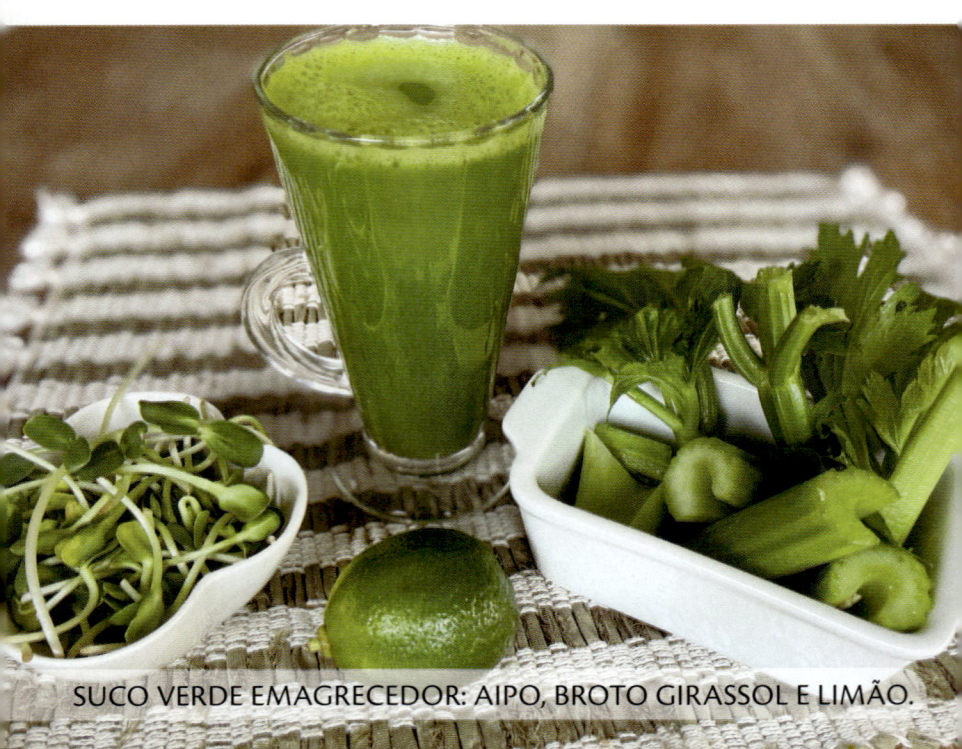

SUCO VERDE EMAGRECEDOR: AIPO, BROTO GIRASSOL E LIMÃO.

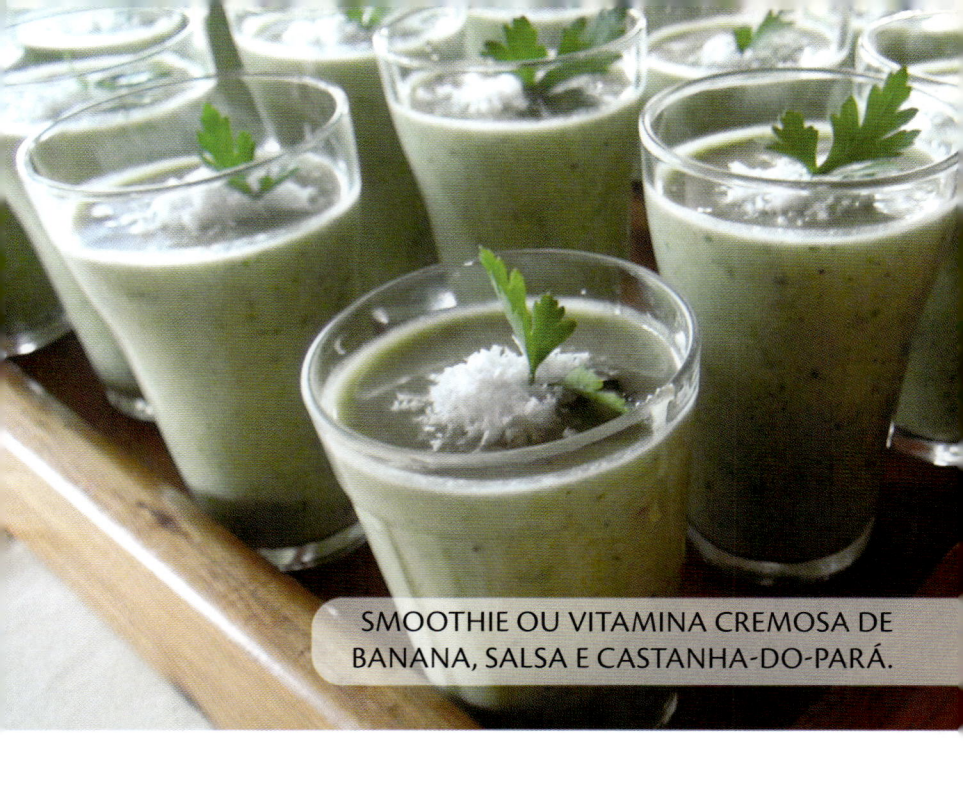

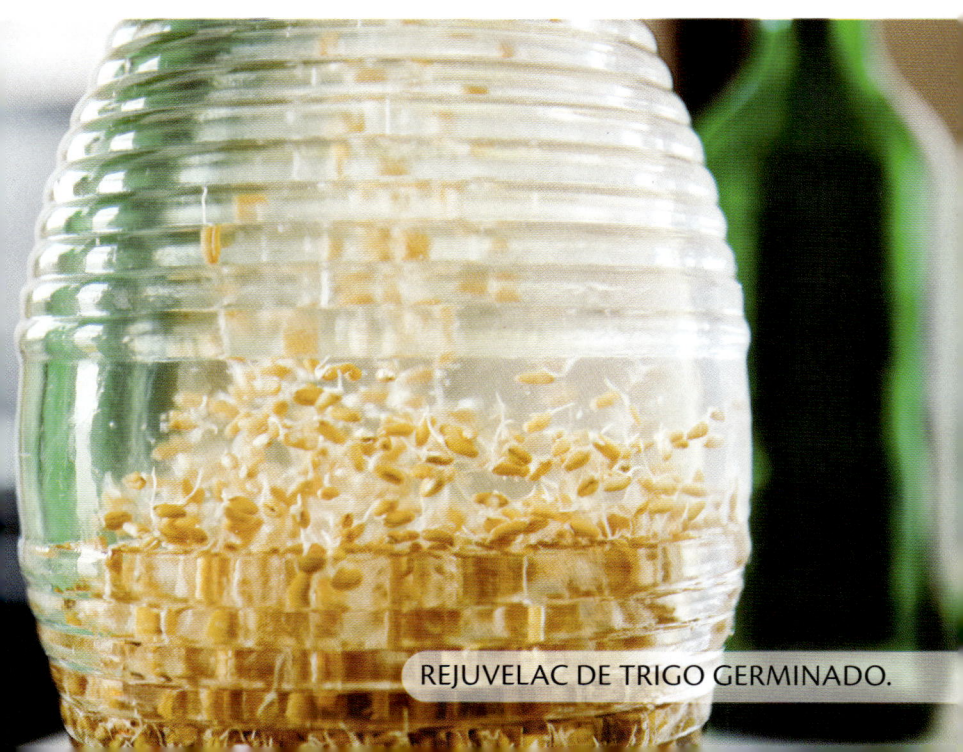

SMOOTHIE OU VITAMINA CREMOSA DE BANANA, SALSA E CASTANHA-DO-PARÁ.

REJUVELAC DE TRIGO GERMINADO.

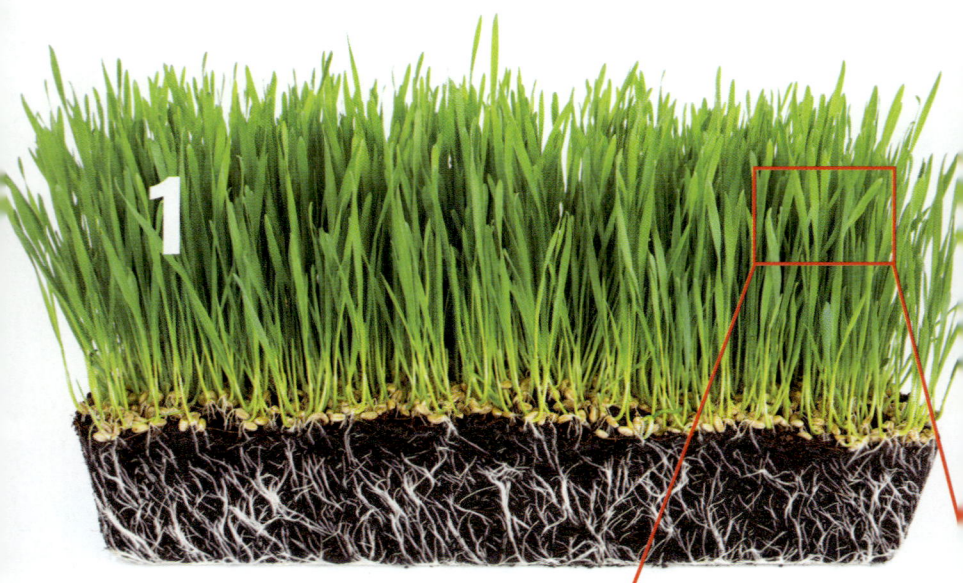

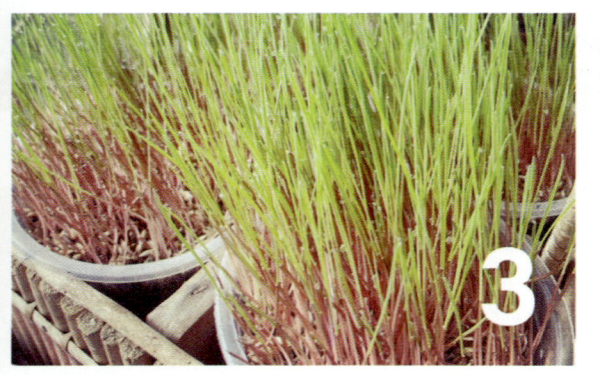

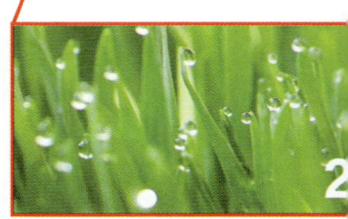

1. Broto trigo grama
2. Detalhe: gotículas do trigo grama
3. Broto alpiste
4. Broto girassol

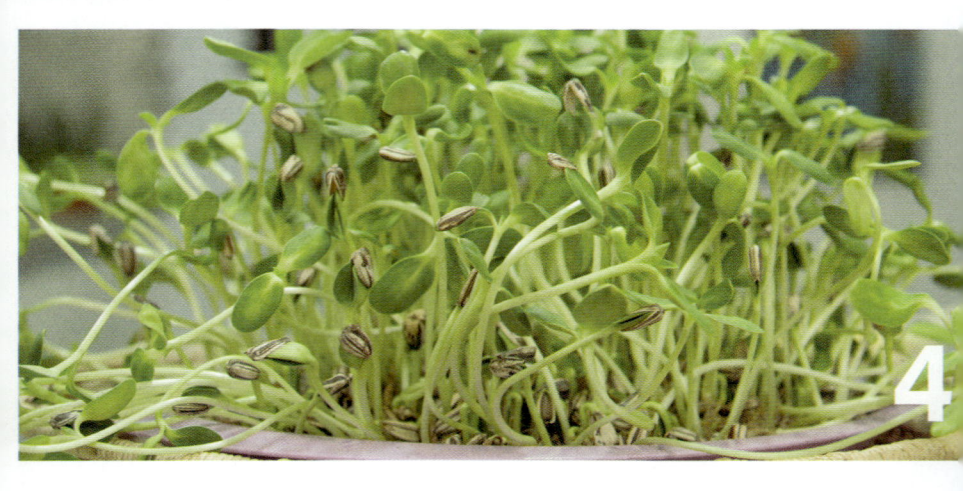

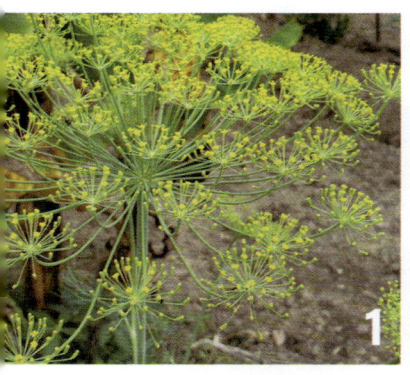

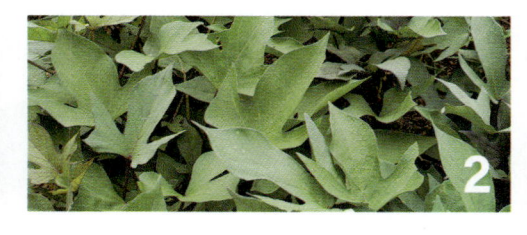

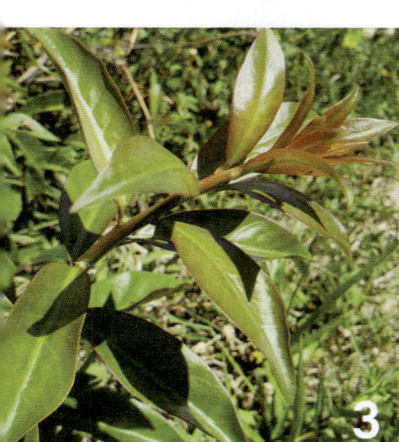

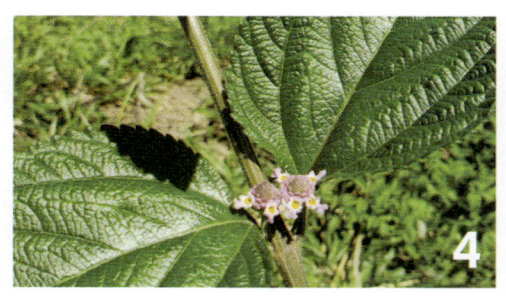

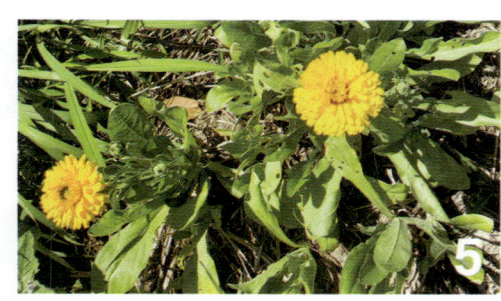

Exemplos de PANC
1. Funcho flores e sementes
2. Folhas de batata-doce
3. Ora-pro-nóbis
4. Erva-cidreira
5. Dente-de-leão
6. Açafrão
7. Folhas de funcho
8. Capim-limão
9. Beldroega
10. Caruru

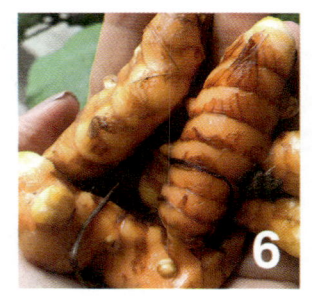

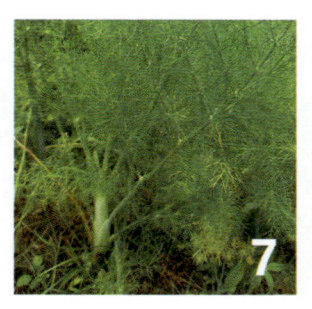

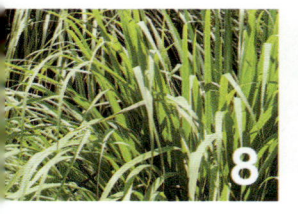

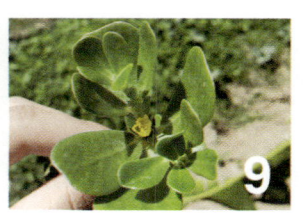

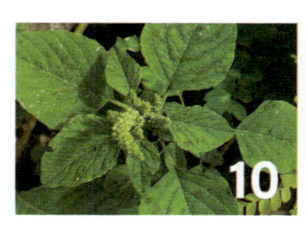

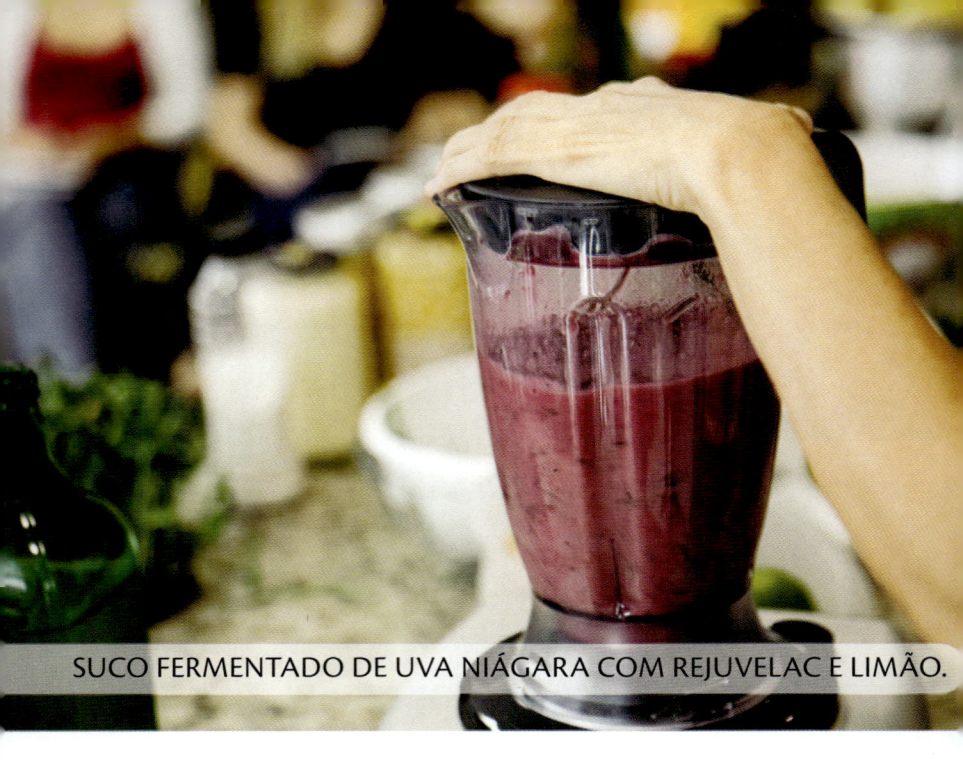

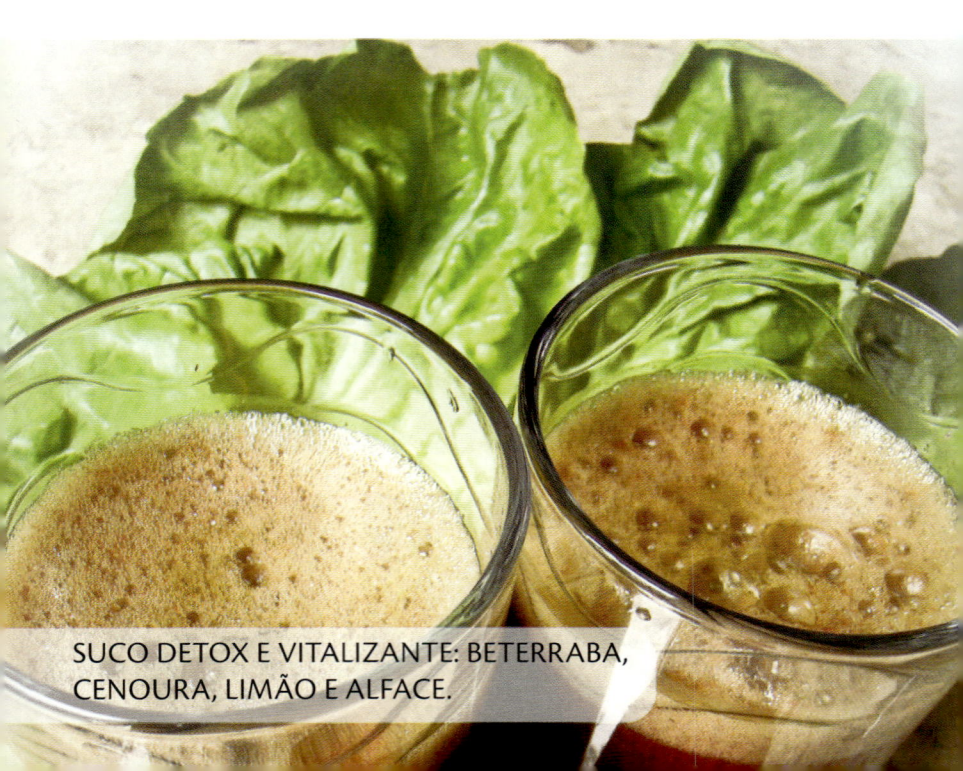

SUCO FERMENTADO DE UVA NIÁGARA COM REJUVELAC E LIMÃO.

SUCO DETOX E VITALIZANTE: BETERRABA, CENOURA, LIMÃO E ALFACE.

SEMENTE DE SARRACENO HIDRATADA E GERMINADA.

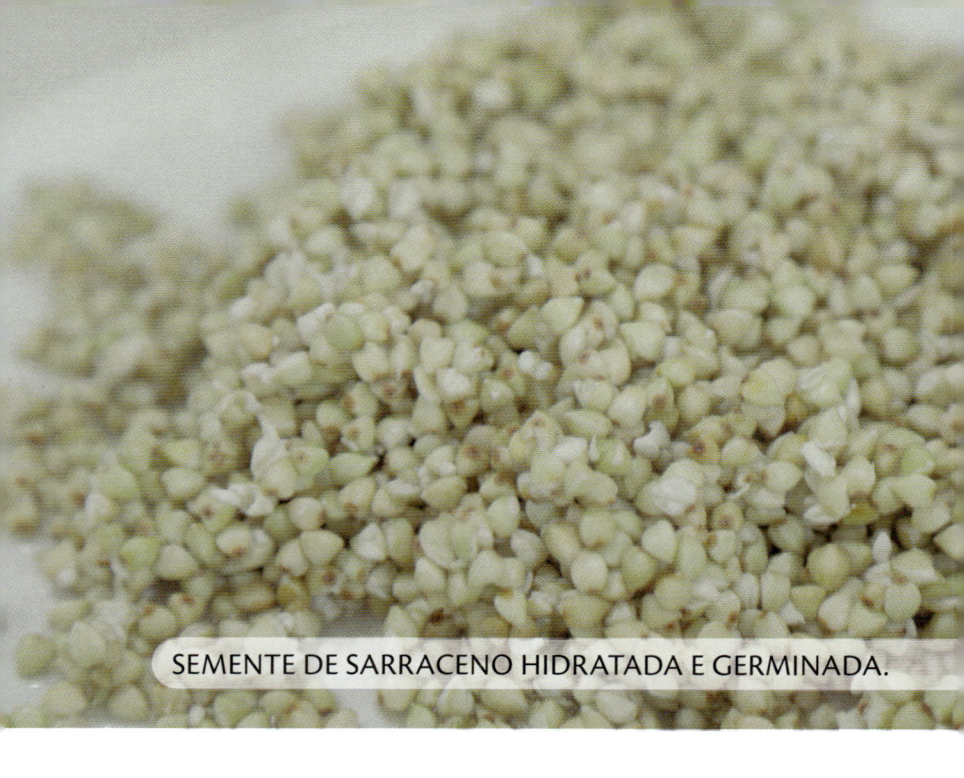

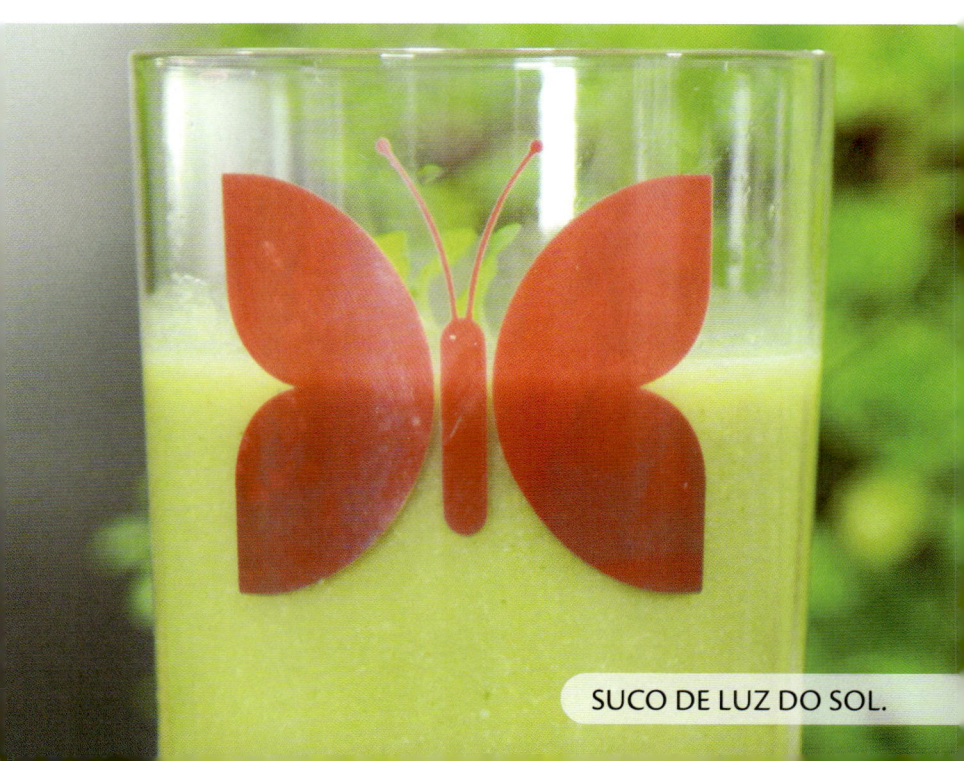

SUCO DE LUZ DO SOL.

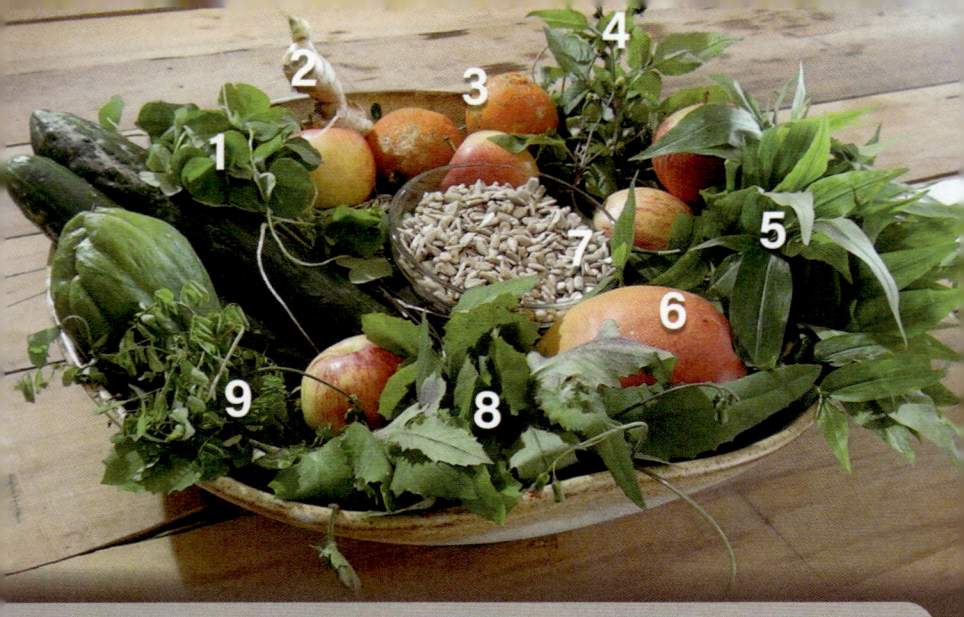

INGREDIENTES DO SUCO VERDE SELVAGEM: 1) TREVO OU AZEDINHA • 2) GENGIBRE • 3) LIMÃO CRAVO • 4) PICÃO PRETO • 5) TRAPOERABA • 6) MANGA • 7) GIRASSOL SEM CASCA HIDRATADO 8 HORAS • 8) SERRALHA E 9) QUEBRA-PEDRA.

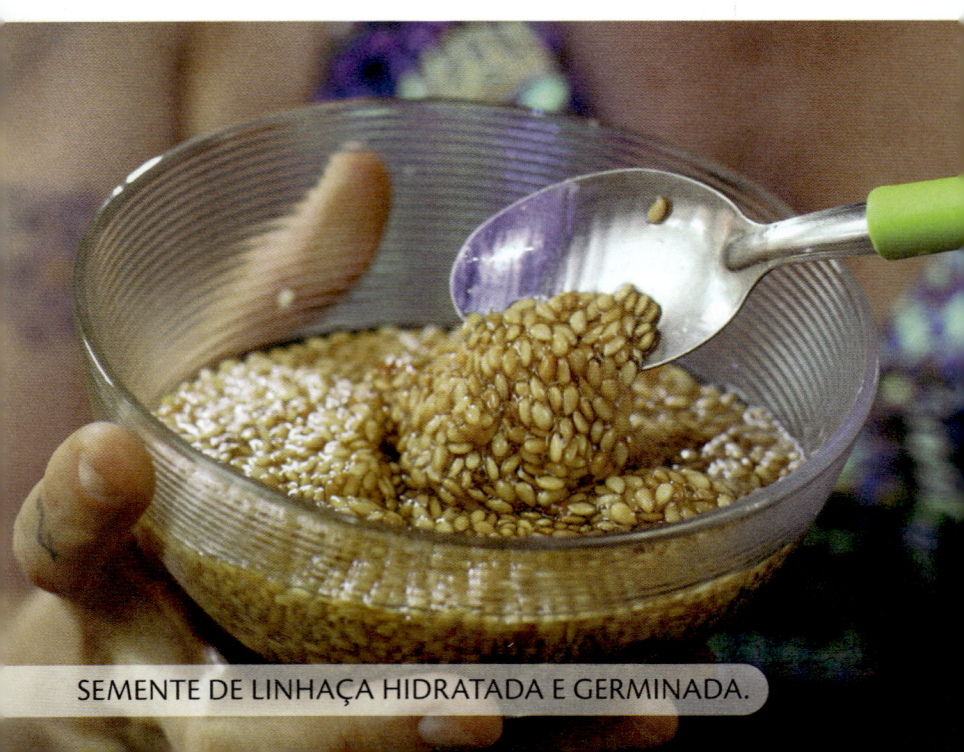

SEMENTE DE LINHAÇA HIDRATADA E GERMINADA.

TABELA 10 *(continuação)*

Grau de intoxicação × Capacidade de assimilação dos alimentos vegetais crus e vivos		
Grau de intoxicação	Assimilação nutricional-energética	Após consumo
Médio	10% máximo	Fraqueza e fome
Baixo ocasional	Acima de 10%	Aumento de saciedade, lucidez, estabilidade emocional
Baixo diário	Próximo aos 100%	Vitalidade, lucidez, inspiração, amparo, expansão
Purificado	Acima de 100% (∞)	Amor, gratidão, iluminação

Essa fração alquímica, além de ajudar na digestão e assimilação dos nutrientes mais densos (aqueles 10%), irradia vitalidade para a cura, transformações e expansão do ser em estado de viço, em SerViço. Ou seja, sempre haverá energia remanescente. Nos 90% encontramos alguns elementos biologicamente ativos (vivos), os quais denominados a seguir.

Enzimas (se o alimento estiver cru e vivo): Agentes de informação específica e precisa para a função digestiva e todas as reações energeticamente econômicas do organismo.

Sais minerais: Agentes de comunicação rápida e precisa entre todas as células, responsáveis por todas as reações eletroquímicas conduzidas pelos 60 a 70% de água presentes em um organismo humano adulto, bem hidratado.

Vitaminas: Agentes de vitalização do corpo e do poder pensante (alma).

Fibras: Agentes de absorção dos excretos, modulação do processo de assimilação digestiva e nutrição da flora intestinal.

Antioxidantes: Agentes que impedem a oxidação e degeneração precoce das células e do poder pensante.

Além desses elementos já identificados pela ciência, existem infinitos outros, que classifico como alquimia da mãe Terra, do Sol e de Deus. Essa é a parte invisível, sagrada e poderosa, pois é a que nos permite sintonizar, vibrar em sintonia, com esses seres: a Terra, o Sol, o cosmo e Deus. Nesse momento, sentimos amor, gratidão. Todos somos um! Graças à elevada presença, principalmente nos alimentos da cultura orgânica (biodinâmica, permacultura, agrofloresta etc., explicadas no capítulo 13) nessa fração alquímica, os vegetais crus e vivos são exatamente os que oferecem aos órgãos e sistemas de excreção sua cumplicidade mais efetiva. Quando consumidos crus e frescos, integrais, de plena safra da sua estação, fornecem ao organismo ainda sua água estruturada (coloidal, com a mesma tensão superficial dos líquidos corporais) com informações "prontas" de limpeza, nutrição e vitalização.

Classificação dos alimentos

O objetivo aqui é que você compreenda didaticamente como classificar os alimentos por sua força vital, simplificando os critérios de escolha e seleção. Nada de tabelas: só a compreensão. No livro *Você sabe se desintoxicar?*,[5] do doutor Jean-Jacques Soleil, os alimentos estão classificados em quatro categorias, de acordo com seu grau de *vitalidade* ou força alquímica. Esse conceito foi criado pelo doutor Edmond Bordeaux Szekely, e pode ser de grande ajuda para orientar as escolhas alimentares, sem precisar fazer uso de tabelas e memória.

Alimentos biogênicos: geram e expandem a vida
Potencial nutricional: qualitativo, elevado e rápido.

---
[5] SOLEIL, J.-J. *Você sabe se desintoxicar?* São Paulo: Paulus, 1993.

Potencial energético: infinito, pois ainda não é possível ser mensurado.

São as sementes germinadas e os brotos produzidos a partir dos cereais (grãos), das sementes ou frutas oleaginosas (linhaça, girassol, gergelim etc.), das leguminosas (feijões), das ervas e das hortaliças. Idealmente, focando o aspecto da elevada qualidade energética e nutricional, deveriam ser a base da alimentação saudável, ou seja, todos os dias deveríamos consumir, ainda que em pequena quantidade, variedades de germinados e/ou brotos.

Sê-Mentes são tanto um legado do reino vegetal como um comando para buscarmos fazer bom uso de nosso poder pensante. São alimentos do reino vegetal cuja composição nutricional (à exceção dos grãos ou cereais) guarda semelhanças com a estrutura celular do cérebro humano, parte física das nossas mentes (lógica e analógica), além de muitos sais minerais.

Sê-Mentes oleaginosas e Sê-Mentes leguminosas: 30 a 40% de proteínas e 30% a 60% de gorduras nutricionais.

Células cerebrais e nervosas: lipoproteínas (lipo = gordura + proteína).

Biológica e energeticamente, o desejo de toda Sê-Mente é um dia germinar e virar uma planta, perpetuar a sua espécie, o seu propósito alquímico na Terra. Até que encontrem as condições ideais para que isso aconteça (umidade, calor e pouca luz), elas se preservam, com suas cascas (fibras duras e ásperas) e substâncias antinutricionais (ácido fítico, inibidores de tripsina, saponinas etc.) para que fungos, carunchos e humanos não a consumam. Guardam ainda, no seu pequeníssimo espaço (um verdadeiro *chip*), uma riqueza de antioxidantes, vitaminas, sais minerais, enzimas (aminoácidos), hormônios vegetais, estimulantes biológicos etc., todos fundamentais e prontos para explodir funcionalmente no momento da germinação.

Energeticamente, representam um pequeno ser com toda sua força vital e material genético para expandir, crescer e frutificar: gerar vida! Ao ingerirmos o alimento germinado e/ou seu broto – cru e vivo, é exatamente esse conjunto de informação e comando que vai ser captado pelas nossas células: explosão de vitalidade e regeneração. Vida viva!

Alimentos bioativos: ativam a vida

Potencial nutricional: quantitativo, elevado e rápido.

Potencial energético: infinito, pois ainda não é possível ser mensurado.

São as frutas, folhas e ramas, os legumes, ervas aromáticas e medicinais, hortaliças, feijões ou leguminosas, frutas ou sementes oleaginosas e cereais integrais (crus, mas não germinados). Ricos em macronutrientes e substâncias biologicamente ativas como enzimas, vitaminas, antioxidantes e sais minerais, disponibilizam a seguinte informação: manter a vida ativa, mineralizada, vitalizada, viva!

Do ponto de vista quantitativo, devem ser considerados a base da alimentação humana. Por esse motivo, é importante que façam parte do consumo diário, em quantidades significativas e adequadas a cada idade, sexo e tipo de atividade. Pesquisas apontam que o ideal seria o consumo mínimo de 50% desses alimentos no estado fresco e cru.

Crus, frescos e vivos, porque em plena safra, têm a capacidade de transferir as boas energias da Terra, do Sol e do cosmos para o corpo e a alma. Para estarem vitalmente ativos, devem ser consumidos frescos, no ponto certo da maturidade, sem agrotóxicos e crus. No caso de leguminosas (feijões), cereais (grãos) e frutas oleaginosas, após 8 a 12 horas de molho, ou seja, em processo de hidratação, liberação dos antinutricionais e pré-germinação. Os alimentos bioativos apresentam extraordinárias propriedades depurativas. Sua riqueza em fibras e água estruturada assegura uma verdadeira faxina no sistema digestório, levando embora, com as fezes e demais excretos, uma grande quantidade de toxinas, resíduos, mucos e venenos.

Sua riqueza em água estruturada e sais minerais oferece a possibilidade, desde que consumidos diariamente crus, integrais e frescos, de manter o organismo alcalinizado e mineralizado, portanto com seu metabolismo eletroquímico realizando comunicação precisa e eficiente em meio a todas as células, órgãos e sistemas, entre eles o circulatório e o nervoso central.

Como os germinados, os bioativos são os alimentos mais ricos em substâncias biologicamente ativas, hoje famosos com a classificação de nutracêuticos: alimentos que nutrem e curam. Ingeridos crus e frescos, idealmente de cultura orgânica (biodinâmica, permacultura, agrofloresta etc.), fornecem ao organismo o alimento mais adequado à saúde humana. Os alimentos que geram a vida (os biogênicos) e os alimentos que ativam a vida (os bioativos) são considerados alimentos *vivos*, sagrados e, na minha opinião, *superalimentos*.

Por que frescos e crus? Porque as enzimas e algumas vitaminas, que são termodegradáveis, estarão vivas e ativas. Uma vez cozidas, grande parte das suas funções biológicas morre ou perde funcionalidade.

Por que orgânicos e maduros da estação? Porque estão plenos de seu potencial nutracêutico, não transgênicos e isentos de agrotóxicos (sempre ricos de metais pesados e moléculas neurotóxicas).

Alimentos bioestáticos: diminuem lentamente a vida

Potencial nutricional: quantitativo, assimilação dificultada ou ineficaz.

Potencial energético: baixo, somente no plano físico.

São os alimentos cuja força vital foi reduzida pelos seguintes fatores:

Tempo: alimentos crus armazenados (artificialmente ou não) por longos períodos oxidam, perdem vitalidade e, se contaminados ou mal armazenados, desenvolverão o crescimento de patógenos e suas toxinas.

Frio: alimentos refrigerados ou congelados (cozimento reverso) ressecam e perdem vitalidade.

Calor: alimentos cozidos sofrem destruição das enzimas e substâncias termodegradáveis e têm perda da água estrutural. Estão incluídos aqui os alimentos de origem animal, como as carnes, o leite e seus derivados e os ovos. O consumo dos bioestáticos faz parte da evolução tecnológica, que trouxe a praticidade e a segurança alimentar. Não vejo possibilidade de eliminá-los da sociedade moderna, mas a mensagem é buscar uma redução gradual do seu consumo. Um contrassenso, pois quanto mais aditivos ou processamento tem um alimento, cujo objetivo original era alimentar mais pessoas, mais será vazio e minará, dia a dia, a vida. Cansado, o ser humano vai desanimando, desconectando-se da alma, perdendo seu poder pensante.

Os *bioestáticos* asseguram o funcionamento mínimo do organismo, mas provocam o envelhecimento precoce das células, por dificuldades de nutrição e comunicação entre elas, pois não lhes fornecem as substâncias vivas, biologicamente ativas, necessárias para sua saudável regeneração. Some-se a isso a ausência da vitalidade desses alimentos, pois estão em processo de morte ou mesmo mortos (cozidos por alta temperatura, congelamento ou aditivação química), ou seja, estagnação energética.

Para piorar, são alimentos que exigem rotas alternativas, roubos enzimáticos e de minerais para que o organismo dê conta de todo o trabalho digestivo. Digerir aditivos sintéticos (desenvolvidos pela engenharia de alimentos para a indústria alimentícia) é algo antinatural, motivo pelo qual o sistema digestório precisa realizar grande esforço, inflamar-se, mutar e ferir-se. Os piores são os mais industrializados classificados como ultraprocessados, com elevada carga de aditivos artificiais, que lhe conferem alto tempo de prateleira (validade ou *shelflife*).

Também os de origem animal, que acidificam todos os líquidos corporais, causando pane e interferências em todos os sistemas de comunicação celular e energético. Putrefazem-se com maior facilidade, motivo pelo qual necessitam ser conservados com nitritos e nitratos (altamente cancerígenos), cozidos ou pasteurizados (processos que reduzem qualidade e vitalidade do alimento).

Alimentos biocídicos: matam a vida

Potencial nutricional: sua composição nutricional é anulada pela condição destrutiva de sua digestão, reduzindo (em alguns casos zerando) a função da assimilação.

Potencial energético: negativo, pois destroem e matam as células, a comunicação entre elas e o poder pensante. Infelizmente, são os alimentos que predominam na alimentação moderna e que destroem a vida. São todos os alimentos cuja força vital foi destruída pelos processos físicos ou químicos de refino, conservação ou preparo.

Os biocídicos ganham em praticidade, perdem em qualidade; ganham em prazer, perdem em poder nutricional e energético; ganham as indústrias alimentícias, perdem os consumidores, basicamente em saúde e longevidade. São eles, além dos alimentos de origem animal, o açúcar (toda sacarose isolada), desde o branco até o mascavo, agave, de coco etc.; os alimentos industrializados e ultraprocessados (refinados e aditivados), a margarina e os óleos refinados, as frituras, o sal refinado, chá preto, café, chocolate e bebidas alcoólicas. Envenenam e intoxicam, pouco a pouco, todas as células com as substâncias nocivas e acidificantes, portanto desmineralizantes. Desativam os antioxidantes, o sistema imunológico e toda a eficiência ou precisão da comunicação celular e do poder pensante. Os aditivos químicos (acidulantes, edulcorantes, corantes, flavorizantes, conservantes, espessantes etc.), mesmo em pequenas doses, são tóxicos. Toxicidade esta que muitos profissionais da saúde, como a nutricionista funcional Juliana Ribeiro em seu e-book *Manual avançado dos disruptores endócrinos*, explicam que está por trás da maioria das doenças metabólicas como diabetes, tireoide (hipo e hiper), digestivas (como a disbiose), cardiovasculares (como a hipertensão) e, finalmente, câncer.

https://www.docelimao.com.br/site/de-bem-com-o-planeta/3376-pdf-disruptores.html

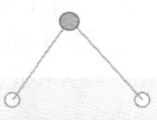

Segundo o professor MuriloAnderson Pereira, especializado em Nutrição Clínica Funcional, "quanto maior o tempo de prateleira de um alimento, menor o seu valor nutricional, o seu potencial de vitalização do organismo humano".

Que "in-sanidade". Que inversão! O homem evoluiu tecnologicamente para ter melhor qualidade de vida. Entretanto, aonde toda essa tecnologia o levou em termos de qualidade nutricional e de vida? Os biocídicos foram desenvolvidos pelo homem e por suas indústrias para gerar empregos, consumo, riqueza, para ter mais alimentos para todos os habitantes da Terra, para sobrar tempo para o lazer e a qualidade de vida. Mas nos perdemos: a luta pela sobrevivência nos tornou cegos, superficiais, vazios e doentes.

Quanto maior o consumo diário de biocídicos, mais intoxicados, mais desanimados, mais desconectados do corpo e de suas percepções, da alma e do espírito. Como resultado, perdemos a inteligência afetiva, o equilíbrio emocional, o poder pensante, a serenidade, a fé. Em resumo, a industrialização dos alimentos, mesmo dos processos agrícolas, introduz no organismo substâncias que paralisam o instinto alimentar, perturbam a assimilação e bloqueiam a capacidade de excreção e purificação. Enfraquecem, pouco a pouco, o sistema imunológico (dá-lhe antibióticos), causam vários problemas de saúde e abrem portas às chamadas doenças da civilização moderna: doenças cardiovasculares, câncer, reumatismo, diabetes e outras doenças degenerativas.

Resumindo:

- alimentos de alta vitalidade;
- a ideia aqui é ativar seu consumo para *mais* de 50% por dia;
- são os alimentos biogênicos, que fortalecem o desenvolvimento e o desabrochar da vida, e os bioativos, que ativam a vida;
- são os alimentos usados nas receitas da alimentação desintoxicante;
- são fáceis de digerir e seus nutrientes são rapidamente disponibilizados pela circulação sanguínea e demais líquidos corporais;
- são ricos em fibras, água estruturada, substâncias biologicamente ativas (vivas) e energias da Terra, do Sol, do cosmo e de Deus;
- são os chamados alimentos nutracêuticos;
- são depurativos: favorecem e tonificam todos os mecanismos de desintoxicação do corpo e da alma.

Alimentos de baixa vitalidade

Hora de diminuir! A ideia aqui é reduzir o consumo para *menos* de 50% por dia. E, a cada dia, menos.

- são os alimentos bioestáticos, que diminuem a vida, e os biocídicos, que matam a vida;
- exigem do organismo grande esforço para serem digeridos;
- desmineralizam e acidificam o organismo;
- dificultam a comunicação celular e o poder pensante;

- intoxicam e bloqueiam todos os mecanismos de limpeza do organismo, favorecendo a formação de acúmulos tóxicos na forma de placas, mucos, cristais e tumores;
- são pobres nutricional e energeticamente, resultando em astenia, desânimo e doenças.

CAPÍTULO 10

COMO SE DESINTOXICAR?

Mil vezes pequenos passos diários que um único grande passo maior do que a perna.

Jejum com sabedoria

Não tome como promessa, mas limpeza e felicidade andam juntas. Purificação e espiritualidade também são duplas dinâmicas. Um corpo que se mantém livre de impurezas está em pleno potencial de expansão, aprendizado e crescimento. Falamos sobre a importância da desintoxicação e raramente toquei na palavra jejum, que já vem carregada de um preconceito: passar fome! Realmente, há propostas de desintoxicação radicais, que chegam a propor jejum de água por muitos dias, associado a repetidas lavagens intestinais (enemas). Nossa tendência, então, é rejeitar essa ideia.

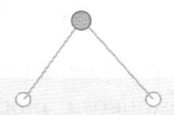

A alimentação equilibrada e rica em nutrientes é fundamental para uma boa saúde. Porém, o conhecimento milenar revela que a privação de alimentos, de maneira controlada, pode ativar os mecanismos de autodefesa das células, o que lhes garante maior longevidade, promovendo a cura e renovação do organismo.

Entretanto, quando buscamos informações, vemos outras técnicas agradáveis de jejuar, que demandam esclarecimento e método para um resultado vitorioso. O jejum radical é uma proposta de desintoxicação inviável para a maioria das pessoas, por apresentar inconvenientes para a prática solitária, como a possibilidade de sintomas desagradáveis de uma limpeza demasiadamente intensa.

Desmistificando o jejum

Segundo o dr. Gabriel Cousens em seu livro *Nutrição espiritual*:

O jejum é uma forma acelerada de restrição calórica, que diminui o estresse físico do excesso de demanda digestiva, juntamente com redução das tensões emocionais, psicológicas, espirituais e do estresse ambiental. O jejum espiritual é o ajuste ideal para ativar a regeneração e juventude dos genes. E os resultados que vemos estão em completo alinhamento com os achados da pesquisa de restrição calórica do dr. Stephen R. Spindler.

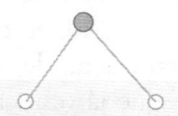

> A pesquisa do dr. Stephen R. Spindler, professor de bioquímica da Universidade da Califórnia (Estados Unidos), é, talvez, a primeira a mostrar que a restrição calórica pode, realmente, ativar os genes do rejuvenescimento e, literalmente, reverter o processo de envelhecimento. E mais: em apenas algumas semanas de prática!

O básico de um jejum é previamente descontinuar o consumo de alimentos bioestáticos e biocídicos e, durante o processo de limpeza (que pode durar de um até vários dias), ingerir somente alimentos líquidos e frugais: água, sucos de frutas com hortaliças, frutas frescas e maduras, caldos, infusões etc. Simples: parar de comer facilita a limpeza e cura do organismo. Perceba como ficamos sem apetite quando estamos enfrentando uma doença aguda – a sabedoria do organismo é natural e instintiva.

Se quiser saber mais sobre o tema, acesse o link ou o QR Code a seguir mirando a câmera do seu celular.

https://www.docelimao.com.br/site/desintoxicante/alimentacao-viva/2910-enzimas-um-segredo-de-saude-e-longevidade.html

> *"Jejum, a melhor maneira de reativar a expressão genética do amadurecer rejuvenescendo (youthing)."*
>
> – Blog Dr. Gabriel Cousens

Se quiser saber mais sobre o tema, acesse o link ou o QR Code a seguir mirando a câmera do seu celular.

https://www.docelimao.com.br/site/desintoxicante/principios/2907-comer-pouco-e-longevidade.html

Pesquisas apontam o jejum anual por uma semana como medida espantosa na profilaxia de inúmeras doenças. No caso de doenças graves, fica proibido lançar-se em um jejum sem orientação. Entretanto, a pessoa saudável poderá praticar sem perigo jejuns cada vez mais intensos e frequentes, desde que respeite as seguintes passadas amorosas:

- reduzir gradualmente o consumo dos alimentos bioestáticos e biocídicos. Na véspera do jejum, consumir somente alimentos biogênicos e bioativos;
- jejuar somente com líquidos (ver as diversas possibilidades adiante);
- voltar ao consumo de alimentos sólidos gradualmente. Iniciar por frutas, depois hortaliças, e assim sucessivamente.

Dessa forma será fácil e os sintomas mais intensos podem não ocorrer, embora ainda sejam possíveis. A passagem brutal da alimentação diária ao jejum propriamente dito deve ser evitada, para não criar choques desagradáveis nas funções fisiológicas. Durante o jejum deve-se excluir a ingestão de alimentos sólidos e incluir os alimentos líquidos, como água ou outros, preferencialmente frescos e crus. Quantidade? Segundo a sede, desde que seja normal. Um organismo intoxicado exige uma demanda de dois a três litros de líquidos por dia. O jejum é um momento ideal para apreciar nossos alimentos mais importantes: o ar, o Sol e a Terra. Estar ao ar livre, respirar e relaxar, mexer com a terra e com as plantas, ter atividades criativas. Desacelerar e permanecer em contato com a natureza são atitudes que vão tornar o jejum mais agradável e inesquecível.

Em geral, a fome é desativada após um ou dois dias de jejum completo. Se a etapa 1 de redução de alimentos tiver sido respeitada, e o número de dias da desintoxicação foi prudentemente planejado, o jejum tende a ser uma experiência vitoriosa. Podem ocorrer alguns sintomas suportáveis e momentâneos, que revelam a intensidade da eliminação, mas que podem ser ajudados por dinâmicas integrativas. Entretanto, se a eliminação for muito intensa, a presença de um profissional experiente faz-se necessária.

TABELA 11

Possíveis sintomas do jejum	Ação
Mau hálito e gosto desagradável na boca	Escovar delicadamente os dentes, gengivas e língua. Gargarejar com um chá de ervas e gotas de limão. Respirar.
Hálito com forte odor de acetona	Realizar uma lavagem intestinal.
Odor corporal desagradável	Escovar a pele a seco. Banho de chuveiro frequente com sabonete fitoterápico.
Nariz entupido	Lavar o nariz com soro fisiológico (aspergir e cuspir). É recomendável usar a lota, que é uma peça cerâmica utilizada pelos praticantes de yoga para limpar vias aéreas, para otimizar as práticas respiratórias e de meditação (veja mais em www.lota.com.br).
Cheiro de bile (amargo)	Realizar uma lavagem intestinal.
Dor de cabeça e/ou náuseas	Usar a bolsa de água quente na região do fígado (lado direito do ventre) e tomar chá depurativo.
Urina escura e com odor intenso	Beber mais líquidos. Deitar-se com as pernas para cima.
Insônia e cansaço	Relaxar com exercícios ao ar livre. Respirar (ver exercícios divinos de cura nas páginas 170 a 181).
Dores agudas, febre, frio	Aplicar compressa fria ou bolsa de gelo. Banho quente, ofurô, sauna, fricções, bolsa de água quente, exercícios, yoga.

O jejum nos traz uma consciência corporal inédita, que nos permite reconhecer o próprio corpo e os mecanismos de controle do seu bem-estar. Durante o jejum é comum emergirem emoções antigas em alguns momentos, que estavam havia muito abafadas pelo ato de comer, recurso poderoso para suprimir a expressão dessas velhas emoções. Elas podem (e devem) ser canalizadas com atividades de catarse (limpeza) como: espreguiçar, bocejar, chorar, fazer caretas, gritar, bater em uma almofada, sapatear, dançar, rasgar papéis velhos, rabiscar etc. Estabeleça um tempo para essa liberação, que não deve ser maior do que dez minutos. Isole-se para evitar constrangimentos.

Transtornos físicos e emocionais durante o jejum podem realmente acontecer. Por outro lado, no plano mental, a lucidez que se manifesta é de surpreender. E o humor? Fica excelente! No plano espiritual, acontece uma grande receptividade ao sexto sentido e toda sabedoria que ele nos traz. Para voltar à alimentação, é só inverter o processo. Cuidado! Por mais curto que tenha sido o período de jejum, é preciso comer pouco, pois o organismo só vai suportar pequenas quantidades de alimento. Preste atenção ao que os seus cinco sentidos estão "falando", pois o corpo vai apontar o alimento que realmente deseja. Deixe o instinto alimentar – agora renovado – escolher entre uma fruta ou hortaliça, e esse mecanismo continuará funcionando cada vez melhor depois de um jejum bem-feito.

Atenção! Algumas técnicas recomendam encerrar o jejum apenas depois de uma liberação total das toxinas: língua limpa, urina incolor e a fome orgânica (fome verdadeira) chegando; mas o ideal é aprender a se desintoxicar aos poucos, iniciando com os pseudojejuns diários, depois os de curta duração, até os planos mais longos. Se um jejum ultrapassa a capacidade individual de controle, o retorno será acompanhado de muita fome. Ou seja, tudo o que é radical tende ao fracasso. A volta bem controlada evita um dos perigos do jejum, ou seja, o ganho de peso provocado pela retomada rápida da alimentação. Apesar de o jejum não ser uma proposta de emagrecimento, a perda ou o ganho excessivo de peso não devem ser encarados como um fenômeno saudável.

Algumas das várias técnicas de jejum

Existem diversas técnicas de jejum e de lavagem intestinal. São dinâmicas independentes, que podem ser usadas em conjunto ou separadamente. Entretanto, em um trabalho de desintoxicação intensiva, uma ou duas lavagens intestinais podem acelerar o processo de limpeza e cura. Entre as técnicas de jejum relacionadas a seguir estão destacadas, em itálico, as dinâmicas recomendadas na alimentação desintoxicante. Quanto às técnicas de lavagem intestinal, sem me aprofundar no tema, faço uma tabulação simplificada de algumas das possibilidades que considero interessantes. Algumas técnicas de jejum:

- somente com água solarizada (QR Code na página 60) e vitalizada com ervas;
- com sucos de frutas e/ou de hortaliças (salsão, funcho);
- com o suco diluído de um único tipo de fruta (uva, limão, laranja, maçã, melancia, melão etc.);
- com chás de ervas;
- com caldos de legumes crus ou cozidos;
- com Rejuvelac (ver receita na página 216);
- mastigar e não engolir o alimento.

Técnicas de lavagem intestinal

Também denominado enema, enteroclisma ou clister, trata-se da introdução de água no ânus (retoesigmoide) para lavagem intestinal, purgação ou administração de medicamentos por meio de uma sonda retal. Importante que seja predominante de água e tenha a temperatura controlada de 37 a 40 °C. Seus benefícios são muitos e vão desde desintoxicação rápida, redução de febres e até limpeza hepática. Mas, apesar de milenar, é preciso conhecimento para a sua prática segura: desde o tipo até a frequência.

> Minha sugestão é que a escolha e o acompanhamento dos primeiros enemas sejam realizados com a presença de uma pessoa ou profissional experiente. Para saber mais sobre o assunto, acesse o link a seguir ou utilize a câmera do seu celular para utilizar o QR Code.
>
> https://www.docelimao.com.br/site/desintoxicante/os-5-sistemas-excretores/2909-como-realizar-um-enema-em-casa.html

Enema simples – lava eficazmente todo o intestino grosso (cólon), usando somente água filtrada e morna.

Lavagem com café – um enema rápido com uma decocção diluída de café descafeinado para evitar taquicardias (duas a quatro xícaras de café coado para dois litros de água).

Lavagem com ervas – um enema com uma decocção de ervas na mesma proporção daquela feita com café. As ervas mais sugeridas são a sálvia, o confrei, a raiz de bardana, a erva-de-bicho etc.).

Irrigação retal – lava somente o reto e o último trecho do cólon descendente. Para tanto, existem kits à venda em farmácias – clister ou enema intestinal. Já vêm prontos (fosfato de sódio monobásico + fosfato de sódio dibásico) em uma embalagem tipo bisnaga de 130 ml.

Irrigação do cólon ou hidrocolonterapia – uma lavagem complexa, mas eficaz de todo o cólon (descendente, transverso e ascendente) por meio de um sistema fechado de lavagem intestinal. Usa-se um aparelho e são necessárias pelo menos dez sessões, sempre realizadas com um profissional especializado.

Purgantes – ingestão de um chá forte de ervas laxativas como o sene ou uma água rica em sais purgativos de epsom (sulfato e hidróxido de magnésio).

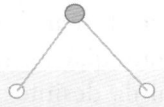

Não tome nenhum medicamento sem orientação médica ou de um profissional especialista em enemas e detox.

Quando é indicado o jejum?

Os lixos tóxicos da vida moderna são inevitáveis. Por mais saudáveis que sejam nossos hábitos, o processo de intoxicação de nosso sistema – corpo, mente, emoção e espírito – é diário.

A aceleração das últimas décadas exige demais do nosso corpo e a possibilidade de se desintoxicar representa uma pausa, um tempo para nós mesmos, nossa diferenciação de toda essa correria, uma profilaxia. Nesse tempo abre-se o potencial de dialogarmos com a alma, com os cinco sentidos, e despertarmos a percepção de nosso próprio corpo, da qualidade de nossa presença no mundo.

Depois de aprender, poderemos jejuar a qualquer tempo ou lugar, mantendo uma vida ativa – na proposta original da alimentação desintoxicante, o jejum matinal diário com os sucos desintoxicantes pode ser incorporado na rotina, tranquilamente. Podemos jejuar um dia por semana, um fim de semana por mês, nos solstícios e equinócios, ou quando há uma mudança no ritmo de vida. Falta de apetite ou desejo exagerado de estimulantes são sinais do corpo pedindo que as funções digestivas tenham um período de alívio. Podemos jejuar quando simplesmente sentimos necessidade.

É importante buscar uma desintoxicação quando aparecem sintomas de um resfriado, corrimento ou de outro problema repetitivo interferindo na sua saúde. Isso é sintoma de um sistema imunológico fragilizado. O jejum também será útil quando o emocional estiver descompensado e raiva, mágoa, ansiedade e frustração estão nos consumindo. Também, quando não conseguimos sair de um vício: fumar, beber, ver televisão, jogar, pensar em sexo, fazer musculação, reclamar etc. Emagrecer não é a proposta original da desintoxicação, mas quão intoxicado está um corpo com excesso de gordura corporal? Como ele chegou a esse excesso? O que esse excesso alimentar está abafando? Devemos jejuar mesmo quando nos sentimos bem, para não pararmos de crescer e evoluir! **Desintoxicar-se é sempre bom porque, na essência, é uma decisão 100% espiritual.**

As quatro propostas de jejum da alimentação desintoxicante

Procurando ser sensata, prática e objetiva, criei três dinâmicas de jejum que podem ser intensificadas de acordo com a necessidade pessoal. A primeira é iniciar o dia com sucos desintoxicantes. Não é precisamente um jejum porque, trinta minutos após a ingestão do suco desintoxicante, o praticante está liberado para a sua alimentação habitual, ou seja, seu desjejum matinal.

O interessante dessa proposta é que pode ser iniciada de imediato, é 100% viável e todos podem praticá-la diariamente, sem enfrentar dificuldades estressantes. Basta que haja comprometimento, ingredientes e um liquidificador. Também pode (e deve) ser usada como primeiro estágio para as outras dinâmicas desintoxicantes, mais intensas e profundas. O poder da desintoxicação cresce a partir de sua prática efetiva, com método, e, quanto mais intensa for, mais delicada e planejada de praticar será.

Nossos hábitos e crenças alimentares são tóxicos e o ideal é aprender a jejuar progressivamente para evitar que o organismo passe por mudanças muito bruscas. Imagine: existem pessoas que leem meu livro e que nunca tiveram o hábito de consumir alimentos frescos e crus, menos ainda os sucos de hortaliças. Como pedir para elas um jejum de água, sol e ar? Seria uma violência, com pouca chance de sucesso. Antes de fazer uma desintoxicação completa, recomendo experimentar o pseudojejum desintoxicante, o "banho interno diário".

1. Jejum matinal: banho interno diário com sucos desintoxicantes

A proposta original da alimentação desintoxicante é o desjejum matinal com os sucos preparados com alimentos biogênicos e bioativos: os sucos verdes e vivos. Fique tranquilo, pois as receitas desses sucos encontram-se no capítulo 14. Nesse momento, o importante é conhecer essa possibilidade superprática e fácil de realizar.

Os sucos verdes vivos contêm, em uma forma de fácil assimilação, todas as substâncias vivas de que o organismo necessita para sua regeneração: os biogênicos expandindo a vida, e os bioativos ativando a vida. Perfeito. Tudo o que um corpo intoxicado não tem (ou tem parcial) é vitalidade, nutrição e harmonia metabólica. Assim, ao ingerirmos esses sucos frescos diariamente pela manhã, logo ao despertar, facilitamos os seguintes benefícios: nutrição, alcalinização (mineralização) e desintoxicação. Essa dinâmica é bem inteligente, porque é justamente no período da manhã que o organismo tem a intensidade metabólica da eliminação. Assim, aproveitando essa predisposição natural do organismo, colaboramos e potencializamos todo o seu processo de depuração.

Pronto! Instalamos um hábito simples de desintoxicação diária. Iniciamos uma cumplicidade com os órgãos de eliminação, que farão o que eles mais sabem: o que é bom fica, o que é veneno (ou excesso) rapidamente sai. Considere a ingestão desse suco desintoxicante no desjejum como um pseudojejum: é o seu banho interno matinal e diário. A ideia é instalar uma nova consciência corporal, o resgate da memória celular. O hábito de consumir os sucos desintoxicantes no desjejum vai, gradualmente, acordar o organismo, suas células e sistemas. Com o tempo, você, naturalmente, buscará novos alimentos, novos hábitos. Esse pseudojejum pode ter dois propósitos. Conheça-os a seguir.

Programa construtor de saúde (um suco diário)

Sua finalidade é dar um ponto de partida, trazendo o máximo da nutrição e do poder depurativo para o desjejum matinal diário. Seu foco é apenas essa primeira refeição do dia. Em jejum, tomar de um a dois copos de suco desintoxicante ou sumo de clorofila. Após vinte a trinta minutos, realizar a refeição matinal habitual ou um lanche desintoxicante. Importante: praticar no mínimo dois dos dez rituais descritos no próximo capítulo.

2. Tonificar o sangue e o sistema imunológico (três sucos diários)

Programa de longo prazo de redução da intoxicação do corpo como um todo. Ativa a vitalidade e o sistema imunológico a partir de uma alimentação natural mais concentrada em alimentos vitalizantes e nutridores. Em jejum, tomar de um a dois copos de um suco desintoxicante ou um sumo de clorofila. Depois de vinte a trinta minutos, tomar um lanche desintoxicante. De trinta a sessenta minutos antes das refeições principais, tomar um copo de suco desintoxicante (ou nos intervalos da manhã e da tarde). Tomar um chá digestivo após as refeições principais. Tomar chás desintoxicantes ao longo do dia. Importante: praticar no mínimo três dos dez rituais descritos no próximo capítulo. Ver receitas, capítulo 14.

3. Jejum intensivo de um ou mais dias (semanal, quinzenal ou mensal)

O que fazer quando tudo complicar, com decisões importantes a tomar com relação à saúde, à vida amorosa ou à profissional? Você decidiu dar um basta em algum vício ou acaba de sair de um tratamento alopático violento e intoxicante. Acabou de sair de um relacionamento difícil. Vai prestar um exame ou concurso. Quer iniciar uma gravidez. Mudou de casa, cidade, escola, curso ou profissão. Chegou o solstício ou equinócio. Enfim, há mudanças importantes pela frente.

Nesses casos, escolhemos um dia inteiro (ou mais) – um sábado e domingo, para quem trabalha com horários rígidos –, ou mesmo um dia no meio da semana, para quem tiver essa possibilidade. Chegou a hora de fazer um jejum verdadeiro. Para isso, são necessários planejamento e vivência daquelas três etapas descritas: reduzir os alimentos sólidos, jejuar só consumindo líquidos por um dia ou mais, e voltar lentamente a ingerir alimentos sólidos.

As sugestões de planejamento descritas a seguir são de intensidade crescente, mas sugiro que você não ultrapasse os quatro dias de líquidos, caso pretenda jejuar sozinho. Para períodos maiores, sugiro a prática em grupo e com a assessoria de profissionais preparados. Recomendo também iniciar a prática do jejum pelo planejamento de três dias e passar ao seguinte somente quando estiver mais experiente.

TABELA 12

Esquema	Planejamento
3 dias	1 dia reduzindo os alimentos bioestáticos e biocídicos. 1 dia de jejum com sucos, chás ou sopas desintoxicantes. 1 dia de retorno gradual aos alimentos sólidos.
7 dias	2 dias reduzindo os alimentos bioestáticos e biocídicos. 3 dias de jejum com sucos, chás ou sopas desintoxicantes. 2 dias de retorno gradual aos alimentos sólidos.
9 dias	3 dias reduzindo os alimentos bioestáticos e biocídicos. 3 dias de jejum com sucos, chás ou sopas desintoxicantes. 3 dias de retorno gradual aos alimentos sólidos.

Durante os dias estipulados de jejum, a pessoa deverá ingerir somente líquidos, como água solarizada (QR Code na página 60) vitalizada com ervas, sucos, chás ou sopas desintoxicantes. Lembre-se de que, nessa etapa, deve ser evitado o excesso de fibras, então os sucos tem de estar coados ou passados pela centrífuga e as sopas serão somente caldos. A dinâmica da desintoxicação intensiva necessita de mais programação, disciplina e coragem e é muito válida, mesmo para quem já faz uso dos sucos desintoxicantes diariamente.

Programa de limpeza intensiva

Em jejum: tomar o suco desintoxicante ou um sumo de clorofila.

Intervalo matinal: sumo de clorofila, suco ou chá desintoxicante.

Almoço: sopa desintoxicante (somente o caldo cru ou cozido dos legumes e hortaliças).

Intervalo vespertino: suco desintoxicante ou sumo de clorofila.

Jantar: sopa desintoxicante (somente o caldo cru ou cozido dos legumes e hortaliças).

Ao longo do dia: água solarizada (QR Code na página 60) e vitalizada com ervas e chá desintoxicante.

Importante: praticar um mínimo de cinco dos dez rituais descritos no próximo capítulo. Veja as opções de receitas no capítulo 14 e leia sobre os alimentos que curam no capítulo 13.

4. Jejum intensivo de quatro dias: preparo para rituais, equinócios e solstícios

Aqui também há de ser feito um planejamento considerando três dias de preparo, quatro dias de jejum e três dias de retorno aos alimentos sólidos, totalizando dez dias. Trata-se de uma dieta de limpeza praticada pelos índios sêneca.

TABELA 13

Dias	Preparos
Primeiro	Sucos somente de frutas diversas
Segundo	Chás de ervas diversas
Terceiro	Sucos de hortaliças
Quarto	Caldo de legumes (cru ou cozido)

Cada dia tem o propósito de viabilizar um efeito diferente de limpeza. No primeiro dia, a função depurativa das frutas provocará a limpeza dos intestinos. No segundo, há liberação de toxinas e sais minerais em excesso. No terceiro dia ocorre a regeneração do sistema digestório, que recebe fibras e sais minerais. E, no quarto dia, acontece a nutrição do sangue e da linfa.

Veja as opções de receitas no capítulo 14 e leia sobre os alimentos que curam no capítulo 13.

Extra. Jejum intermitente ou dieta com restrição calórica

Este tema virou moda quando várias pessoas famosas relataram histórias de emagrecimento rápido. Mas, saindo desta influência dos modismos e permanecendo no propósito do saudável, que é se alimentar com qualidade e menor quantidade (menos calorias), o método mais comum é praticar o jejum intermitente diariamente, por dezesseis horas, ficando as outras oito horas livres para alimentação.

Uma ideia seria o suco verde vivo (sempre coado) pela manhã em jejum, almoçar e jantar dentro dessas oito horas, e o restante do tempo jejuar com apenas água, sucos verdes vivos e chás digestivos.

Eu, pessoalmente, creio que com o tempo não há a menor necessidade de criar um mecanismo para que você cumpra o jejum. Alimente-se quando tiver fome dentro dessas oito horas. E, quando o organismo se acostumar, ligará o piloto automático: você nem vai se lembrar de que está jejuando.

E mais que isso, será uma oportunidade de vivenciar literalmente a restrição calórica e todos os seus benefícios, que aparecem muito rápido!

Sugiro aprofundar este tema assistindo ao vídeo do professor de Neurociência na Universidade Johns Hopkins (Estados Unidos), dr. Mark P. Mattson, também chefe do Laboratório de Neurociências do Instituto Nacional sobre Envelhecimento (National Institute on Aging): "Por que o jejum turbina o cérebro".

Acesse o vídeo a partir do link ou apontando a câmera do seu celular para o QR Code.

https://www.docelimao.com.br/site/desintoxicante/2925-por-que-o-jejum-turbina-seu-cerebro.html

Sugiro também se aprofundar no assunto tendo como base o excelente vídeo da dra. Ângela Xavier (farmacêutica e bioquímica): "Verdades sobre o Jejum Intermitente".

Acesse o vídeo a partir do link ou apontando a câmera do seu celular para o QR Code.

https://www.docelimao.com.br/site/desintoxicante/principios/2970-verdades-sobre-o-jejum--intermitente.html

CAPÍTULO 11

ESTABELECENDO NOVOS RITUAIS

*Perceba os sentimentos e os pensamentos
que você hospeda em sua mente: medite.*

Bem, chegou a hora de começarmos a praticar a alimentação desintoxicante. Os maiores benefícios desse hábito derivam de um novo estilo de vida, que inclui alguns rituais. E por rituais quero dizer disciplina, e não rotina, monótona; trata-se de uma experiência de descobertas e muita criatividade. Uma das melhores coisas que acontecem no caminho da espiritualidade é a criação de rituais que nos darão suporte para encontrarmos nosso centro, nosso eixo, nessa constante busca pela reconexão com nosso eu interno.

Em vez de simplesmente cuidar dos afazeres, sem pensar ou prestar atenção, o ritual confere um senso de propósito e qualidade de presença às nossas ações. Os rituais exaltam nossa consciência, sensibilidade e receptividade. A maneira como nos alimentamos, trabalhamos, fazemos nosso asseio, meditamos ou até mesmo preparamos nossos alimentos, todas essas ações serão encaradas como rituais. Quando as elevamos do ordinário ao sagrado, dando à nossa vida um senso de finalidade, nosso corpo percebe que está sendo tratado como um verdadeiro templo de nossa alma, e isso possibilita uma experiência de evolução até a felicidade e a paz. Você não precisa praticar todos os rituais aqui propostos, mas selecione aqueles dois ou três que você mais aprecia para vivenciar diariamente. Depois de um mês, vá alterando para as outras possibilidades.

Escovar a pele

Escolha o melhor momento do dia, mas separe pelo menos cinco minutos de atenção ao seu corpo. Adote o ritual de escovar a pele a seco e com suavidade, utilizando uma escova de cerdas macias. Sua pele é um grande órgão de eliminação, merece atenção especial. Devemos fazer de tudo para manter o sangue circulando vigorosamente, poros abertos e limpos, pele viçosa. Isso significa limpeza das células mortas da pele, bem como direcionar as toxinas para a sua superfície, ativando a produção de novas células saudáveis. A escovação por todo o corpo vai estimular a circulação, dando uma sensação de renovação, frescor e vitalidade. Uma sugestão: mantenha essa escova ao lado da cama. É fantástico despertar o corpo pela manhã com essa massagem. Essa escovação é somente corporal – evite o rosto. Mesmo com escova macia, tem ação esfoliante e deve ser feita uma vez por semana. Após a escovação, leve-a para ser higienizada no sol forte da manhã.

Banho consciente

Qual é o momento de maior intimidade que o ser humano tem consigo mesmo em estado consciente? Sem a menor dúvida, é na hora do banho. Atualmente, esse sagrado momento, de simbologia tão profunda, está quase esquecido pela cultura ocidental e merece ser repensado. Não importa o tempo gasto no banho, mas sim a sua capacidade de transformá-lo, de modo consciente, em uma vivência de encontro e percepção de seu próprio corpo, ocasião em que poderá meditar, refletir, limpar e harmonizar suas energias. Utilize o banho como uma redescoberta integral do seu ser.

 O banho é um belo ritual de limpeza e purificação. A água morna estimula os poros a se abrirem em grandes dutos por onde as toxinas poderão sair. A escovação retirou as células mortas, o banho morno relaxou tensões e dilatou os poros. A água tem propriedades curativas, trata-se da hidroterapia. Você pode praticá-la em uma ducha, mas se tiver, ocasionalmente, banheira será bem especial. Existem muitas parafernálias divinas para enfeitar e curtir esse ritual. Usar velas, música, aromatizar é fundamental, além de utilizar um sabonete fitoterápico de ervas e argila. Para fechar, um óleo de massagem vegetal com óleos essenciais.

Banho de ofurô

Trata-se de um banho quente tradicional no Japão, que se caracteriza pela imersão em uma banheira de madeira (também denominada furô), com inúmeros benefícios para a saúde, entre eles: melhora da circulação sanguínea, desintoxicação da pele, estímulo da atividade celular e tonificação deste sistema excretor. Indicado para pessoas que têm problemas de pressão, dificuldades intestinais, mau funcionamento e doenças articulares, como artrites, artroses e reumatismo.

Os banhos são incrementados por óleos essenciais, sais, velas e música suave para relaxamento, que promovem também um alívio do estresse e da tensão muscular.

Importante lembrar que a permanência não deve ultrapassar trinta minutos, quando a pressão arterial poderá baixar demais, provocando desmaio.

Sauna como ferramenta terapêutica

Banhos de sauna podem ser utilizados de maneira muito eficaz para a eliminação de toxinas via sistema cutâneo. Excelentes para mobilizar também todo o sistema cardiovascular e respiratório. Com tudo isso acontecendo, viabilizam e aceleram a mobilização de xenobióticos hidro e lipossolúveis. Quando as saunas são usadas para reduzir a pressão arterial e melhorar o fluxo sanguíneo e o funcionamento cardíaco, sessões curtas de quinze minutos são ideais. Quando se quer aumentar a mobilização de metais pesados e xenobióticos, são necessárias sessões mais longas e monitoradas por um médico. Mas, no geral, os banhos de sauna são seguros, eficazes e devem ser usados com mais frequência para beneficiar a nossa saúde e a de pacientes especiais. Recomendo a frequência de utilizar a sauna uma vez por semana.

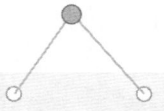

> Xenobióticos são compostos químicos estranhos ao organismo humano, geralmente produzidos pela indústria ou pela natureza, por meio de vegetais e fungos. Podem ser enquadrados em diversas categorias, como pesticidas agrícolas, inseticidas, plásticos, produtos de limpeza e fármacos. Nossa sociedade utiliza esses compostos regularmente, sob várias formas, inclusive como medicamentos e antibióticos.

Escalda-pés

Este não é um hábito indicado para ser diário, mas, quando necessário, vale a pena usá-lo até alcançar o seu objetivo, quando perceber que as coisas estão aceleradas e passando um pouco dos limites. Mensagem embutida: pare, relaxe, elimine as toxinas e durma! As toxinas do corpo seguem a lei da gravidade, acumulando-se nas pernas, nos pés e nas mãos e, normalmente, procuram sair gradualmente por meio da pele. O sulfato de magnésio (o famoso sal amargo), quando usado em um escalda-pés, corrói essas toxinas, que são, então, eliminadas na água. Esse procedimento é indicado em casos de intoxicações mais acentuadas e pode ser aplicado na forma de escalda-pés ou banho de imersão. Como qualidade energética, ele purifica e regenera.

Como fazer: feche portas e janelas para evitar correntes de ar; evite movimentos desnecessários, conversas e presença de pessoas não relacionadas ao tratamento; use uma bacia, balde ou similar, grande o suficiente para conter os pés de modo confortável; encha o recipiente com água quente (sem exceder os 40 °C) na quantidade certa para cobrir por completo os tornozelos e dissolva de três a cinco colheres (sopa) de sulfato de magnésio; sente-se confortavelmente, usando roupas folgadas e cobrindo os joelhos; mergulhe aos poucos os pés na água e cubra as pernas com uma toalha; coloque um agasalho ou manta nas costas. Ao final, enxágue os pés com água fria e pura, para interromper o processo de corrosão das toxinas; seque bem os pés, calce meias e vá direto para a cama, cobrindo-se adequadamente.

É recomendável beber um copo de água morna antes do escalda-pés e manter, durante sua aplicação, uma compressa de água fria na cabeça para refrescá-la, direcionando o sangue para outras partes do organismo. Renove a compressa sempre que ela se aquecer. A duração é de dez a quinze minutos, não devendo ser demorado, para que as toxinas liberadas não retornem ao corpo. Frequência ideal: uma vez a cada quinze dias. Quando necessário: uma vez por dia, geralmente à noite, antes do sono, até o desaparecimento dos sintomas.

Banho de imersão: para completar a purificação realizada com o escalda-pés, uma vez por mês pode-se fazer um banho de imersão. A quantidade de sulfato de magnésio indicada é de meia xícara (chá) para uma banheira com água morna. Pode-se acrescentar ervas medicinais e óleos essenciais aromáticos para complementar a ação terapêutica do sal amargo. Igualmente, o banho não deve ser prolongado (de vinte a trinta minutos) e é importante o enxágue com água pura ao terminar.

Opções de ervas medicinais para banho

Camomila: os resultados desse banho você nota imediatamente, pois ele dá profunda sensação de repouso e faz uma limpeza completa em sua pele.

Hortelã: perfeita para tonificar os músculos e renovar as energias. Além disso, a hortelã contribui para amaciar a pele e tem um excelente efeito desodorizante.

Alfazema: o banho de alfazema tem uma grande vantagem, pois você já sai dele suavemente perfumado. Para hidratar o corpo, pingue na água do banho cinco ou seis gotas de óleo de amêndoas doce.

Sálvia: erva de efeito anti-inflamatório, que ajuda a combater cravos e espinhas. O banho de sálvia é recomendado especialmente para quem tem pele oleosa.

Flor de laranjeira: o banho com essa erva dá uma gostosa sensação de frescor e descanso. A flor de laranjeira é também adstringente e fecha os poros excessivamente dilatados.

Melissa: também conhecida como erva-cidreira, proporciona um banho repousante e perfumado. Tomado antes de dormir, garante um sono tranquilo.

Meditação e terapia do riso

A maioria de nós já ouviu dizer que orar é falar com Deus, mas meditar é escutar Deus. Nesse caminho de busca da evolução e purificação, precisamos muito escutar as ajudas que vêm em resposta aos nossos pedidos. Se você anda furioso com a vida ou está ansioso, preocupado, é porque não está escutando os sinais. Como ouvir no meio de todo o barulho da vida cotidiana? Pois é! A meditação é aquela parada que a maioria das pessoas pensa ser perda de tempo, mas que nos dá a oportunidade de relaxar a mente e escutar aquilo de que precisamos para que possamos conduzir nossa vida de uma forma mais lúcida, assertiva, serena e satisfatória. A meditação é um ritual de cura em si mesma, uma dose diária de luz e consciência.

Quando meditamos nos distanciamos das preocupações e, sem distrações, criamos um espaço de quietude no qual poderemos encontrar paz, embasamento, energia, vivacidade e, mais importante, novas respostas. Como praticar? Acredite: todos os rituais aqui propostos podem ser usados como práticas de meditação. Especialmente, recomendo que, ao se levantar, durante o asseio matinal, você pratique cinco minutos de terapia do riso. Basta se posicionar diante do espelho e começar a rir.

Faça caretas, piadas de você mesmo. Pode acontecer de, no início, ser forçado, mas logo você vai perceber que a ferrugem vai saindo, ficando no lugar um sorriso mais espontâneo. Se quiser julgar, julgue, mas ria do seu juiz interno. Abra bem os olhos e, rindo, procure encontrar-se com sua alma. Afinal, os olhos são as janelas da alma e, segundo Buda, é lá que se inicia nosso bom humor.

Silêncio sagrado

Ultimamente o silêncio é verdadeira bênção. Esse é um ritual que devemos praticar inúmeras vezes ao longo do dia: tomarmos alguns momentos de silêncio como forma essencial de nos conectarmos com uma fonte inesgotável de energia. O verdadeiro silêncio é um ato espiritual, que nos ajuda a perceber como desperdiçamos energia neste mundo com tantas convenções sociais e robotização. Considero o silêncio o grande nivelador. Ele toma todas as nossas palavras, profundas e vazias, mistura-as e filtra o que não precisamos falar. Quando estamos prontos para falar outra vez, nossa voz soa mais pura, segura e equilibrada: verdadeira. Assim como os sucos e chás desintoxicantes limpam células, órgãos e sistemas, o silêncio limpa o emocional e a mente, banhando todos os espaços interiores em que ainda existem gritos, fúria, brados e outros ruídos de densidade. Reserve pelo menos quinze a vinte minutos por dia para desfrutar e exercitar o silêncio.

Guiberish: adeus ao velho

O Guiberish é uma técnica de meditação considerada um limpador potente do chacra da garganta: o laríngeo. Aproveito aqui a oportunidade para ensinar a você como praticar essa meditação, que aprendi na Índia, mas que é muito simples e precisa somente de um pouco de privacidade. O chacra da garganta é um ponto do nosso corpo que sempre precisa de muita limpeza. Afinal, é por ele que passa tudo o que engolimos (alimentos e sapos) e tudo o que colocamos para fora, principalmente por palavras e pelo riso. Precisamos cuidar muito do que deixamos entrar, e mais ainda do que deixamos sair por esse chacra.

Como funciona? Fique em pé ou sentado, feche os olhos e comece a emitir sons sem sentido; faça qualquer som de que você goste ou que venha naturalmente. Deixe fluir, mas não fale em uma língua específica, nem use palavras que você conheça. Permita-se expressar o que quer que precise ser expressado dentro de você. Coloque para fora os sapos e teias de aranha já mumificados. Jogue tudo fora, fique totalmente louco. Fique louco conscientemente. A mente pensa em termos de palavras, em termos lógicos. Portanto, enlouqueça a mente, por absoluta falta de senso. O Guiberish, usando uma linguagem sem nexo, ajuda a quebrar esse padrão de verbalização lógica. Sem suprimir seus pensamentos, você pode jogar fora muita energia velha estagnada no laríngeo.

Tudo é permitido: cantar, chorar, gritar, berrar, murmurar, exprimir sons loucos. Deixe seu corpo fazer o que quer que ele queira: pule, deite-se, ande, sente-se, dê pontapés, e assim por diante. Certamente, virão inúmeras vezes sensações de tosse; vá em frente; não deixe acontecer espaços vazios. Se você não encontrar sons para *guiberishar*, apenas diga lá-lá-lá, mas não permaneça silencioso. Se você fizer essa meditação com outras pessoas, não se relacione nem interfira com elas de jeito algum. Fique apenas com o que está acontecendo com você, e não se importe com o que os outros estejam fazendo.

Você poderá realizar essa prática por cinco, dez ou até quinze minutos diários e observar o quanto a qualidade do seu chacra da garganta vai mudar. A prática do Guiberish liberta a voz de desculpas e justificativas tolas, acabando com o nosso péssimo hábito da procrastinação. Mais importante que tudo, após essa prática diária, ao nos conectarmos com palavras simples como os nossos sins e nãos, abre-se um portal para o encontro com nosso poder maior. Limpar e estar limpo significa aprender a dizer não a todas as coisas tóxicas que permitimos entrar em nosso corpo, em nossa mente, em nossa vida; significa dizer não a alimentos ruins, hábitos ruins, trabalhos ruins e relacionamentos ruins.

Se dissermos sim a vida toda, quando na verdade quisermos dizer não (e vice-versa), ficamos saturados de coisas que nos deixam doentes; é por isso que temos que praticar o Guiberish bem alto. Com o tempo você perceberá:

- sua expressão sendo mais clara e sua intenção corretamente escutada, entendida;
- que vai começar a dizer o que nunca ousou dizer antes, mas sairá cada dia mais suave;
- que parou de dizer as mesmas coisas velhas do mesmo jeito antigo.

Saiba mais acessando o vídeo a partir do link ou apontando a câmera do seu celular para o QR Code.

https://www.docelimao.com.br/site/meditacao-reflexao-e-respiracao/164-meditacao-guiberish.html

Caminhada mágica e meditativa

Eis aqui uma excelente oportunidade de curtir uma experiência ao ar livre, respirando e tomando sol. Quando caminhamos, temos a oportunidade de nos energizar, de estimular a liberação de toxinas, acelerando o processo de desintoxicação. Caminhar abre espaço na mente. Caminhar gera uma eletricidade específica para a manutenção e boa assimilação do cálcio nos ossos, ou seja, caminhar nos estrutura e não nos permite desestruturar. Trata-se de uma atividade física extremamente saudável, principalmente se feita ao ar livre, usando pouca roupa, tomando sol: produzindo vitamina D. O objetivo aqui não é correr ou ser um contemplador estático. Há de se imprimir um ritmo, com passadas firmes e conscientes. Nada de conversar enquanto caminha; nada de usar fone de ouvido; nada de celular. Aproveite para observar a natureza, as flores, flora e fauna; perceba o chão, a terra, as cores, os aromas e sons. Lembre-se de que você tem de transpirar e para isso são necessários trinta minutos, no mínimo. Durante a caminhada, procure refletir sobre seus objetivos de saúde e vida. Proponha-se uma frequência e respeite. Duas ou três vezes por semana estão legais para você?

Limpar as vias aéreas

Estados emocionais como ansiedade, mágoa, raiva, serenidade e felicidade têm um efeito poderoso sobre os padrões respiratórios. Quando estamos nervosos ou aborrecidos, sem nos darmos conta, paramos de respirar de maneira natural e esse padrão respiratório inadequado pode se tornar um hábito. Sempre que inalamos, enviamos oxigênio a cada célula do organismo. Ao exalar, expelimos resíduos como gás carbônico e outras toxinas gasosas ou arrastadas pelo vapor d'água. Ou seja, os pulmões e o sistema respiratório são poderosos canais de excreção.

A respiração também funciona como eficiente mecanismo de defesa natural contra germes, doenças e bactérias. Assim, uma respiração consciente é terapêutica e essencial em uma alimentação desintoxicante e para uma vida saudável. Ninguém jamais tentaria passar um dia sem respirar. No entanto, todos nós passamos dias, meses e até anos sem respirar bem.

Concluindo: se a respiração é fundamental para a qualidade dos nossos sentimentos, pensamentos, atitudes e para toda a fisiologia do nosso corpo físico, é pela respiração correta e consciente que podemos:

- expandir a consciência por intermédio de estados mais relaxados da mente, possibilitando aumentar a frequência e intensidade dos momentos de lucidez;
- mergulhar na inocência e na espontaneidade infantil, restaurando e corrigindo eventos passados;
- melhorar a oxigenação do cérebro;
- evitar o desequilíbrio emocional;
- melhorar a anatomia da boca e da face, favorecendo a expressão facial.

Com uma respiração eficaz, podemos administrar nossas emoções, transformando-as em bons sentimentos, bem como nossas relações. Faça uma experiência: antes de falar com uma pessoa, exercite a respiração consciente por alguns segundos e você verá o resultado. A respiração deve ser realizada somente pelo nariz, como nos dois exercícios básicos propostos a seguir.

Exercício I: respirar, meditar e observar

A respiração é um indicador do estado mental. Quando a mente está agitada, a respiração também estará; se a mente acalma, a respiração também se acalmará. Quando observamos nossa respiração, descobrimos que nossa mente e nosso corpo estão em um contínuo estado de agitação e desconforto.

A prática desse contato com a respiração por si só elimina as impurezas da mente. Assim, cada vez mais, vamos sentindo um alívio, e nossas preocupações deixam de existir. Quando nos aprofundamos nessa investigação de tensões e ritmos respiratórios, verificamos que a agitação e o desconforto estão presentes também nos níveis mais sutis. A observação da respiração é uma meditação universal que se baseia na profunda percepção de cada momento tal como é, na sua real dimensão.

Ao respirar lenta e pausadamente, procure observar, sem reação, seus pensamentos. Se você for dominado por alguma emoção muito forte ou sentir dores no corpo, tente apenas observá-las. Permita a manifestação de acordo com as leis da natureza. Assim como surgiram, desaparecerão. Apenas observe com paciência e serenidade. Ao compreendermos profundamente dentro de nós como o sofrimento é gerado, saberemos como eliminá-lo. Respirar é vida, é oxigênio entrando em nosso cérebro e nas células para nos dar energia.

Observe sua respiração cada vez mais serena e tranquila, mais profunda e ritmada, sem criar reatividade; apenas observe, observe e observe... Relaxe e sinta-se confortável. Feche os olhos e tente observar sua respiração. Vá relaxando as partes do corpo que estiverem tensas, apenas prestando atenção à respiração e percebendo seu corpo, sensações e sentimentos. Quando vierem os pensamentos, você provavelmente se esquecerá da respiração. Não se preocupe, ela é instintiva e você não vai morrer. Apenas desidentifique-se dos pensamentos e volte a observar a respiração, calma e serenamente. Pratique esse exercício diariamente por cinco, dez ou até quinze minutos.

Exercício II: pensamentos confusos e mente agitada

Na verdade, o homem alimenta-se muito mais pela respiração do que pelo alimento. Dizem alguns pesquisadores que 80% da sustentação do corpo humano está na respiração. No entanto, na atualidade, os indivíduos só inspiram 30% do ar que deveriam atrair para seus pulmões e órgãos. Conclusão: pensamentos confusos e agitados, falta de ar e "gás". É importante salientar que, somente a partir do momento em que, pela respiração, assumirmos o controle da entrada de vida e energia em nosso corpo físico, transitaremos para um novo estágio, permitindo que todos os nossos corpos se expandam.

Respire e inspire várias vezes. Com o dedo médio, tape a narina direita; inspire lenta e profundamente pela narina esquerda; solte o ar pelas duas narinas, com a boca fechada. Tape agora com o dedo polegar a narina esquerda. Inspire lenta e profundamente pela narina direita. Solte o ar pelas duas narinas, com a boca fechada. Repita o exercício várias vezes. Quando decidimos alterar nossa respiração, podem surgir bloqueios e impedimentos. Não desista. Faça o exercício respiratório regularmente, em horários programados, de preferência antes de dormir e ao acordar. Bastam alguns minutos. Não precisa inspirar com força; faça tudo com leveza e naturalidade.

Há um ditado que diz: "O hábito faz o monge". Assim, a busca de uma prática diária de reeducação respiratória irá, aos poucos, conferindo sua forma adequada de respirar. Com a expansão dos corpos, o espírito terá uma habitabilidade terrena superior, ampliando expressões e percepções.

Muito importante: vamos perdoar!

Após compartilharmos tantas possibilidades de autoconhecimento e a clareza do quanto é importante deixar sair para abrir espaço para atitudes e pensamentos novos, considero essencial o trabalho com o perdão. Todos nós sabemos que devemos perdoar: sem dúvida, uma decisão saudável e amorosa não só com o outro, mas, principalmente, conosco. Entretanto, temos tanta dificuldade para deixar sair a raiva, o rancor, a mágoa, a decepção, a dor e a tristeza.

Mas a verdade é que a falta de perdão dissipa muita energia, diária, frequente, que se manifesta no corpo físico, muitas vezes, em forma de doenças crônicas.

Então, como fazer para realmente perdoar alguém? Como esvaziar todas as bagagens pesadas que carregamos e que, até agora, nos mantiveram presos e paralisados?

Na mente desejamos perdoar, mas, quando vamos viver isso na prática, percebemos toda aquela dor ainda presente.

Em minha experiência, perdoar só é verdadeiro se houver um processo terapêutico de compreensão. O autoconhecimento e o amor são os mais poderosos instrumentos da compreensão. Compreender que você é cocriador do que acontece, compreender as fragilidades do outro. Não há necessidade de sermos amigos daqueles que nos magoaram, mas devemos deixar sair e seguir em frente. Vamos lá! Vamos perdoar para crescer.

Oração do perdão

A oração do perdão é um mantra usado para eliminar as toxinas emocionais que estão em nosso coração, mas, principalmente, em nossos pulmões (má-água ou mágoa), que impedem nossa maturidade, nossa expansão do InspirAr e ExpirAr. Essa oração foi ensinada pela filosofia Huna, dos indonésios, há mais de cinco mil anos. Vamos lá!

Buscando eliminar todos os bloqueios que atrapalham minha evolução, dedicarei alguns minutos para perdoar. A partir deste momento, eu perdoo todas as pessoas que, de alguma forma, me ofenderam, me injuriaram, me prejudicaram ou me causaram dificuldades desnecessárias. Perdoo, sinceramente, quem me rejeitou, me odiou, me abandonou, me traiu, me ridicularizou, me humilhou, me amedrontou, me iludiu.

Perdoo, especialmente, quem me provocou até que eu perdesse a paciência e reagisse violentamente, para depois me fazer sentir vergonha, remorso e culpa inadequada. Reconheço que também fui responsável pelas agressões que recebi, pois confiei várias vezes em indivíduos negativos, permiti que me fizessem de bobo e descarregassem sobre mim seu mau--caráter. Por longos anos, suportei maus-tratos e humilhações, perdendo tempo e energia, na tentativa inútil de conseguir um bom relacionamento com essas criaturas.

Já estou livre da necessidade compulsiva de sofrer e livre da obrigação de conviver com indivíduos e ambientes tóxicos. Iniciei, agora, uma nova etapa de minha vida, em companhia de gente amiga, sadia e competente; queremos compartilhar sentimentos nobres, enquanto trabalhamos pelo progresso de todos nós.

Jamais voltarei a me queixar, falando sobre mágoas e pessoas negativas. Se, por acaso, pensar nelas, lembrarei que já estão perdoadas e descartadas de minha vida íntima, definitivamente. Agradeço pelas dificuldades que essas pessoas me causaram, pois isso me ajudou a evoluir do nível humano comum ao nível espiritualizado em que estou agora.

Quando me lembrar das pessoas que me fizeram sofrer, procurarei valorizar suas boas qualidades e pedirei ao Criador que as perdoe também, evitando que elas sejam castigadas pela lei de causa e efeito, nesta vida ou em outras futuras. Dou razão a todas as pessoas que rejeitaram meu amor e minhas boas intenções, pois reconheço que é um direito que assiste a cada um repelir-me, não me corresponder e afastar-me de suas vidas.

Agora faça uma pausa, respire profundamente algumas vezes, para acúmulo de energia.

Agora, sinceramente, peço perdão a todas as pessoas que, de alguma forma, consciente e inconscientemente, eu ofendi, injuriei, prejudiquei ou desagradei. Analisando e fazendo julgamento de tudo o que realizei ao longo de toda a minha vida, vejo que o valor das minhas boas ações é suficiente para pagar todas as minhas dívidas e resgatar todas as minhas culpas, deixando um saldo positivo a meu favor.

Sinto-me em paz com minha consciência e, de cabeça erguida, respiro profundamente, prendo o ar e me concentro para enviar uma corrente de energia destinada ao EU superior. Ao relaxar, minhas sensações revelam que esse contato foi estabelecido.

Agora dirijo uma mensagem de fé ao meu EU superior, pedindo orientação, em ritmo acelerado, de um projeto muito importante que estou mentalizando e pelo qual já estou trabalhando com dedicação e amor.

Agradeço de todo o coração a todas as pessoas que me ajudaram e comprometo-me a retribuir trabalhando para o meu bem e o do próximo, atuando como agente catalisador do entusiasmo, prosperidade e autorrealização. Farei tudo em harmonia com as leis da natureza e com a permissão do nosso Criador eterno, infinito, indescritível, que eu, intuitivamente, sinto como o único poder real atuante dentro e fora de mim.
Assim seja, assim é, e assim será.

A recomendação é orar diariamente, após o banho ou antes de dormir. Jamais durma com o corpo físico sujo e sem alimentar a alma. Programe diariamente seu sono para conectar-se com sabedoria e consciência de luz, que o ajudem a expandir e crescer. Peça sempre que, durante o sono, você esteja protegido por seus anjos e pelos seus mestres de luz. Dessa forma, dificilmente você despertará sem energia; muito pelo contrário, acordará com vontade de viver e desfrutar com alegria o novo dia que se inicia.

Exercícios divinos de cura

Esses exercícios eram ocultos e praticados somente por mestres espirituais do Oriente. Nesta nova era, época em que todas as ciências ocultas estão à disposição de todos, o divino trabalho de respiração e harmonização corporal também ficou liberado. Chama-se, originalmente, *divine healing meditation* (meditação divina de cura) e cumpre muito bem aquilo a que se propõe: a cura. Tem a propriedade de harmonizar todos os meridianos, eliminando bloqueios físicos e energéticos do corpo físico e dos demais corpos. São sempre iniciados por um conjunto de exercícios respiratórios para:

- relaxar;
- abrir os alvéolos dos pulmões;
- permitir a entrada máxima de prana (energia cósmica).

Na sequência, faz-se um tapeamento de todo o corpo para:

- mobilizar a circulação dos líquidos corporais;
- desbloquear as energias estagnadas;
- harmonizar o corpo energético e emocional.

Por último, o exercício dos mestres, que trabalha, entre outros aspectos, o chacra da ação, localizado nos ombros. Ele acaba com a energia da procrastinação e da hiperatividade, estimulando a ação assertiva e sábia.

Respiratórios

Essa série de sete exercícios respiratórios deve ser realizada como abertura da meditação quando cumprem vários papéis, entre eles o de alongar, expandir pulmões, conectar (integrar) os dois hemisférios do cérebro (hemisfério direito criativo e esquerdo racional) e criar uma cúpula magnética de proteção da aura.

Aprendi e pratiquei esses exercícios durante uma viagem que fiz para a Índia em 1998. Eles têm, até hoje, me trazido resultados muito positivos.

Recomenda-se praticá-los sempre pela manhã, ao ar livre ou de frente para uma janela aberta, por trinta dias seguidos, no mínimo. Procure estar em um ambiente silencioso e calmo. Use roupa leve e solta, pés descalços, pernas abertas na largura dos quadris, joelhos levemente flexionados, quadril encaixado, coluna ereta, braços naturalmente soltos na lateral do corpo, rosto e ombros relaxados, maxilares soltos. Enfim, postura confortável e relaxada. Os olhos podem ficar fechados ou contemplativos, mas não se distraia com o ambiente externo. Cada exercício deve ser repetido três vezes, de maneira calma e atenta. Sair de casa com os circuitos cerebrais ligados e a aura protegida é muito sábio e saudável, certo? Após trinta dias, a pessoa já deverá ter criado um mecanismo mais automático de defesa energética. Siga praticando quando for transitar em ambientes mais pesados ou tóxicos.

Exercício 1: fechar polaridade

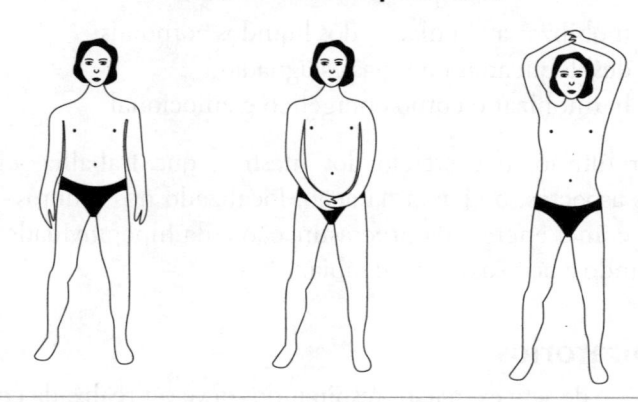

FIGURA 8

Inalar: Entrelaçar as pontas dos dedos das duas mãos, de maneira que elas se encostem, para fechar o circuito. Erguer as mãos sobre a cabeça e manter perto. Sempre tentar separar as mãos, como se estivesse testando a força de selagem desse circuito, mas não soltar as mãos.

Exalar: Baixar os braços, mantendo as mãos enlaçadas pelos dedos.

Exercício 2: delimitar e fechar o campo energético (aura)

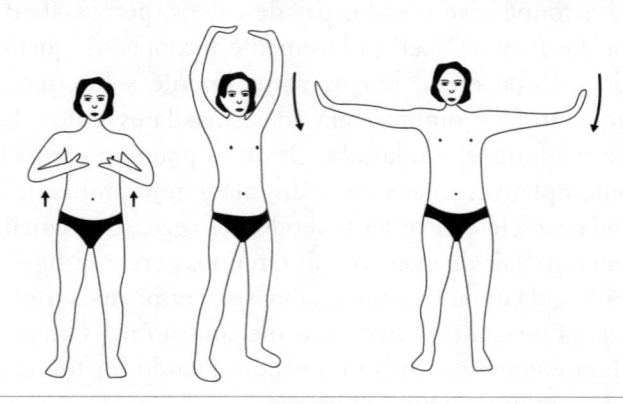

FIGURA 9

Inalar: Palmas das mãos para cima, pontas dos dedos encostadas. Iniciar do quadril e ir erguendo as mãos até o máximo acima da cabeça.

Exalar: Separar alongando os braços. Baixar lateralmente com as palmas das mãos para baixo.

Exercício 3: captar energia cósmica e levar ao coração

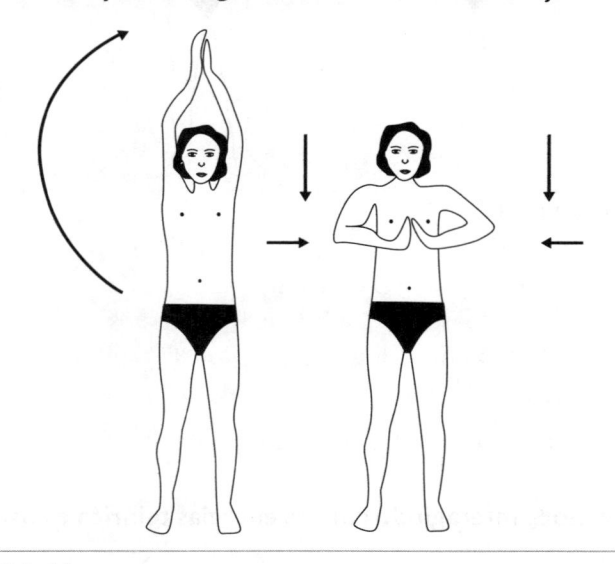

FIGURA 10

Inalar: Erguer os braços lateralmente como que traçando um círculo em torno do coração. Quando chegar ao topo, manter mãos unidas em posição de oração, mas acima da cabeça.

Exalar: Pressionando as palmas das mãos juntas, baixar e manter em frente ao cardíaco. Apontar (e tocar) dedos polegares para o coração.

Exercício 4: colocando limites

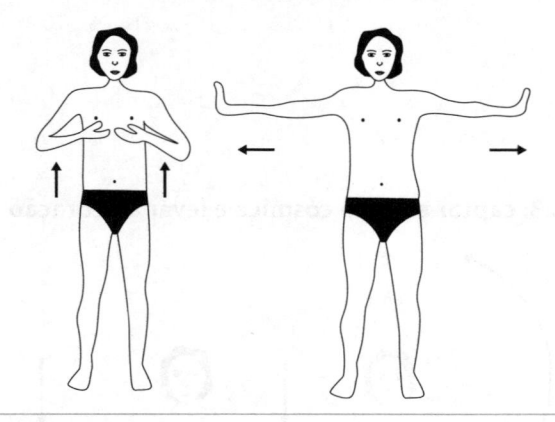

FIGURA 11

Inalar: Palmas das mãos para cima.
Erguê-las juntas desde o quadril até a altura dos ombros. Separar mãos lateralmente, alongando, como se estivesse afastando paredes, representando o limite do espaço que sua aura ocupa.

Exalar: Relaxar mãos e braços e baixar lateralmente.

Exercício 5: interagindo com as energias telúrica e cósmica

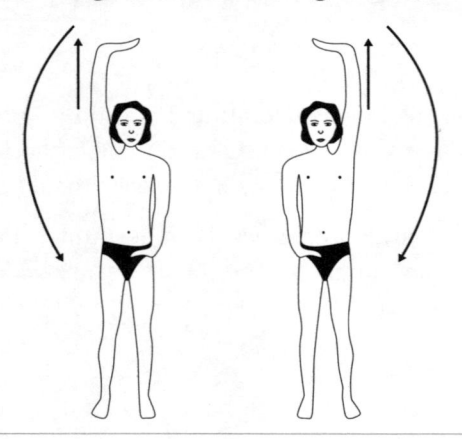

FIGURA 12

Inalar: Palma da mão direita para cima apontando o céu, palma da mão esquerda para baixo, apontando a terra. Alongar os braços como tentando "separar o céu da terra".

Exalar: Inverter a posição dos braços. Repetir por três vezes cada lado.

Exercício 6: trabalhando a flexibilidade

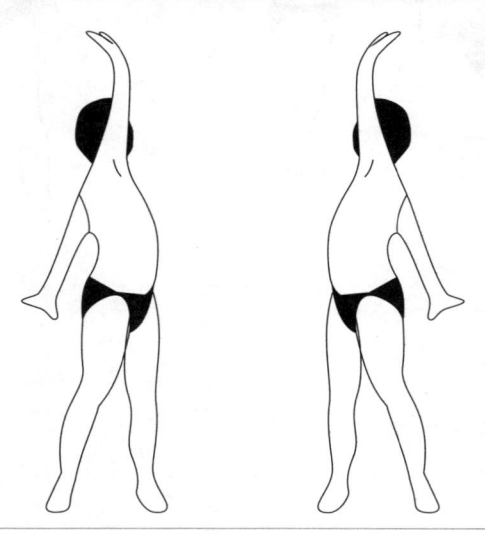

FIGURA 13

Inalar: Braços relaxados na lateral do corpo.

Exalar: Braço esquerdo abaixado, direito erguido. Palmas idem. Torcer o tronco até enxergar o calcanhar oposto. Repetir invertendo os braços e o sentido de rotação. Repetir por três vezes cada lado.

Exercício 7: expandindo o cardíaco

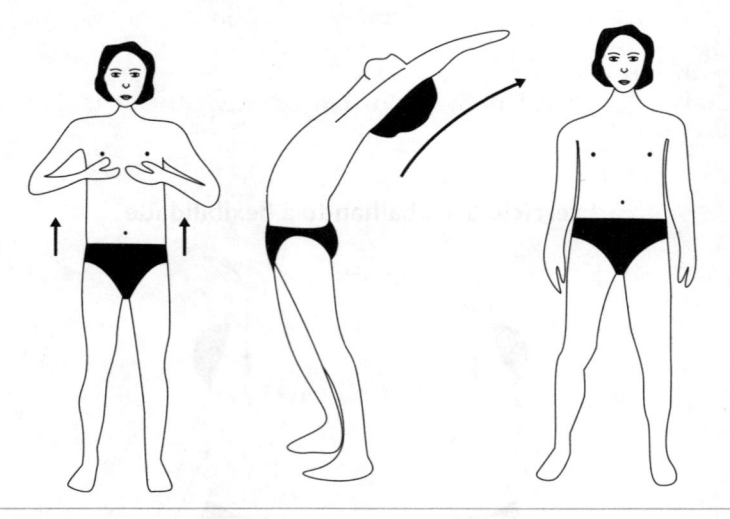

FIGURA 14

Inalar: Joelhos levemente flexionados. Com as palmas das mãos juntas para cima, erguê-las desde o quadril; no topo da cabeça abrir braços, inclinando a coluna levemente para trás (abrindo o cardíaco).

Exalar: Baixar e relaxar braços e ombros.

Exercícios de mobilização energética

Repetir três vezes, com os joelhos levemente flexionados. Esse conjunto de exercícios trabalha o desbloqueio das vértebras e a harmonização dos meridianos (canais energéticos).

Penteando as vértebras

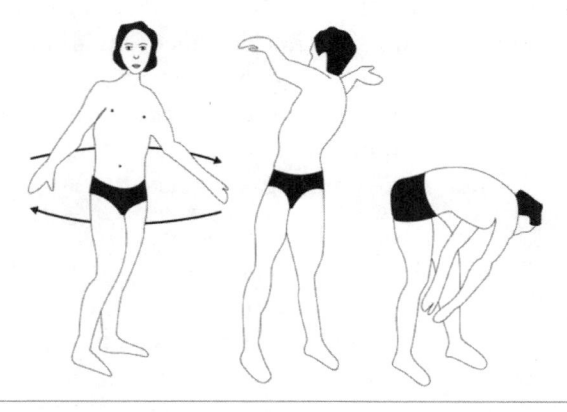

FIGURA 15

Inalar: Girar braços e tronco para a esquerda.

Exalar: Girar braços e tronco para a direita. Iniciar lentamente, aumentando a velocidade de forma gradual. Após um tempo, ir elevando os braços acima da cabeça, porém mantendo o movimento, e depois ir baixando os braços, flexionando a cintura, reduzindo a velocidade até parar.

Mobilizando os meridianos

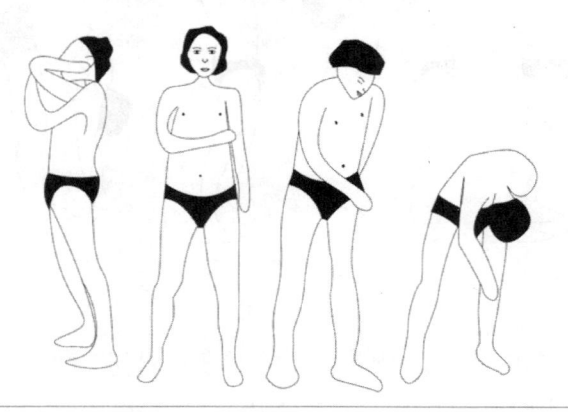

FIGURA 16

Tronco: Mãos relaxadas, palmas das mãos como ventosas. Iniciar tapeamento delicado pelo ombro esquerdo e ir descendo lentamente pela face interna do braço direito até a palma e ponta dos dedos. Subir tapeando a face externa do mesmo braço até alcançar novamente o ombro direito. Repetir o mesmo tapeamento no ombro e braço esquerdos. São três vezes de cada lado. Sacudir mãos e pulsos para relaxar.

Pernas: Mãos relaxadas, palmas das mãos como ventosas. Iniciar tapeamento delicado pelo abdômen e ir descendo lentamente pela face frontal da perna direita até o peito e ponta dos dedos do pé. Subir tapeando a face interna da mesma perna até alcançar novamente o abdômen. Repetir o mesmo tapeamento na perna esquerda. São três vezes de cada lado.

Compensação

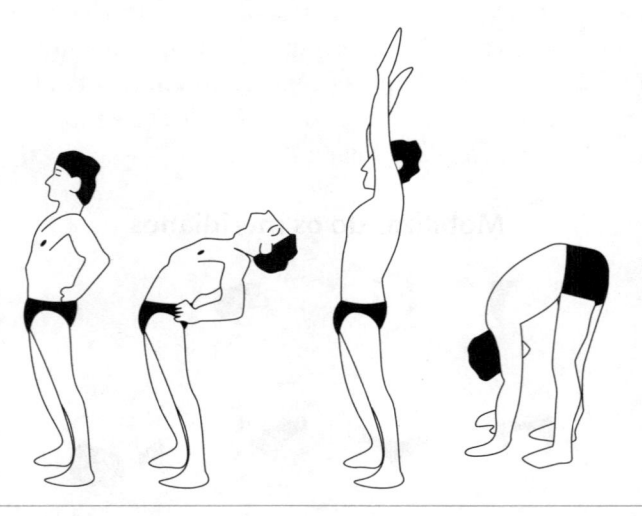

FIGURA 17

Inalar: Colocar as mãos fechadas nas costas (altura do quadril).

Exalar: Inclinar a coluna para trás, colocando a língua para fora.

Inalar: Voltar à posição ereta.

Exalar: Braços erguidos, baixar lentamente o tronco até encostar as mãos no chão.

Exercício dos mestres

O exercício divino dos mestres também faz parte da "meditação divina de cura". Levei um bom tempo pesquisando sobre esse exercício e sobre o motivo de ser considerado "dos mestres", e pesquisando também por qual motivo é tão poderoso, apesar de simples. O fato de ser muito simples já é uma boa resposta, mas, até onde consegui verificar, ele trabalha o chacra do coração, por uma intensa irrigação de todos os seus chacras secundários, localizados nos ombros, braços, mãos e dedos.

Esse exercício proporciona intensa lubrificação e mobilização dos chacras da ação (ou chacras do trabalho, segundo o famoso radiestesista Manoel Mattos), localizados nos ombros, na articulação dos braços com o tronco. Essa mobilização tem como principal consequência a liberação do indivíduo para as ações estreitamente sintonizadas com o coração. Assim, bloqueios para as ações de realização são dissolvidos: procrastinações, adiamentos, medos, inseguranças e indecisões, além de problemas físicos com o coração, articulações, braços e mãos.

Recomenda-se praticá-lo por dez minutos (nem mais, nem menos) pela manhã ao ar livre ou de frente para uma janela aberta e, de preferência, em um ambiente silencioso e calmo. Se desejar, e for possível, coloque um relógio à sua frente para evitar a preocupação com o tempo. Use roupa leve e solta, pés descalços, pernas abertas na largura dos quadris, joelhos levemente flexionados, quadril encaixado, coluna ereta, braços naturalmente soltos na lateral do corpo, rosto e ombros relaxados, maxilares soltos. Enfim, postura confortável e relaxada.

Inicie o movimento de pendular os braços ao lado do corpo. Nesse início, existe uma intenção de provocar o movimento. Entretanto, logo nos primeiros segundos, permita que o próprio movimento pendular sustente o livre ir e vir dos braços. Os olhos podem ficar fechados ou contemplativos, mas não se distraia com o ambiente externo. Aos dois ou três minutos, já é possível perceber o forte fluxo sanguíneo e energético nos braços e mãos. As mãos chegam mesmo a ficar pesadas e surge uma sensação de estarem quentes e maiores.

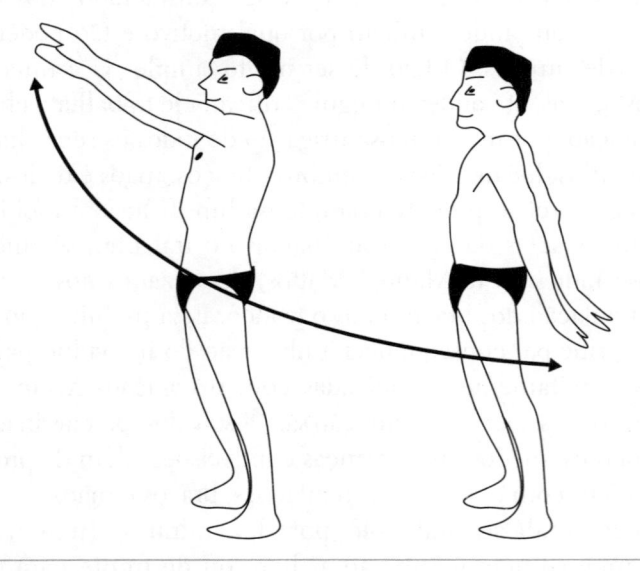

FIGURA 18

Inspiração: Balance os braços para cima lateralmente ao corpo.

Expiração: Balance os braços para baixo (e levemente para trás) lateralmente ao corpo.

Depois dessa prática matinal o dia acontecerá. Observe que muitas ações adiadas começarão a se manifestar e, por estarem conectadas com o coração, trarão alegria, sensação de superação e realização. O ideal é praticar essa meditação por trinta dias seguidos no mínimo. "Água mole em pedra dura tanto bate até que fura!"

O corpo humano é um centro de convergência de energias do céu e da terra. Quando em dissonância, promove desarmonias. Quando em consonância, nos faz sentir o prazer do bem-estar.

CAPÍTULO 12

A SUCOTERAPIA E AS FRUTAS

Saúde é, antes de tudo, um estado de espírito.

Já falamos da classificação dos alimentos por sua vitalidade, então sabemos o valor que têm os alimentos que geram vida, os biogênicos, e os alimentos que ativam a vida, os bioativos. Os famosos germinados, legumes, raízes, tubérculos, hortaliças, verduras e frutas, se consumidos frescos e crus, são considerados alimentos vivos, ricos em água, fibras, enzimas, sais minerais, vitaminas, hormônios vegetais, antioxidantes e oligoelementos. Crus e frescos, isentos de agrotóxicos, são o modo pelo qual a natureza nos dá e ativa a vida. Agentes concentrados de cura, eles são reguladores, regeneradores, construtores e depurativos.

Perceba que interessante: são exatamente esses os ingredientes da alimentação desintoxicante. No entanto, são exatamente os alimentos que a maioria da humanidade não ingere em quantidades satisfatórias. Como fazer para mudar esse panorama, já que essa mudança é decisiva na conquista da saúde? Minha sugestão: faça uso da alimentação desintoxicante. Ela é terapêutica e, ao mesmo tempo, prática e divertida. Por ser líquida, facilita a rápida ingestão e a chegada dos nutrientes ao sangue e às células, provocando ainda uma eliminação mais pronta dos excretos, venenos e toxinas. Estamos falando dos sucos preparados segundo os estudos científicos da sucoterapia. São médicos, nutricionistas e cientistas usando os recursos tecnológicos mais avançados para avaliar os benefícios de uma alimentação que, há milênios, já se constatou ser de inegável valor para a saúde e vitalidade humana.

A sucoterapia

O suco é a melhor opção para quem tem pouco tempo ou não tem o hábito de consumir frutas, legumes e verduras.

A sucoterapia usa somente alimentos crus, condição de importância máxima para que seus elementos nutritivos cumpram a função digestiva (por suas enzimas vivas e ativas) e reparadora. Aqui, os ingredientes são verduras, raízes, legumes, sementes germinadas, brotos e frutas, alimentos com poderosos elementos reguladores e portadores de outros componentes, considerados verdadeiros medicamentos ou superalimentos: aminoácidos, carotenoides, bioflavonoides, fitoquímicos, fito-hormônios, fibras e, principalmente, a clorofila. São os chamados alimentos que curam – os nutracêuticos – porque nutrem e são plenos de substâncias que criam e ativam a vida.

A vantagem de se ingerir esses alimentos crus é o aproveitamento, pelo organismo, de todos os elementos acima descritos, que são perdidos ou destruídos com o cozimento.

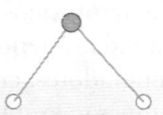

O médico americano dr. Edward Howell, autor de dois livros – em 1941, *The Food Enzymes for Health & Longetivity (Enzimas alimentares para saúde e longevidade)*; em 1981, *Enzyme Nutrition: The Food Enzyme Concept (Nutrição por enzimas: o conceito de enzimas alimentares)* – e considerado por muitos o pai da pesquisa de enzimas alimentares no século 20, ensinou dois conceitos fundamentais: 1) enzimas são fatores bioquímicos vivos que ativam e executam todos os processos biológicos no organismo, como a digestão, os impulsos nervosos, **os processos de desintoxicação**, o funcionamento do RNA e DNA, a reparação e a cura do corpo e até o pensamento; e 2) a capacidade de um organismo de produzir enzimas é esgotável. Portanto, no nível biológico, a forma como utilizamos e reabastecemos nossos recursos enzimáticos será uma medida de nossa saúde e longevidade em geral. Entendendo como as enzimas funcionam, compreenderemos por que é melhor consumir uma porcentagem maior da oferta da mãe natureza *in natura*.

Os hábitos alimentares da vida moderna nos distanciam da ingestão de alimentos crus, e raramente se consome verdura, legume e fruta crus na quantidade diária recomendável, além de alimentos produzidos localmente, maduros e frescos, da estação. As pessoas tentam compensar essa falha nutricional com suplementos vitamínicos sintéticos, com artifícios e pílulas, enquanto perpetuam os maus hábitos alimentares. Entretanto, nada se compara aos alimentos vivos; além da energia da Terra, Sol, água e ar, existe uma cumplicidade alquímica entre seus componentes; eles são vivos, portanto têm propósitos claros da natureza e da perpetuação da vida.

Nas pílulas falta a alquimia, que os cientistas não conseguem sintetizar. Os sucos naturais dos vegetais são projetados pela natureza para fornecer nutrição altamente qualificada para sustentar a vida humana. Os sucos são uma ótima opção para as pessoas que não conseguem consumir, no mínimo, quatro frutas e quatro porções de saladas ou de verduras por dia, como se recomenda. Em apenas um copo de suco pode-se reunir frutas, legumes e até verduras que fornecem uma grande variedade de vitaminas, enzimas, minerais e fibras.

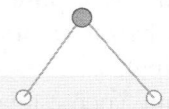

> Os sucos verdes vivos, plenos de enzimas e fitoquímicos, vão proporcionar benefícios como: formação estrutural, desintoxicação, aumento da imunidade e mecanismos de cura do organismo vivo. São fundamentais na regulação das atividades bioquímicas do organismo, tais como digestão e absorção de alimentos, equilíbrio hormonal, atividade cerebral, humor, sexualidade, circulação sanguínea, respiração, estímulos nervosos, reposição celular, sistema imunológico, mecanismos dos sentidos (paladar, olfato, tato, visão e audição) e outras.

Os sucos são um meio fácil e rápido de aumentar o consumo desses nutrientes que ajudam o organismo a prevenir e até a tratar vários tipos de doenças. Já existem inúmeros livros e pesquisas que relatam curas terapêuticas a partir da prática diária da sucoterapia. Ela não deve ser encarada como uma dieta, pois seria algo para ser usado por um tempo. Trata-se de uma nova dinâmica de vida. Estar pleno de energia diariamente deve ser a condição normal do ser humano.

Especialistas recomendam tomar pelo menos um copo de suco em jejum por dia. Porém, o ideal para fornecer uma boa suplementação de nutrientes, e uma detoxificação mais gradual, porém persistente, é consumir de dois a quatro copos (180 ml) de suco verde vivo (quando contém germinados e/ou brotos) ao longo do dia. Quanto ao horário, não há uma regra, mas ingerir o suco em jejum, logo pela manhã, ajuda a desintoxicar e aumentar a disposição. Não há estudos que comprovem algum efeito adverso provocado pelo alto consumo de sucos naturais. Todavia, como em tudo na vida, o bom senso é primordial.

Por que o suco? Para evitar o trabalho digestivo – consumo de energia – do alimento inadequadamente mastigado e para que a nutrição tenha acesso imediato ao sangue, células e tecidos. O consumo desses sucos frescos, pela manhã, em jejum, é um passo importantíssimo para ativar um fluxo diário de limpeza e desintoxicação de todas as impurezas do organismo, mente e alma. Esses sucos têm baixas calorias, previnem doenças e facilitam o trânsito intestinal.

Um alerta: a menos que você esteja realizando o programa de jejum intensivo ou o jejum de quatro dias, nada de trocar almoço ou jantar por suco; ele deve ser um recurso que sustenta a fundação dos novos hábitos alimentares. O ideal é que o primeiro suco seja ingerido em jejum, no momento mais adequado do dia, quando o corpo humano está mais preparado para a mobilização (eliminação) de seus excretos. Outro momento adequado para tomar a segunda dose é em um intervalo da manhã ou da tarde, quando aguardamos o melhor horário para a próxima refeição principal.

O suco fresco é, sem dúvida, o mais saudável. Mas desenvolvi os sucos verdes fermentados, com 10 a 20% de probióticos, como o kefir de água, o kombucha ou um Rejuvelac, que, se por um lado perdem a vitalidade do frescor, por outro, ganham na riqueza de probióticos, enzimas e redução de carboidratos simples (açúcares). De qualquer forma, quando não fermentado, deve ser ingerido imediatamente após seu preparo, para que não oxide e não perca suas propriedades nutricionais. Ao liquefazermos os alimentos vivos, todas as propriedades estão ativas, desde que ingeridas imediatamente. A sucoterapia não admite o uso de açúcar (principalmente o branco) ou adoçantes, ou seja, a presença de alimentos biocídicos nos sucos terapêuticos é terminantemente proibida. Afinal, não tem sentido adicionar veneno ao remédio. Os sucos industrializados não possuem propriedades terapêuticas; são superadoçados – com açúcar ou adoçantes – e submetidos a processos físicos como pasteurização, filtragem e aditivações, que desativam seu original poder de nutrição e cura. Em resumo, custam caro, mas não trazem qualquer benefício para a saúde.

Alerta 1: os sucos de clorofila industrializados, especificamente os congelados, não têm efeito terapêutico. O correto é preparar o suco verde e ingerir imediatamente após seu preparo. O tempo de preparo causa oxidações e o processo de congelamento mata e desativa a vida.

Alerta 2: todos os dias, escutamos alguém falar que toma sucos detox. As revistas de moda estão cheias dessas receitas, por exemplo. Só que existe um problema: algo que poderia (e deveria) ser muito bom pode estar colocando a saúde da população em risco.

A seguir, vamos falar um pouco dos equívocos que costumam ser cometidos quando nos vemos diante de modismos.

Por que o limão nos sucos?

Uma questão importante sobre os sucos verdes desintoxicantes é a presença do limão. Sabemos que os sucos verdes apresentam um poder elevado de provocar vários fenômenos importantes na saúde humana, como a desintoxicação, a hidratação estruturada e a mineralização plena (via biodiversidade de minerais, se soubermos escolher e variar os ingredientes), mais especificamente com o magnésio, que está presente na abundância *proposital* de folhas usadas no preparo de um suco que se propõe ser *verde*.

O limão é um agente importante de mineralização humana por sua elevada concentração em ácidos orgânicos de função complexante e mineralizante, como é o caso do *ácido cítrico* (de 5 a 7% por 100 ml de suco fresco) e do *ácido málico* (cerca de 1% por 100 ml de suco fresco).

Assim, no momento em que tais ácidos se encontram com os minerais presentes nos alimentos usados no preparo do suco verde, se formarão citratos e malatos dos mais variados tipos, como de cálcio, zinco, cobre, potássio, magnésio, cuja função metabólica no organismo será de *mineralizar, alcalinizar* e gerar enorme potencial de *vitalidade* e *lucidez*.

É preciso pensar em lucidez em vários níveis de consciência, pois o limão, com seu poder adstringente (portanto, *digestivo* e desengordurante), pode causar salivação abundante (portanto, digestão, fluidez e hidratação) e promover uma eficaz mineralização *orgânica*. Ele acaba impactando nossos dois cérebros com uma eficiência de *sentidos* (percepções, incluindo aromas e sabores, sem contar a melhora da visão pelos benefícios que o limão causa no sistema hepático) e de comunicação metabólica e quântica (existencial).

Pensando cientificamente, mas também usando o bom senso (que todos podem e devem desenvolver e praticar), ao facilitarmos a digestão de uma "folha" rica em clorofila (leia magnésio e fótons de luz solar), no exato momento em que acontece a quebra (leia digestão) desta *molécula mágica* do reino vegetal (leia folhas e *brotos*) que em seu processo *vital* pratica a *fotossíntese*, acontece *enorme liberação de luz*, a mesma luz que podemos observar durante a excitação térmica do magnésio. Uma luz de um branco-azulado que nos encanta, nos cega e nos conduz a um relaxamento facial, um olhar de deslumbramento, de desejar chegar a um lugar em que essa luz é natural e frequente.

Então, fico me questionando: os sucos verdes são desintoxicantes por quê? Minha resposta: porque nos iluminam por dentro.

Eles ajudam todas as nossas células a sentirem a luz, a fé, a esperança e a conexão com a mãe natureza, com o astro-rei, com as estrelas.

Quais frutas e quanto usar delas

Os "sucos detox" mais anunciados em receitas da moda têm como base elevada concentração de frutas. Seja maçã, abacaxi ou laranja, elas são usadas para satisfazer o paladar "doentio" de todos: não vivo sem açúcar. As frutas frescas contêm carboidratos e açúcares simples, que são fáceis de digerir, portanto, são alimentos leves, frugais. Mesmo as frutas mais doces são nutricionalmente mais balanceadas que os alimentos bioestáticos e biocídicos.

De todos os alimentos do reino vegetal, as frutas frescas e cruas são as que possuem os maiores estoques de energia solar (prana), porque as frutas amadurecem mais lentamente que outros vegetais, o tempo todo banhando-se e armazenando a energia cósmica e do sol. A presença dessa energia é uma das diferenças entre um limão e uma pastilha de vitamina C.

Os sucos de brotos e verduras são depurativos suaves, enquanto os sucos "adoçados" com frutas são depurativos fortes, ou seja, as frutas frescas são os alimentos da natureza com maior poder de limpeza do sangue e desintoxicação celular.

Resumindo, a presença de uma fruta no suco verde desintoxicante tem bons motivos: age como um adoçante natural, um poder hidratante sem igual, um laxante natural por sua riqueza em fibras, as mesmas que vão favorecer a construção e manutenção de uma excelente flora intestinal.

A melhor recomendação é estar bem esclarecido sobre as propriedades de cada fruta ou hortaliça (falaremos sobre os alimentos que curam no capítulo 13) e, assim, fazer o aproveitamento máximo dos benefícios que promovem a saúde. Uma dica: consumir as frutas da sua região e época de safra. Onde mora o perigo? Não tem nenhum problema consumir o açúcar da fruta de maneira moderada, em sucos suficientemente verdes ou em shakes, desde que a proporção de frutas *versus* folhas, brotos, raízes, sementes e verduras não ultrapasse os 20%. Explico: nos sucos verdes, em que é abundante a presença de folhas e brotos (clorofila e muitos minerais), haverá necessidade de coar, portanto redução do teor de fibras. E açúcar sem fibras pode causar estresse no pâncreas e predispor uma diabetes.

E, nos sucos integrais (*smoothies*, shakes ou vitaminas cremosas), quando não há necessidade de coá-los, até podemos ter um percentual maior de fruta(s), mas a recomendação é: não exagere, não ultrapasse os 40%.

Em outras palavras: é importante associar a redução de exagero nos sabores à alimentação desintoxicante, seja ele doce, salgado ou picante.

Resumindo: a presença da fruta no suco verde vivo é somente para "adoçar", além de elevar a potência do detox. Tratando-se de um alimento que, em geral, é doce por causa da presença de frutose (o açúcar das frutas) em diferentes concentrações, o exagero, o desconhecimento, o uso inadequado pode ser prejudicial. As frutas como elementos químicos ativos apresentam seus riscos. Não se trata de consumir frutas em grandes quantidades, mas do consumo diário com variedade; por isso, é importante consumir as frutas de maneira equilibrada e consciente, tendo em conta, como descrito a seguir, que algumas misturas podem causar fermentações e incômodos ao organismo.

Um exemplo: para cada medida de fruta picada, use de três a quatro medidas de folhas rasgadas ou picadas. Finalmente, para balancear os carboidratos das frutas e folhas, é ideal usar meia medida de alguma semente oleaginosa (previamente germinada), já que elas apresentam riqueza de proteínas e gorduras.

Para o desjejum é melhor utilizar frutas ácidas como a laranja, a tangerina, o pomelo, o abacaxi, o kiwi, a uva e o maracujá. O limão também é superindicado, porém, ao contrário do que se pensa, não é uma fruta ácida, mas sim alcalinizante e muito depurativa.

Para o período da noite são indicadas as frutas doces como papaia, maçã e pera, que ajudam o organismo a liberar as toxinas ingeridas e produzidas durante o dia. Nesse horário, as frutas cítricas prejudicarão o fígado.

Jamais misturar o melão ou a melancia com outros alimentos. O máximo que recomendo é com o pepino, que é da mesma família, com a hortelã, que é uma erva digestiva, e com o limão, que é uma fruta integrativa.

Não ingerir as sementes da maçã e da pera, que, mesmo orgânicas, são tóxicas.

Vantagens da sucoterapia

- melhora no sistema cardiovascular, inclusive no controle da hipertensão, porque ajuda na desintoxicação do sangue;
- aumento da capacidade de purificação do sangue e de todos os líquidos corporais;
- aumento na disposição e otimização da qualidade do sono, da memória e da lucidez;
- aumento da perfeita hidratação do organismo, suavizando a pele e dando mais brilho aos cabelos;
- aumento da resistência imunológica a gripes e resfriados, por ativar as defesas do nosso corpo;
- aumento do volume e do trânsito intestinal, prevenindo problemas de constipação e todas as doenças decorrentes;
- auxílio na absorção e pronta eliminação das toxinas;
- auxílio na rápida alcalinização de todos os líquidos corporais, portanto na assimilação dos sais minerais, vitalidade e comunicação celular (eletroquímica);

- promoção da rápida ação terapêutica específica dos alimentos, como cicatrização, desinflamação, dissolução de aglomerados, trocas minerais etc.;
- melhora nas práticas meditativas como oração, riso, respiração, mantras, silêncio, artes, yoga;
- atuação direta na nutrição e vitalização celular, ou seja, rejuvenesce órgãos e sistemas.

Para saber mais sobre o assunto, acesse o link ou aponte a câmera do seu celular para abrir o QR Code.

https://www.docelimao.com.br/site/desintoxicante/pratica/1683-os-beneficios-dos-sucos-desintoxicantes.html

Combinação de alimentos

Antes, uma reflexão: cada vez que leio algum artigo sobre combinação de alimentos acabo confusa com as proibições, sem saber o que pensar ou fazer. Muitos desses trabalhos são escritos por médicos e nutricionistas experientes e competentes. Como química, até entendo a maioria das fundamentações, porém tenho algumas questões a abordar, na defesa da praticidade e da maior liberdade para as escolhas alimentares.

Quando uma pessoa está muito intoxicada, o organismo não administra mais nada. Sabotagens estão proibidas e os sintomas e doenças começam a acontecer, paralisar a vida, sinalizando total estado de alerta. Nesse caso, seguir ao pé da letra as recomendações das combinações alimentares é prudente, até que o organismo tenha mais espaço e recursos endógenos para digerir os alimentos, promovendo melhoras em você e em suas relações.

Quando se tem hábitos alimentares saudáveis, fazendo uso mínimo de alimentos que desativam e matam a vida (açúcar, doces, refinados e processados), utilizando massivamente (mais que 50%) os alimentos crus e vivos, além de hábitos desintoxicantes etc., seu organismo está muito mais preparado (com saldo energético e nutricional positivos) para muitas das combinações alimentares que diversos autores condenam. Exemplo: frutas com legumes e hortaliças.

Assim, entre as receitas de sucos desintoxicantes que apresento neste livro (capítulo 14), faço uso dessa combinação porque, depois da fase inicial de desintoxicação (que pode durar de uma semana a um mês), tais coquetéis são muito bem-aceitos pelo organismo.

Assim como não se deve *superproteger* uma criança, inclusive de bactérias e vírus, não se deve superproteger nenhum sistema metabólico. O que desejo expor é que não é possível oferecer ao nosso sistema digestório, cardiovascular ou cérebro *zero* estresse metabólico. Todos precisam ter flexibilidade, capacidade adaptativa e desenvolver inteligências. Existem alimentos da natureza que, em sua composição, apresentam proibidas combinações, como batatas amiláceas, que são doces, frutas gordurosas e proteicas. Deixamos de comê-las? Minha opinião: jamais, desde que esse consumo seja feito com moderação. Aliás, moderação em tudo na vida!

Essas combinações são bem razoáveis. Com o objetivo de facilitar a digestão, a combinação dos alimentos vem se tornado uma prática mais e mais aceita, pois nos possibilita receber a energia dos alimentos sem gastar a nossa energia na digestão.

"Quer dizer que você não pode adicionar frutas aos seus sucos? Não é isso o que estamos dizendo, mas sim que a fruta não pode ser a base do suco."

– Laura Luis e Tammy Peix (@Puraeco)

No início do vegetarianismo é supernormal sentir dificuldades, principalmente relacionadas às combinações. Quanto mais carnívora a pessoa é, mais difícil segui-las. Mas, sabendo que esse é o ideal, que existe um processo natural que envolve o tempo de prática, alimente-se com menos expectativas e mais ação. Aumentando o consumo de vegetais e integrais, chegará um momento em que o próprio organismo sinalizará as melhores combinações para ele. Quanto mais intoxicado estiver um organismo, mais subnutridas estarão suas células. Entretanto, quando a digestão é facilitada, a assimilação dos nutrientes também será, pois não haverá perda, mas sim ganho energético. Portanto, considere as combinações alimentares como um processo de transformação e cura: digestiva e afetiva. A figura a seguir é uma adaptação que fiz do livro *Alimentação light*, de Ro Kupfer[6] e pode ser copiada e plastificada. Com ela, acredito que ficará um pouco mais fácil praticar qualquer tipo de dieta, começando pela alimentação desintoxicante.

Lembre-se de que:

> **Limão e tamarindo** — São frutas supercítricas (de 5 a 8 g de ácido cítrico + ácido málico em 100 g de suco ou polpa), mas se transformam em alcalinizantes (citratos e malatos) durante seu consumo (maduros, frescos, crus). Portanto, combinam com todos os alimentos com função terapêutica (mineralização, alcalinização, desintoxicação) — quando integradas aos alimentos de origem vegetal — e assumem função de mera facilitação digestiva — quando integradas aos alimentos de origem animal.

> **Sementes das frutas oleaginosas germinadas e brotos** — Com o processo da germinação, essas sementes e brotos *tornam-se neutros*. Perceba a magia: *combinam com todos os alimentos*. Combinam bem com frutas e ervas.

---

[6] KUPFER, R. *Alimentação light*. São Paulo: Ícone, 1992.

A SUCOTERAPIA E AS FRUTAS ■ 195

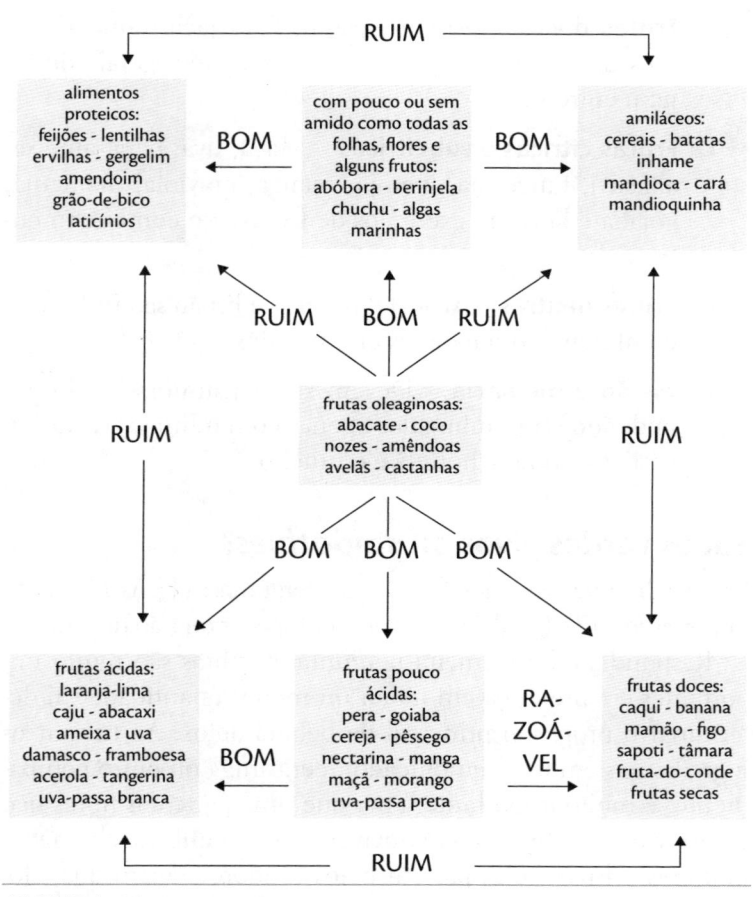

```
                            ┌─────── RUIM ───────┐
                            ▼                     ▼
  ┌──────────────┐   ┌──────────────────┐   ┌──────────────┐
  │  alimentos   │   │ com pouco ou sem │   │  amiláceos:  │
  │  proteicos:  │   │ amido como todas │   │ cereais -    │
  │feijões -     │BOM│  as folhas,      │BOM│  batatas     │
  │lentilhas     │──▶│  flores e        │──▶│  inhame      │
  │ervilhas -    │   │  alguns frutos:  │   │ mandioca -   │
  │gergelim      │   │ abóbora -        │   │   cará       │
  │amendoim      │   │  berinjela       │   │ mandioquinha │
  │grão-de-bico  │   │  chuchu - algas  │   │              │
  │laticínios    │   │    marinhas      │   │              │
  └──────────────┘   └──────────────────┘   └──────────────┘
              ▲           ▲      ▲
              │           │      │
             RUIM       BOM    RUIM
                        │
                ┌───────────────────┐
                │ frutas oleaginosas:│
    RUIM        │  abacate - coco   │     RUIM
                │  nozes - amêndoas │
                │ avelãs - castanhas│
                └───────────────────┘
                 BOM   BOM   BOM
                  │     │     │
                  ▼     ▼     ▼
  ┌──────────────┐  ┌──────────────┐        ┌──────────────┐
  │frutas ácidas:│  │frutas pouco  │        │ frutas doces:│
  │laranja-lima  │  │  ácidas:     │ RA-    │caqui - banana│
  │caju - abacaxi│  │pera - goiaba │ ZOÁ-   │mamão - figo  │
  │ameixa - uva  │BOM│cereja-pêssego│ VEL   │sapoti - tâmara│
  │damasco -     │◀─│nectarina -   │◀─────▶│fruta-do-conde│
  │framboesa     │  │  manga       │        │frutas secas  │
  │acerola -     │  │maçã - morango│        │              │
  │tangerina     │  │uva-passa preta│       │              │
  │uva-passa     │  │              │        │              │
  │  branca      │  │              │        │              │
  └──────────────┘  └──────────────┘        └──────────────┘
         ▲           ─── RUIM ───                  ▲
         └──────────────────────────────────────────┘
```

FIGURA 19

▸ **Sementes de cereais germinadas** – Por serem amiláceas, mesmo germinadas ainda podem causar atraso digestivo (fermentações e gases) se combinadas com frutas. Estão liberadas para serem consumidas com ervas e especiarias.

▸ **Hortaliças** – Verduras, legumes, raízes, flores e ervas combinam entre si. Abacate, maçã e limão são as frutas que melhor acompanham as hortaliças.

- **Frutas doces** – Banana, caqui, figo, jaca, tâmara, uva moscatel, fruta-do-conde e frutas secas em geral combinam entre si.
- **Frutas cítricas e subcítricas** – Maçã, uva, pera, ameixa, abacaxi, tangerina, laranja, manga, graviola, maracujá, goiaba e kiwi são exemplos de frutas que combinam entre si.
- **Frutas neutras** – Abacate, mamão e limão são frutas que combinam com todas as outras frutas.
- **Melão e melancia** – Devem ser consumidos sozinhos, podendo ser combinados apenas com o limão e ervas digestivas, como a hortelã e o funcho.

Sucos verdes vivos ou *smoothies*?

Essencialmente devemos fazer duas perguntas: (1) As fibras são importantes? (2): Qual é a diferença entre coar ou não um suco?

Respondendo à primeira pergunta: as fibras são muito importantes e a presença em maior ou menor quantidade vai determinar o propósito principal da bebida detox. Ao triturar os ingredientes em um liquidificador, centrífuga ou outro equipamento, é muito importante saber que uma parte das fibras não é removida. As fibras não removíveis são microfibras, chamadas de fibras solúveis: elas passam pelos coadores, sejam quais forem. Elas absorvem água nos intestinos, formando um gel que ajuda a capturar toxinas ao longo do trato digestivo, e atuam como prebióticos, ou seja, como alimento para as bactérias que existem no intestino.

Quando você faz um *smoothie* (vitamina integral porque não é coada), o outro tipo de fibra, chamada de insolúvel, permanece ali. Essa é a fibra que faz você se sentir saciado por mais tempo e, como seu corpo não absorve a maior parte dessa fibra, ela agrega volume a suas fezes, deixando seu intestino mais "regular".

O suco verde vivo (porque preparado com germinados e/ou brotos) leva muita folha e, mesmo que fique vermelho se usarmos beterraba (raiz e/ou rama), ele terá pelo menos metade dos ingredientes na forma de folhas e/ou brotos. Assim, é inevitável coar, pois, ao fim do preparo, os ingredientes são ásperos, fibrosos, com elevado teor de alcaloides, substâncias neurotóxicas, normalmente presentes nas fibras mais duras das folhas. Em síntese, quanto mais verde for um suco, mais terapêutico e mais detox ele será, porém imprescindível que seja coado.

Respondendo à segunda pergunta: qual é a melhor alternativa? Vai depender de qual é o seu objetivo e como é o seu estilo de vida alimentar. Os sucos verdes vivos são desintoxicantes, ao mesmo tempo energizantes, vitalizantes e rejuvenescedores. Se você quer ter mais energia e se sentir mais saudável, os sucos verdes vivos são uma inclusão diária de um "estilo de vida vivo" com os "banhos internos diários" no centro das atenções.

E, se o seu objetivo é emagrecer, então o indicado é uma combinação dos dois até alcançar o seu peso ideal: os sucos, para injetar vitaminas e minerais nas suas células e assim manter seu sistema imunológico inabalável, e os *smoothies*, para manter seu intestino limpo e funcionando, além de se manter saciado e focado por mais tempo.

"Na verdade, as duas rotinas são essenciais na vida de qualquer pessoa que deseja ser realmente saudável, tanto o suco quanto o smoothie."

– *Laura Luis e Tammy Peix (@Puraeco)*

Resumindo, a verdadeira pergunta que deverá ser feita é: "Separo as fibras ou não?".

As fibras são essenciais à saúde. Elas não são nutrientes, mas sua presença no percurso digestivo e excretor é fundamental. Elas equilibram os tempos digestivos, dão saciedade, ajudam na liberação gradual da glicose no sangue, na absorção/adsorção das toxinas, dão volume e fluidez fecal, são alimento da flora intestinal benéfica e, finalmente, evitam a constipação e o câncer de cólon e reto.

O suco sem coar é mais indicado para quem:

- deseja emagrecer;
- apresenta problema agudo ou crônico de intestino preso;
- deseja prevenir ou tratar um câncer de cólon e retal;
- deseja acelerar a limpeza do sangue;
- quer praticar uma medicina preventiva.

Porém, quando a proposta for o jejum intensivo, os sucos verdes vivos deverão ser coados, porque o excesso de sólidos e fibras é proibido, para se poupar o gasto de energia digestiva ao máximo.

O suco na centrífuga (ou coado no voil = panela furada 1) é mais indicado para quem:

- está doente e deseja rapidez no processo de desintoxicação;
- deseja fortalecer rapidamente o seu sistema imunológico.

A melhor sugestão, apesar de dar mais trabalho, é fazer uso dos dois. Na centrífuga vão as raízes, os cítricos e as folhas mais duras. No liquidificador vão as frutas, os germinados e as folhas macias. Dessa forma é possível integrar as vantagens desses dois processos de preparo.

Mas sinceramente? Acho mais amigável e inclusivo usar somente um liquidificador de 600-700 watts. Processadoras e centrífugas costumam dar muito trabalho para higienizar, são bem mais caros que liquidificadores e geralmente geram muito desperdício...

Instruções e recomendações

Prepare os sucos em casa usando frutas, sementes germinadas, brotos, hortaliças, raízes, tubérculos e legumes frescos, crus e preferencialmente orgânicos. Não os compre em grande quantidade, para que sejam consumidos sempre frescos. Nossos instrumentos de preparo serão o liquidificador e, opcionalmente, a centrífuga. Portanto, nada de mantê-los guardados no armário. De hoje em diante, o lugar deles é na bancada. Tome o suco imediatamente após o preparo e não guarde sobras na geladeira nem congele. Uma vez preparado, começa a oxidar e perde seus valores nutricionais mais importantes. Tome o suco ao natural, ou seja, sem adoçar.

Porém, no meu curso O Novo Modelo da Digestão Humana, apresento a opção de fermentar os sucos verdes vivos (e os *smoothies*) com 20% de Rejuvelac (kefir de água ou kombucha) em frascos de vidro bem cheios (sem oxigênio), sem exposição à luz e refrigerados na geladeira.

A receita do Rejuvelac na versão simplificada encontra-se no capítulo 13. Para assistir à videoaula do Rejuvelac tradicional, acesse o link a seguir ou mire a câmera do seu celular para o QR Code.

https://www.docelimao.com.br/site/2014-08-20-23-18-32/tv-de-bem-com-a-natureza/1512-tv-de-bem-com-a-natureza-3-rejuvelac.html

O dr. Gabriel Cousens, com toda a sua experiência com a nutrição espiritual, a dieta do arco-íris e a alimentação consciente, afirma:

"Sempre que processamos um alimento, inevitavelmente, desorganizamos seus campos de energia organizadora sutil e, assim, reduzimos a sua força vital (biogênica e bioestática). Isso se manifesta no plano físico de várias maneiras. A destruição das enzimas pelo cozimento é uma delas".

Aproveite para apreciar melhor o sabor dos alimentos *in natura* e começar a reduzir suas necessidades de cozinhar, ingerir açúcar e sal em excesso.

Para assistir ao vídeo do suco de luz do sol e dos sucos verdes e vivos, acesse o link a seguir ou mire a câmera do seu celular para o QR Code.

https://www.docelimao.com.br/site/tv-de-bem/1982-tv-de-bem-com-a-natureza-9-sucos-verdes.html

Para assistir ao vídeo do suco verde selvagem, acesse o link a seguir ou mire a câmera do seu celular para o QR Code.

https://www.docelimao.com.br/site/desintoxicante/pratica/2272-receitas-com-panc-parte-3.html

CAPÍTULO 13

OS INGREDIENTES

O espírito alimenta-se somente de luz; já o corpo físico usa a luz solidificada nos vegetais para perpetuar sua experiência na Terra.

A água: o elemento mais sutil do corpo

Beber água é um hábito saudável que deve ser praticado conscientemente por todas as pessoas. Todos sabemos o quanto é importante beber água diariamente, mas quase sempre negligenciamos essa orientação. O corpo humano é constituído de 60 a 85% (em recém-nascidos) de água. Essa elevada proporção varia com a idade e com o teor de gordura corporal. Suas funções são hidratar, lubrificar, controlar a temperatura, transportar nutrientes, eliminar toxinas e repor energias.

Se uma pessoa beber um copo de 150 ml de líquido por hora (água, chá de ervas ou suco verde) durante as dezesseis horas (média) em que está desperta, serão 2,4 litros. A água deve ser ingerida independentemente da sede, de maneira constante e homeopática. Você se lembra de que os rins devem eliminar cerca de dois litros de urina por dia? Não adianta deixar para tomar os dois litros necessários diariamente de uma só vez e, pior ainda, na hora errada, porque a maioria das pessoas só lembra de tomar líquidos durante as refeições principais.

Estudos mostram que o estômago tem capacidade apenas de 12 ml/kg/hora, ou seja, um adulto não conseguirá tomar mais de um litro de água de uma só vez sem passar mal, correndo o risco de ter uma hemorragia estomacal. Por outro lado, existem pessoas que detestam ingerir água e outros líquidos. Nesse caso, a possibilidade de surgirem problemas será muito grande. E mais: qualquer tratamento de cura depende de um corpo hidratado e desintoxicado para realizar as trocas, as excreções e surtir o efeito desejado. Veja o que acontece normalmente em um organismo mal hidratado por longos períodos:

- dificuldades renais;
- ressecamento dos olhos e tecido das vias aéreas (sofrem lesões por fragilidade), tornando-se mais propensos a inflamações e infecções, conjuntivite, sinusite, bronquite, asma e pneumonia;
- lesões da pele, com aparecimento de cravos e espinhas (acúmulo de toxinas no sangue);
- baixa produção de saliva, provocando dificuldades digestivas;
- distúrbio no aproveitamento adequado de vitaminas e sais minerais (excesso em alguns locais e falta em outros pela dificuldade de transporte), causando cãibras, dormências, perdas de força muscular, problemas ósseos e dentários;
- dificuldades respiratórias, sobretudo durante os exercícios físicos, porque é o vapor d'água que transporta o oxigênio nos pulmões;
- intestino preso, às vezes com sangramento retal;
- impotência ou disfunções eréteis ou, no caso das mulheres, sangramentos vaginais;
- distúrbios de concentração, memória e sono (um cérebro desidratado não funciona);
- descamação do couro cabeludo;
- desvitalização dos cabelos, com queda e enfraquecimento dos pelos;
- enxaqueca, pela elevada viscosidade do sangue.

Os alimentos biogênicos e bioativos, mesmo cozidos, são riquíssimos em água, mas devem ser consumidos no percentual mínimo de 50%, além da ingestão periódica de água, chás e sucos frescos. Uma forma de observar se a quantidade de água é adequada é pela cor da urina, que deve ser incolor a levemente amarelada. Quanto mais amarela (podendo chegar ao marrom) e de forte odor, pior está a hidratação diária. A hora de beber líquidos é importante. Evite a ingestão de líquidos durante as refeições principais; o certo é trinta minutos antes e sessenta minutos após, para não prejudicar a plena função das enzimas e a digestão.

Muitas pessoas me perguntam qual água usar na hidratação de sementes, brotos e germinados, no preparo dos leites de sementes e de outros alimentos da dieta crua e viva. Sou absolutamente contra a compra de garrafas e bombonas de água mineral. Primeiro porque não acredito que essa água seja melhor que a da minha torneira: quem me garante? Pelo contrário, sempre penso que pode ser *pior*, contendo no mínimo musgos, resíduos químicos da garrafa pet e de sua lavagem, e por aí vai... Em segundo lugar, não indico, pois não desejo sustentar a indústria selvagem de embalagens pet e de mineração desenfreada, que me induz a pensar: *Se a água está escassa ou contaminada, tenho dinheiro para comprar a água engarrafada.* Na verdade, com esse pensamento e comportamento de "tenho dinheiro e compro água", estamos criando um grande desastre ecológico, quando mudamos o fluxo natural de águas subterrâneas, lençóis e córregos, ao sermos compradores dessa indústria antiecológica, da água mineral. Só extraem, *vendem* e não colocam *nada*. Tenho lido sobre comunidades inteiras que viviam tranquilas em suas propriedades agrícolas e que, ao ganharem de vizinho uma "indústria de engarrafamento de água mineral", estão vivendo secas e enchentes jamais registradas. Ou seja, as extrações extrapolam o ritmo da natureza e acabam com a vida das pessoas e com toda a sua produtividade. A equação acaba ficando assim: quanto mais compro água engarrafada, menos água naturalmente potável, mais preciso comprar água, mais pessoas em condições miseráveis. E quem está provocando tudo isso? Quem vende ou quem compra? Os dois, é claro. Além do mais, para transportar litros e litros de água engarrafada há um custo *elevadíssimo* e uma liberação absurda de gás carbônico na atmosfera! Aliás, a indústria da água engarrafada fica com os lucros de vender a água e nos deixa com o *custo* de todo o lixo das garrafas pet vazias espalhadas por todos os cantos do planeta, contribuindo também para a destruição dos lençóis freáticos... Pense nisso!

Como preparar a água vitalizada

Para dar vitalidade à água, podemos acrescentar 1 limão em rodelas/litro (germicida) e um raminho de erva fresca (tomilho, alecrim, menta etc.). Ou alguns brotos, uma pedrinha de sal integral ou uma lâmina de gengibre. Você pode também utilizar a sua criatividade. Depois, deposite sua jarra de vidro em uma janela em que bata bastante sol e deixe solarizando. Cuidado! Não adicione muitas coisas nem exagere na quantidade. Você pode colocar em uma jarra, garrafa ou filtro (vidro ou barro) e consumi-la ao longo do dia. Na manhã seguinte, prepare outra com ingredientes frescos. Você pode e deve usar essa água no preparo dos sucos, sumos, chás e sopas que fizer.

O que é água solarizada?

Também conhecida como Método SODIS, diz respeito à solarização que desinfeta. Essa ideia, criada por uma equipe multidisciplinar da UNICEF em Amã na Jordânia, é de uma simplicidade, pois usa os raios solares para a desinfecção da água e conta com um toque de gênio que nos faz considerar como ninguém havia pensado nisso antes. Mas descobri que alguns indígenas fazem isso há séculos...

Certamente, parece ser mais prático para uma boa dona de casa do Terceiro Mundo deixar algumas garrafas de água no sol por um dia, do que usar lenha valiosa e cada vez mais escassa para fervê-la. O método consiste em deixar a água em recipientes de vidro incolor transparente. O método também é eficaz em dias parcialmente nublados, embora seja então necessário mais tempo de exposição. Os autores sugerem que, para maior segurança e para evitar a necessidade de medição precisa, as donas de casa devem ser aconselhadas a expor a água desde o período da manhã (o mais cedo possível) até o fim da tarde. A água pode, então, ser armazenada no mesmo recipiente por um ou dois dias.

Para aprender a solarizar as suas águas, acesse o link a seguir ou mire a câmera do seu celular para o QR Code.

https://www.docelimao.com.br/site/menu-do-assinante/videodicas-assinantes/86-terapias/1263-agua-solarizada-a-cromoterapia.html

Lembrando que o Método SODIS elimina ainda substâncias cloradas e fluoretadas que estejam na forma gasosa aos 50-70 °C, bem comuns em águas tratadas como as das grandes cidades brasileiras. A técnica de fervura da água é um recurso semelhante ao SODIS, mas, diferentemente da água solarizada, que pode ser ingerida por toda uma vida, a água fervida só pode ser bebida por breve tempo, a menos que seja agitada (para reoxigenar) e solarizada após sua fervura.

As ervas: os chás terapêuticos

As ervas frescas ou secas são ideais para o preparo dos chás. Para os sucos, devem ser sempre frescas. O ideal é que sejam ervas recém-colhidas do quintal, mas, para quem não tem essa possibilidade, elas podem ser adquiridas nas feiras livres ou em alguns supermercados. No capítulo 14, os chás estão presentes por apresentarem um suporte terapêutico e manterem o organismo muito bem hidratado.

A ideia é tomar chás ao longo do dia, como forma de tratamento de alguma dificuldade específica de hidratação, ou pode-se também usar qualquer um deles como base líquida para o preparo dos sucos desintoxicantes. A manutenção da saúde pelo consumo de ervas tem sido objeto de diversas pesquisas e assunto de interesse de médicos naturalistas, medicina chinesa e ayurvédica, xamãs, cientistas e leigos. O ponto de partida de muitos estudos é o conhecimento popular milenar acerca dos potenciais das plantas.

Cada erva possui substâncias – os princípios ativos – que somente produzem efeitos sobre determinadas células. Sua atuação pode ocorrer tanto estimulando quanto reprimindo processos orgânicos, ou seja, operam como reguladoras. Não recomendo o consumo das mesmas ervas de maneira continuada, pois podem viciar, perder seu efeito ou causar problemas. Mude suas opções a cada trinta dias. Você encontrará a seguir alguns exemplos de ervas reconhecidamente medicinais e cada função está indicada por sistema, ainda que todos eles operem de modo complementar e integrado. Assim, simplificadamente, as ervas cumprem três funções básicas, a saber:

Ervas depurativas (purificam o corpo e o sangue): agrião, amor-perfeito, angélica, bardana, chapéu-de-couro, dente-de-leão, guaco, ipê-roxo, limão, maracujá (fruto e folhas), sabugueiro, serralha-brava, tansagem, figo.

Ervas digestivas (facilitam a digestão): açafrão, agrião, alecrim, alfavaca, anis, azedinha, bardana, boldo, camomila, canela, capim-cidreira, carqueja, cebola, endro, erva-cidreira, funcho, jurubeba, laranjeira-do-mato, louro, macela, manjerona, maracujá, salsa, sene.

Ervas diuréticas (facilitam e excreção das toxinas pela urina): folhas de abacateiro, abacaxi, agrião, alfavaca, alfazema, amor-do-campo, angélica, cabelo de milho, capim-cidreira, carqueja, cavalinha, chapéu-de-couro, cipó-cravo, coentro, dente-de-leão, funcho, maracujá, quebra-pedra, salsa, rabanete, unha-de-gato.

As ervas e os sistemas

Sistema respiratório

- **Antigripais:** alho, agrião, canela, capim-limão.
- **Expectorantes** (diluem secreções): agrião, assa-peixe, erva-de-santa-maria (mastruz), rúcula.
- **Antiexpectorantes** (amenizam tosses): guaco, hortelã, limão.
- **Analgésicas** (reduzem dores da garganta): malva.
- **Anti-inflamatórias:** assa-peixe, calêndula, malva.

Sistema nervoso

- **Calmantes** (reduzem a excitação cerebral): alface, capim-limão, erva-cidreira, valeriana, baunilha, aipo, alfavaca (manjericão).
- **Sedativas** (calmantes mais fortes): papoula, maracujá, anil.
- **Estimulantes** (incrementam a atividade cerebral e neurológica): guaraná, hortelã (mentas), ginseng, ginkgobiloba.

Sistema digestório

- **Digestivas:** agrião, alface, camomila, capim-limão, carqueja, dente-de-leão, erva-doce, hortelã, louro.
- **Depurativas** (auxiliam o fígado na sua função desintoxicante): dente-de-leão, alcachofra.
- **Hepáticas:** boldo, carqueja, chicória, hortelã.
- **Vermífugas:** erva-de-santa-maria (mastruz), alho, cebola, hortelã.
- **Antidiarreicas:** goiaba (chá das folhas), camomila, pata-de-vaca.
- **Laxativas:** anis, alcachofra, sene.

- **Purgativa** (laxativo mais drástico): erva-de-santa-maria.
- **Antiácida**: espinheira-santa.

Sistema cardiovascular

- **Cardiotônicas** (estimulam os batimentos cardíacos): espirradeira, dedaleira, canela.
- **Cardiotônicas brandas:** alecrim, salsa, alho, alcachofra.
- **Reguladoras da pressão sanguínea** (aumentam a elasticidade das paredes das vias circulatórias e, assim, reduzem a pressão ou operam no sentido oposto): capim-limão, aipo, calêndula (reduz), alho (controla).
- **Antianêmicas:** verduras de cor verde-escura (decocção a frio ou suco fresco).

Sistema urinário

- **Diuréticas:** erva-mate, quebra-pedra, boldo, erva-doce, capim-limão, carqueja, congonha-do-campo, aspargo.

Sistema endócrino

- **Tireoide** (regula o metabolismo, a temperatura e o crescimento): algas marinhas, abacate, linhaça, chia e castanha-do-pará.
- **Febrífugas** (regulam a temperatura): alho, baunilha, canela.
- **Sudoríficas:** arruda, cardo-santo, alfavaca (manjericão).
- **Pâncreas** (produz enzimas digestivas e regula o consumo de açúcar das células).
- **Digestivas** (sobretudo aquelas que controlam a diabetes). feno-grego, ginseng, pata-de-vaca, confrei, jaborandi.
- **Suprarrenais** (cada uma está situada sobre um rim, controlando a pressão sanguínea e o nível de sal no organismo).
- **Pressão arterial:** alho, aipo, capim-limão.
- **Ovários** (concedem as características secundárias femininas. Sob estímulos da hipófise, secretam dois hormônios cujas oscilações regem a fertilidade da mulher: a

progesterona e o estrogênio): abacates e castanhas (nozes macadâmia, pecã e a do Pará), amoras e figos (frutas vermelhas), canela e muitos vegetais verdes.
- **Emenagogas** (para induzir a menstruação): açafrão, alecrim, erva-de-santa-maria (mastruz), arruda, salsa.
- **Abortivas:** erva-de-santa-maria, babosa (ingestão), arruda, jasmim, alecrim.
- **Antiespasmódicas** (para reduzir as cólicas): açafrão, anis, calêndula, salsa.
- **Galactagogas** (para induzir o aleitamento materno): anis, badiana (a hortelã é contraindicada para lactantes por inibir a produção de leite).
- **Afrodisíacas** (estimulantes sexuais): urucum, mandrágora, catuaba-verdadeira, guaraná, café, pimenta, ginseng, canela.
- **Anticoncepcionais** (impedem a ovulação): estévia.
- **Testículos** (produzem a testosterona, hormônio responsável pelas características sexuais secundárias masculinas. Também regulam a produção de esperma): abacates e castanhas (nozes macadâmia, pecã e a do Pará), amoras e figos (frutas vermelhas), canela e muitos vegetais verdes.
- **Afrodisíacas** (estimulam a atividade sexual): urucum, guaraná, mandrágora, catuaba-verdadeira.
- **Previnem a impotência:** ginseng, canela, pimenta. O chá calmante de capim-limão, se consumido em excesso durante algum tempo, pode levar à impotência.

Germinados: eles geram a vida

Germinados e brotos de grãos e sementes são ingredientes fundamentais na alimentação desintoxicante e na alimentação crua e viva. Aliás, são eles que fazem a diferença entre alimentação crua, que muitas vezes não causa saciedade, e alimentação viva, que sacia. Podem também ser usados como reguladores do peso, da vitalidade e do sono.

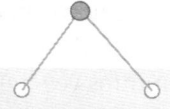

> Qualquer semente pode se transformar em um germinado ou broto.

Uma vez que o grão ou semente (cru e íntegro) é colocado na água, inicia-se o processo de liberação de todas as substâncias antinutricionais que mantiveram a semente em estado de "latência" (espera), mas também daquelas que vão sustentar e viabilizar a germinação e a explosão das informações genéticas de perpetuação daquele ser vegetal.

Como produzir sementes germinadas e brotos
A equação é simples:

Grão ou semente + água → germinado
germinado + ar (ou terra) + luz + tempo de crescimento → broto

Faço aqui uma analogia às mães e à gestação. Germinar seria a etapa do gestar.

Já o brotar é o momento do cuidar, trocar e fazer valer o momento do encarnar, porque brotos são bebês com sede de viver!

Embora a cada dia se fale mais de brotos (que são uma etapa de crescimento posterior à germinação), considero os germinados como os alimentos que desenvolvem a vida e os brotos, os que *propulsionam* a vida.

Sequência de preparo: germinação
Os grãos e sementes iniciam sua germinação em oito a dezesseis horas. Nesse ponto, em geral, estão com a sua potência nutricional e energética máxima, e logo sinalizam que o processo do nascimento está se consolidando: aparece o gérmen, aquele

narizinho que protubera para fora da semente. Após esse tempo, ainda somente germinados, já estão prontos para serem consumidos. Acompanhe, pelas figuras da página seguinte, as etapas do preparo dos germinados:

- Catação: escolha as sementes ou grãos, removendo todos aqueles que estão danificados. Coloque de uma a três colheres (sopa) de sementes em um vidro e cubra com água limpa (ideal solarizada).

- Hidratação: deixe de molho por uma noite ou por oito a doze horas (ver tempos na tabela germinação QR Code na página 213).

- Cubra o vidro com um pedaço de filó e prenda com um elástico. Inverta o vidro e despeje a água. Enxague bem sob a torneira.

- Coloque o vidro inclinado e emborcado em um escorredor, em lugar sombreado e fresco.

- Enxague pela manhã e à noite. Nos dias quentes, é preciso lavar mais vezes.

O ponto de maior vitalidade no ciclo de vida de uma planta ocorre no pleno processo de germinação, e daí decorrem seus benefícios nutricionais e superenergéticos. No processo de germinação, alguns nutrientes daquela semente multiplicam-se, seja ela um cereal (trigo, cevada ou aveia), seja uma leguminosa (feijões) ou uma oleaginosa (linhaça, girassol etc.). É o caso da vitamina C, que é praticamente inexistente no grão de trigo, que, germinado, aumenta em até 600% seu teor.

O processo de germinação torna os nutrientes mais digeríveis e alcalinizantes, causando menos gases que os grãos e sementes que lhe deram origem. Durante a germinação, grande parte dos antinutricionais como ácido fítico e inibidores de tripsina (evitam a ação de fungos e caruncos durante a armazenagem) são transformados em agentes de propulsão da germinação e futura formação e desenvolvimento dos brotos.

MATERIAL
Grãos
1
GRÃOS
1
ÁGUA
Água pura
1
DEIXAR DE MOLHO
2
FILÓ
3
DESPEJAR NA ÁGUA
3
ENXAGUAR
3
DEIXAR ESCORRER
4
COLOCAR NA SOMBRA
4
ENXAGUAR
5
ENXAGUAR
5
CONSUMIR

FIGURA 20

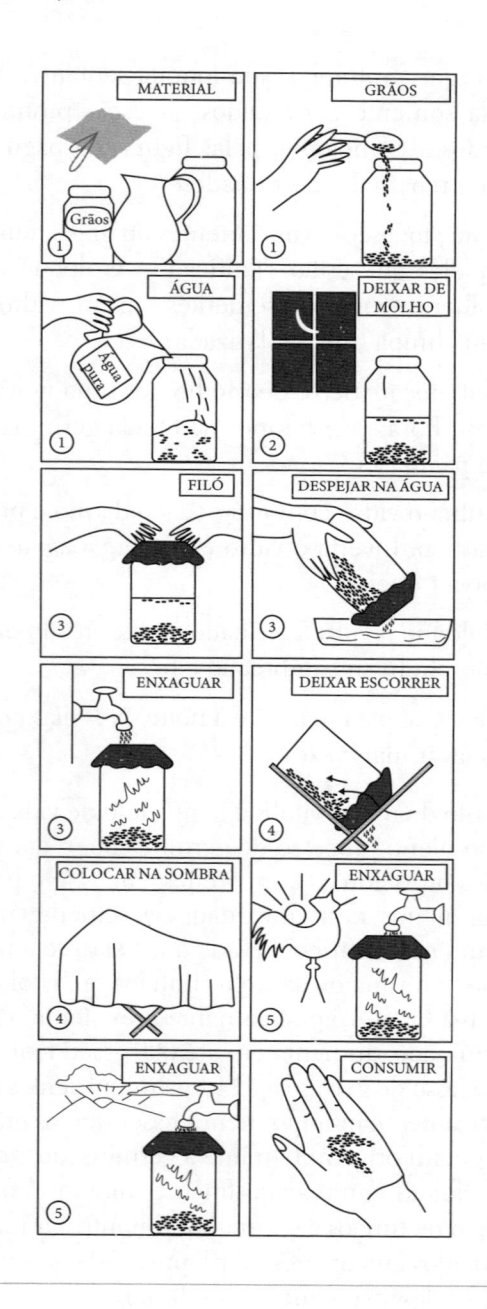

Os germinados são pobres em calorias, mas contêm quantidades apreciáveis de vitaminas A e C, vitaminas do complexo B, vitamina E, algum ferro, além de muitas enzimas e proteínas. Podem ser germinadas sementes de linhaça, gergelim, girassol, alfafa, trigo, soja orgânica (as demais são transgênicas), *moyashi*, lentilhas, entre muitos outros cereais, leguminosas e oleaginosas.

Para saber a diferença entre grãos e sementes assista à videoaula apontando a câmera do seu celular para o QR Code ou entrando no link a seguir.

https://www.docelimao.com.br/site/desintoxicante/alimentacao-viva/3362-palestra-semav-2016.html

Para mais informações, acesse nossa tabela completa de germinação apontando a câmera do seu celular para o QR Code ou entrando no link a seguir.

https://www.docelimao.com.br/site/desintoxicante/alimentacao-viva/2882-tabela-de-germinacao.html

Sequência de preparo: brotos

Depois das etapas de germinação, será necessário considerar as condições para o crescimento dos brotos entre dez e dezesseis centímetros de altura, quando então podem ser colhidos para consumo.

Os brotos são nutrientes de baixo custo e elevada qualidade nutricional-energética. Eles fornecem os melhores nutrientes pelo menor preço em comparação com os nutrientes da maioria dos demais alimentos. Geram vegetais cultivados em casa e, a cada cem gramas de pequenas sementes, temos a produção de cinco xícaras (chá) de brotos.

Um bom exemplo de autonomia quanto à produção e consumo de "organicos": pequenos espaços geram grande produtividade!

> "Os brotos contêm proteínas completas devido ao mágico processo da germinação."
>
> – Kathleen O'Bannon (em seu livro Brotos – Receitas da culinária viva da germinação à mesa. Alaúde, 2014)

Os brotos ficam mais nutritivos quando expostos à luz solar, após a germinação das sementes. Dessa forma, armazenam energia, tornando-se verdes pela produção da clorofila. No organismo, essa clorofila vai aumentar o suprimento de sangue, ativar a produção e ação de enzimas, regenerar tecidos, desintoxicar e purificar células, órgãos e sistemas.

Os brotos são indicados também para crianças, jovens em fase de crescimento e pacientes em processos de cura ou convalescença, pois apresentam alta concentração de minerais, água estruturada, ação vitalizante e anticancerígena. Contêm grande quantidade de bioflavonoides, antioxidantes naturais produzidos pela planta como mecanismo de proteção e sustentação do processo da germinação e, principalmente, da brotação.

Brotos são filetes do sol materializados para nos iluminar por dentro!

Para a produção de germinados e brotos, as condições de higiene e manuseio precisam ser muito rigorosas, para evitar a proliferação de fungos e bactérias.

Os germinados e brotos servem para as mais diversas preparações culinárias. Podem ser consumidos crus, em sucos, saladas e sanduíches, misturados a outros legumes, amornados *al dente*, adicionados a molhos e de outras maneiras que a criatividade determinar.

Para saber mais sobre como produzir brotos, acesse o link a seguir ou aponte a câmera do seu celular para o QR Code.

https://www.docelimao.com.br/site/2014-08-20-23-18-32/tv-de-bem-com-a-natureza/1409-tv-de-bem-com-a-natureza-2-brotos.html

Rejuvelac: o soro vital de sementes germinadas

Rejuvelac é uma bebida tônica e extremamente "viva" por seu elevado teor de enzimas, aminoácidos e vitaminas. É preparada a partir do grão de trigo integral que ficou, no mínimo, 24 horas de molho em água. Gera um caldo rico em enzimas e nutrientes alquímicos, provenientes do processo de germinação e fermentação. Rejuvelac beneficia as pessoas saudáveis que desejam manter seu organismo plenamente vitalizado e indivíduos convalescentes ou com a saúde comprometida, que desejam se recuperar rapidamente. Crianças, adolescentes e adultos se beneficiam tomando essa bebida diariamente. Diabéticos podem ingerir pequenas quantidades, porém de maneira diluída.

Rejuvelac é um excelente tônico para todo o organismo, particularmente para o sistema digestório: estômago, fígado, vesícula, intestino delgado e cólon. Sua riqueza em enzimas, após o consumo diário, repõe uma saudável e poderosa flora intestinal, principalmente a que se perde por causa do consumo de drogas e antibióticos.

Preparo do Rejuvelac – versão rápida (rendimento para 4 pessoas)

Deve ser feito em casa, a partir do grão de trigo integral não polido. Para o caso de celíacos, embora o glúten não seja solúvel em água, pode conter traços dessa substância, por isso recomendo o Rejuvelac a partir de arroz, sarraceno, leguminosas ou oleaginosas.

- Lave 1 xícara (chá) de grão de trigo integral.
- Coloque em um frasco de vidro e acrescente 1 litro de água filtrada.
- Deixe em repouso por 24 horas (versão *light*) ou por 48 horas (versão forte).
- Após 24 ou 48 horas, coe o líquido para outra jarra. Esse líquido é o Rejuvelac I. Guarde na geladeira. Na hora de consumir, acrescente suco fresco de 1 limão por copo.
- Volte os grãos (lavados numa peneira) para o vidro (previamente lavado) e adicione mais 1 litro de água filtrada.
- Nesse segundo preparo, deixe em repouso por somente 24 horas.
- Coe o Rejuvelac II e proceda como na etapa para o Rejuvelac I.
- Prepare uma terceira fermentação, colocando sobre os grãos mais 1 litro de água filtrada.
- Deixe em repouso por 24 horas.
- Coe o Rejuvelac III e proceda como para o Rejuvelac I.
- O trigo remanescente de todas as três etapas uso para comer com banana amassada, purê de frutas, salada de frutas, nos sucos e vitaminas desintoxicantes, em saladas cruas etc. Ele é delicioso, crocante, poderosamente nutritivo e pouco calórico.

O Rejuvelac apresenta aroma de bebida fermentada que pode incomodar, mas com a adição do suco de limão esse odor desaparece. A nutrição que o Rejuvelac provê vale a hesitação inicial que se possa ter em bebê-lo. Em cidades em que o clima é muito quente, você pode preparar o Rejuvelac sempre com 24 horas de antecedência. Em cidades em que o clima é mais frio, vale arriscar o preparo de 48 horas. Para tomar o Rejuvelac diariamente, é preciso iniciar um novo processo de fermentação a cada três dias. Tome o seu Rejuvelac ao longo do dia: puro, no preparo de sucos, temperos ou pastas. Pode também ser usado como precursor de fermentações como de vegetais e queijos veganos.

Para saber mais sobre o preparo do Rejuvelac tradicional, acesse o link a seguir ou aponte a câmera do seu celular para o QR Code.

https://www.docelimao.com.br/site/desintoxicante/pratica/422-como-rejuvelac.html

A clorofila: um néctar da natureza

A clorofila é a molécula responsável pelo verde das folhas. Além de conferir cor à planta, permite que suas folhas absorvam a luz solar (energias solar e cósmica). Geralmente, absorve as cores vermelho e violeta, e reflete as cores amarela, verde e azul, tons também presentes nas folhas. A clorofila transforma a luz solar em alimento para a planta. Pela fotossíntese, um dos processos biológicos mais importantes da natureza, ela tem a capacidade de concentrar energia solar em abundância. É exatamente aí que reside o segredo divino do vegetal: iniciar seu processo a partir do pó da Terra, da força do Sol e do cosmo para crescer, fortalecer e frutificar. Não é de se admirar, portanto, que o organismo humano seja tão beneficiado ao se alimentar da clorofila das plantas como prática diária. A estrutura química da clorofila é semelhante à da hemoglobina do sangue, motivo pelo qual ela é também chamada de sangue verde. A clorela (alga unicelular microscópica de água doce) é o organismo vegetal mais rico em clorofila de que se tem notícia. O broto de alfafa é o segundo deles.

Molécula da clorofila

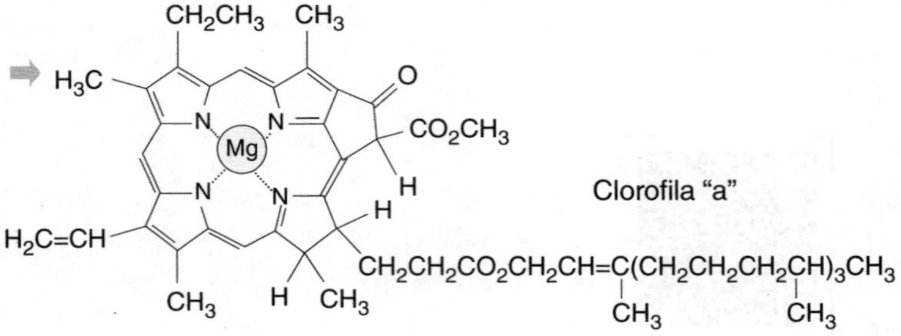

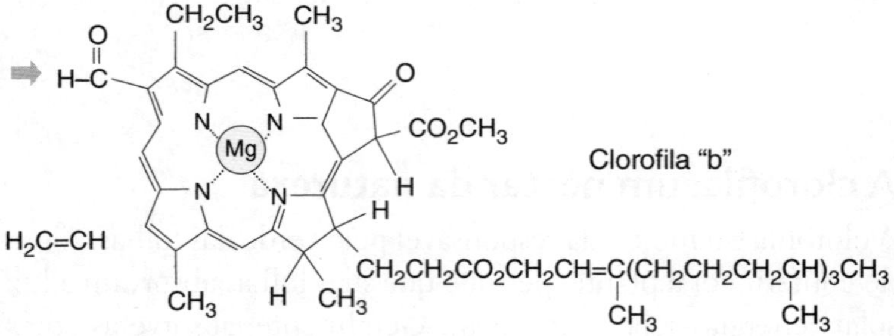

FIGURA 21

Molécula da hemoglobina

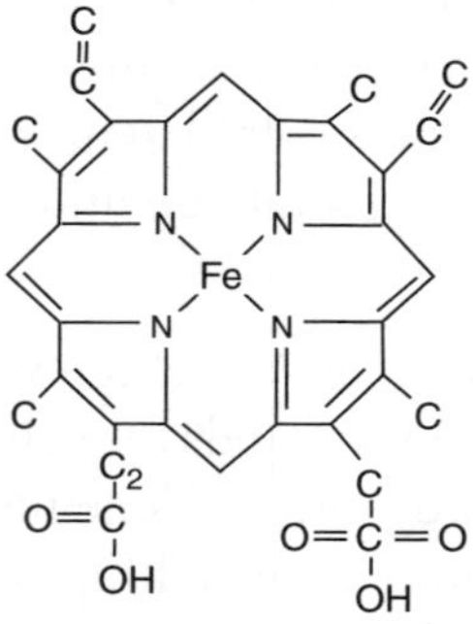

FIGURA 22

A energia do Sol em nosso mundo interior

Nenhuma molécula tem acesso à corrente sanguínea tão rapidamente como a clorofila. Possui alto poder nutricional e é um eficaz agente desintoxicante. Incluir clorofila na dieta alimentar é fundamental para quem deseja se manter saudável, pois neutraliza o excesso de acidez orgânica, seja a proveniente do metabolismo, seja a dos alimentos industrializados, refinados e ultraprocessados. A clorofila tem grande influência no metabolismo em geral, na respiração, no equilíbrio hormonal, na nutrição celular e funcional e no sistema imunológico.

Bons exemplos de fontes de clorofila: as folhas verdes supervalorizadas nos sucos desintoxicantes, as ramas (como as da beterraba, cenoura e nabo), os brotos (como os de alfafa), dos feijões (como o moyashi), gramíneas (como o trigo-grama) e das frutas oleaginosas (como o de girassol). Lembrar que os brotos, também conhecidos como microverdes, são alimentos biogênicos, o que os torna uma fonte de clorofila e magnésio de elevada potência nutricional e funcional.

Hoje em dia é amplamente conhecida, no meio científico, a notável capacidade da clorofila de estimular a formação dos eritrócitos (células vermelhas do sangue), o que torna ainda mais importante seu consumo, principalmente para a prevenção e o tratamento das anemias de várias causas. É fundamental observar que todo suco de clorofila deve ser consumido com uma fruta cítrica, pois a assimilação mineral do corpo humano depende da presença da vitamina C. A fruta cítrica é coadjuvante no tratamento terapêutico. Efeitos terapêuticos da clorofila:

- aumenta a contagem das células vermelhas no sangue;
- fornece magnésio para todas as células, órgãos e sistemas;
- aumenta o teor de ferro no leite materno;
- desintoxica, trata a anemia, limpa e desodoriza os tecidos intestinais;
- ajuda a purificar o fígado;
- reduz a taxa de açúcar no sangue;
- ajuda na cicatrização dos ferimentos;
- fortalece o sistema imunológico;
- combate a inflamação das amígdalas;
- cura as ulcerações dos tecidos;
- reduz a dor causada por inflamações;
- nutre e fortalece o sistema cardiovascular;
- reduz a acidez intestinal;
- trata as varizes e revitaliza o sistema vascular das pernas;
- elimina o mau hálito e é excelente para gargarejo pós--operatório bucal;
- melhora a drenagem, a expectoração do catarro e reduz o corrimento nasal;
- limpa os dentes e as gengivas na piorreia;
- elimina odores do corpo e diminui a necessidade de desodorantes.

Os alimentos orgânicos

Já falamos sobre os orgânicos anteriormente, mas chegou a hora de reforçar toda a proposta deste livro. Porque na dinâmica da alimentação desintoxicante recomendo o uso de alimentos orgânicos (e outros tipos de cultivo listados a seguir) no preparo dos sucos, chás e sopas desintoxicantes, mas percebo alguma resistência.

Então vamos aos muitos argumentos que se somam ao decidirmos pelo estilo de vida alimentação desintoxicante:

▸ Não faz sentido buscarmos a desintoxicação do organismo usando ingredientes que contêm resíduos de agrotóxicos, ricos em metais pesados e disruptores endócrinos, que impactam forte e negativamente no SNC, sistemas imunológico, hepático, respiratório, cutâneo, digestório e renal. Ou seja, não se pode formular o remédio com venenos.

▸ Ouso afirmar que a boa prática do estilo de vida da alimentação desintoxicante nos coloca como parte da solução dos ameaçadores problemas ambientais e sociais, pois são as nossas escolhas que nos tornam cidadãos que desativam a ganância do agronegócio, da indústria dos agrotóxicos, medicamentos e alimentos ultraprocessados. Não é algo do dia para a noite, mas esta desarticulação é a mesma que desarticula o caminho do consumo até a escassez.

▸ O futuro do planeta e da humanidade depende de uma sociedade pró-ativa nas soluções em prol da abundância, seja ela de saúde, educação, igualdade social ou harmonia climática.

Por isso quero ressaltar aqui a alta dose de veneno ingerida pelas pessoas, diariamente, ao escolherem alimentos não orgânicos: são 2.300 tipos de agrotóxicos em 270 tipos de cultura, incluindo o pasto dos animais, que, intoxicados diariamente (cumulativa e exponencialmente), fornecem carne, ovos, manteiga e leite.

Agrotóxicos são produtos químicos sintéticos usados para matar pragas, ou seja, são biocídicos e matam a vida. O problema agrava-se com o uso indiscriminado desses agrotóxicos e a precariedade da fiscalização. No entanto, mesmo que houvesse um controle severo no uso e consumo dessas substâncias tóxicas, o cardápio do mundo inteiro estaria longe de ser inofensivo, não só pelo limite máximo de resíduos químicos, que é discutível, mas pelo solo em que a planta é cultivada, muitas vezes deteriorado.

Entendo que, para alimentar toda a população do mundo, a produtividade dos alimentos tem que transcender à cultura meramente doméstica. Infelizmente, esse é um círculo vicioso que pode acabar mal. Os alimentos existem para trazer nutrição e saúde, não é verdade? No entanto, especialistas explicam como a população adoece por causa dos resíduos tóxicos nos alimentos produzidos em larga escala. Irônico, não?

Técnicas mecanizadas, que preparam a terra para o plantio em larga escala, usam o arado e máquinas que a rasgam impiedosamente, acabando com seus nutrientes e produzindo plantas cada vez mais ineficazes. Podemos dizer que, ao longo do tempo, estamos ingerindo alimentos gerados por solos agonizantes. Veja a consequência: quanto mais pobre for o solo, maior será a necessidade de agrotóxicos! Assim, os alimentos são cada vez mais pobres de nutrientes e mais ricos de toxicidade. Como mudar esse panorama?

A solução pertence a um futuro incerto e exige a participação de todos, tanto como beneficiários ativos (consumidores e plantadores), como também de transformadores e propagadores.

A agricultura orgânica abrange diversos sistemas de produção agrícola caracterizados pela visão holística no planejamento e execução de suas atividades. Seus alimentos são cultivados e produzidos de maneira natural, sustentável e localmente, em uma busca contínua da independência de insumos externos à propriedade. Essa prática também visa favorecer o uso saudável do solo, da água e do ar, de modo a reduzir todas as formas de contaminação e desperdício de recursos não renováveis.

Os sistemas de produção agrícola, a seguir, estão fundamentados na ecologia, no uso sustentável da terra. Consideram os microclimas, seu solo e as espécies de plantas e animais que neles coabitam. Buscam o manejo das águas e sistemas naturais que projetam ambientes sustentáveis, ou seja, ecológico, agroecológico, agroflorestal, natural, biodinâmico, regenerativo, biológico, bioético, permacultura e agricultura de transição para qualquer destes métodos.

Todos desenvolvem métodos de manipulação cuidadosos, garantindo a integridade e a qualidade dos seus produtos, isentos de contaminantes intencionais, além de preservarem a diversidade do ecossistema local pelo manejo adequado do solo, da água e do ar.

Estes modelos de produção são menos dependentes de energia não renovável, reduzem a produção de resíduos, fazem a compostagem de materiais orgânicos, promovem maior desenvolvimento econômico local e agregam valor à regionalização da produção e comercialização de seus produtos.

No Brasil, a Lei 10.831 de 23 de dezembro de 2003 define os princípios e características da produção orgânica, bem como a necessidade de certificação para validação e identificação desses produtos. É uma lei que reconhece todos os sistemas listados anteriormente, pois todos eles atendem aos princípios estabelecidos por ela.

A tecnologia utilizada para produzir orgânicos é exatamente a mesma de nossos antepassados. A produção dos alimentos e produtos orgânicos está renascendo e há quinze anos não para de crescer aqui no Brasil.

Os produtos orgânicos são totalmente livres de fertilizantes sintéticos, hormônios, aditivos, drogas veterinárias e químicas em geral. Essa é a primeira e mais importante razão pela qual a agricultura à moda antiga está sendo retomada. A relação com o solo é de respeito e sua adubação é 100% natural, usando, principalmente, o húmus, o adubo animal e o adubo vegetal.

As vantagens são:

- não agressão do solo e de todo o ecossistema;
- o alimento que brota no solo será rico em micronutrientes e terá sabor e textura especiais;
- o alimento será isento de toxicidade.

Nas pequenas e grandes cidades parece ser difícil uma alimentação exclusiva com produtos orgânicos e, por isso, é tão importante conhecer o que leva mais e o que leva menos química no processo de cultivo, para saber como minimizar o efeito dessa toxicidade no dia a dia. Outro aspecto importante é que, em termos de macronutrientes (carboidratos, proteínas e gorduras), praticamente não há diferença entre os alimentos orgânicos e os convencionais; mas, no que diz respeito aos micronutrientes (sais minerais, vitaminas, fitoquímicos e antibióticos naturais), os orgânicos estão disparadamente na frente.

Frutas, legumes e verduras orgânicos contêm energia vital e micronutrientes, sendo os verdadeiros alimentos nutracêuticos, com poder de nutrição e cura. A proliferação de bactérias nos orgânicos é menor porque eles têm menos água em sua composição. Resultado: a durabilidade é maior. Além disso, a casca é bem mais firme e o sabor é mais intenso e verdadeiro, ou seja, eles são muito mais gostosos. Quando você se acostuma com eles, não consegue mais consumir os convencionais.

A onda verde não inclui só benefícios pessoais. O modelo orgânico é socialmente mais justo e traz benefícios ecológicos e sociais em escala global. A produção orgânica identifica-se naturalmente com pequenas propriedades locais e associações de agricultores: o locavorismo. A biodiversidade inerente ao sistema tem mais a ver com o sítio que produz de tudo um pouco do que com o latifúndio monocultura. Tanto é assim que 70% da produção de alimentos orgânicos no Brasil é proveniente dos núcleos de agricultura familiar.

O ideal ecológico prega a independência do agricultor em relação à indústria agroquímica, pois acredita na propriedade autossustentável e vê a unidade rural como um organismo vivo e complexo. É o oposto da visão mecanicista, que enxerga a terra como algo a ser domado e explorado por meio de máquinas e produtos químicos. Por definição, o orgânico é também ecológico porque defende a biodiversidade, abre mão de produtos químicos e se preocupa com a fertilidade e sanidade da

terra (lençóis freáticos, rios e lagos, matas ciliares, fauna, flora, família e comunidade), em vez de visar apenas aos resultados da produção. Esse modelo defende a biodiversidade e protege o meio ambiente. Nas hortas e pomares, convivem dezenas de espécies diferentes, mesmo o mato, hoje reconhecido muitas vezes como PANC (Planta Alimentícia Não Convencional).
Boa parte das modificações transgênicas foi levada a cabo para tornar as culturas mais resistentes aos agrotóxicos. O resultado é que o agricultor convencional pode jogar mais veneno sobre sua plantação, ampliando o extermínio de espécies (tanto da fauna como da flora) e contaminando o solo e os lençóis freáticos.
As propriedades da cultura orgânica precisam do equilíbrio ecológico para continuar produzindo. Hoje, no Brasil, a Associação de Agricultura Orgânica (AAO) disponibiliza 3 publicações que descrevem os meios de certificação adotados no Brasil.

Para saber mais, visite o site da AAO a seguir.

http://aao.org.br/aao/entenda-o-processo-de-certificacao.php

Lembrando que as certificações só concedem o selo de qualidade a quem estiver em dia com uma agenda social, que inclui o combate ao trabalho infantil e cuidados com saúde e moradia dos agricultores, e, no aspecto ecológico, com a proteção das matas ciliares. Nem é preciso dizer que um alimento certificado nunca pode vir de uma semente geneticamente modificada. Mas nem tudo são flores na cultura orgânica. Existem dificuldades:

- Sem agrotóxicos, os legumes, verduras e frutas 100% naturais podem ser menores e mais feiosos que os convencionais.
- A produção ainda é relativamente pequena, embora com a pandemia a demanda tenha aumentado quase 20%. Há um problema de disponibilidade, ou seja, nem sempre é possível encontrar tudo o que se gostaria nas feiras e mercados.
- O preço é quase sempre mais elevado do que o dos alimentos convencionais em razão dessa menor produção e disponibilidade, mas a dica é buscar a compra direto do produtor, o que tornará a diferença menor ou mesmo equalizar.
- Ao respeitar os ciclos da natureza, colhe-se somente aquilo que está na época.

A boa notícia é que o aumento do consumo e o crescente interesse pelos alimentos orgânicos estão atraindo mais produtores para esse mercado. Assim, o custo do transporte por quilo deve cair, e a oferta tende a se aproximar da demanda. Você já sabe, quem experimenta gosta e não quer saber de voltar atrás. Uma pesquisa feita em São Paulo pelo Instituto Gallup mostrou que sete em cada dez entrevistados não se incomodam em pagar até 30% a mais para ter orgânicos no prato. Estamos falando de pessoas que preferem gastar um pouco mais agora para economizar depois em tratamentos médicos, indivíduos que estão de olho na saúde e querem alimentos mais gostosos e duráveis, sem perder de vista questões ecológicas e de justiça social.

Os benefícios, não há dúvida, estendem-se também ao planeta. É evidente que é melhor investir agora em modelos autossustentáveis do que sermos forçados a gastar bilhões no futuro para tentar salvar a terra, a água e a vida do nosso planeta. Deixo então o alerta: investir nos alimentos orgânicos é mais que um projeto de vida, é também um dever ecológico e social.

Minimizando os riscos

Nem sempre é possível ter em casa apenas alimentos orgânicos, mas, mesmo assim, pode-se reduzir o consumo de agrotóxicos, fertilizantes e aditivos químicos. Basta optar por aqueles que recebem menos química no processo de produção. A seguir, confira as dicas do agrônomo Moacir Roberto Darolt, pesquisador do Instituto Agronômico do Paraná.

Alimentos de baixo risco

Feijão, folhas (hortaliças), caqui, pitanga, abacate, acerola, jabuticaba, coco, mexerica e nêspera. Esses alimentos têm ciclo curto de cultivo e recebem menos pulverizações com agrotóxicos. Os peixes marinhos, por viverem livres em seu hábitat, não recebem nenhuma espécie de hormônio de crescimento.

Alimentos de médio risco

Arroz integral, peixes de água doce, beterraba, cenoura, alho, banana, manga, abacaxi, melancia, laranja, mamão formosa e maracujá. Todos têm ciclo de vida intermediário e recebem um número de pulverizações um pouco maior do que os alimentos do grupo anterior.

Alimentos de alto risco

Tomate, pimentão, berinjela, pepino, abobrinha, morango, goiaba, uva, maçã, pêssego, mamão papaia, figo, pera, melão e nectarina. São muito delicados para produzir e estão mais sujeitos ao ataque de pragas, portanto recebem mais química. O tomate é o campeão em resíduos, porque recebe em média 36 pulverizações com agrotóxicos.

Dicas importantes

A primeira e mais importante de todas: incluir. Se a cada dia, semana ou mês você incluir um novo alimento, por exemplo, um germinado, broto, PANC ou outro, estará pró-ativo nas escolhas da abundância e do fazer parte das transformações e soluções.

A segunda é a uma forma de excluir, ou evitar o consumo excessivo de agrotóxicos:

- Prefira frutas e verduras da época. A produção fora da temporada natural somente é possível com o uso de mais agrotóxicos.
- Prefira os alimentos mais franzinos, com defeitos, pois certamente contêm menos agrotóxicos.
- Tire as folhas externas das verduras, onde ficam mais concentrados os agrotóxicos.
- Descasque as frutas, especialmente pêssegos e maçãs.
- Diversifique os vegetais consumidos para reduzir a ingestão do mesmo agrotóxico.
- Dê preferência a produtos regionais. Alimentos que percorrem longas distâncias, como os importados, normalmente são pulverizados pós-colheita e possuem um nível ainda maior de agrotóxicos e aditivos químicos.
- Alerta! As pessoas confundem. O produto é orgânico e natural, mas vem da terra, foi manuseado e transportado; portanto, tem que ser bem lavado. Lave frutas e verduras em água corrente durante pelo menos um minuto, esfregando-as com uma esponja, ou coloque-as durante vinte minutos em uma solução de um litro de água com suco fresco de limão e suas cascas picadas, cujo óleo atua como um bactericida natural.
- Lembre-se de que açúcar, café, carne, ovos, leite e queijos orgânicos, embora não estejam contaminados por hormônios e insumos agropecuários, continuam sendo alimentos biocídicos.

Recomendo a leitura do livro *Nutrição funcional & sustentabilidade*,[7] que aborda com profundidade todos os

---

[7] PASCHOAL, V.; BANTISTELLA, A. B.; SANTOS, N. *Nutrição funcional & sustentabilidade*. São Paulo: VP Centro de Nutrição Funcional, 2017.

detalhes científicos, legais e produtivos. Outra obra importante, publicada pelo Instituto Kairós, é *Consumo responsável em ação – Tecendo relações solidárias entre o campo e a cidade*.[8]

Para encontrar mais pontos de venda, como lojas, serviços de entrega em domicílio, supermercados e feiras em vários estados, visite o portal do IDEC (Instituto Brasileiro de Defesa ao Consumidor) ver site a seguir. Lá você terá também boas dicas de leitura.

Mas em outubro de 2021, um presente veio agradar o público que busca uma alimentação saudável. O Ministério do Desenvolvimento Social e Combate à Fome (MDS), por meio de parceria com o IDEC, lançou o site Mapa de Feiras Orgânicas. Ele pode ser encontrado na internet (www.feirasorganicas.org.br) e seu objetivo é ajudar as pessoas na busca por alimentos orgânicos e agroecológicos. Dessa maneira, o caminho entre o produtor e o consumidor fica mais curto e a escolha por melhores opções alimentares, mais rápida.

Como funciona

O site encontra as feiras orgânicas espalhadas pelo Brasil que estão mais próximas do usuário que o utiliza, com a ajuda da geolocalização, tecnologia que permite traçar rotas até a feira escolhida. O site também identifica receitas associadas a alimentos de época e regionais e apresenta informações interessantes sobre o ingrediente principal da receita.

As informações são cadastradas de forma colaborativa, por isso a ferramenta conta com a participação de usuários para manter os dados atualizados. Essa é uma iniciativa da campanha Brasil Saudável e Sustentável, coordenada pelo MDS.

---

[8] Faça download no site www.institutokairos.net, em Publicações.

Os alimentos que curam

Agradecemos a todos os agricultores que trazem alimentos saudáveis para a nossa mesa e fazem da cidade um local mais verde.

Antes de indicar o poder de cura dos alimentos, deixo aqui uma advertência: a mãe natureza, com suas estações e biodiversidade, nos cerca de alimentos do reino vegetal com a função de nutrir, proporcionando saúde e vitalidade. Assim, o mais importante é viver em sincronicidade com essa biodinâmica.

Não desejo fazer aqui uma campanha de nutricionismo (fusão de nutrição e reducionismo), ou seja, enfatizar de forma reducionista os nutrientes de um determinado alimento.

Esta listagem é somente para que você valorize e aumente o consumo de tudo o que a natureza lhe oferece em sua cidade ou país evitando os importados, destituídos de força vital. Conheça suas propriedades para poder utilizá-los da melhor forma, evitando equívocos ou exageros. Afinal, a diferença entre o remédio e o veneno é a dose.

Há alimentos muito relaxantes ou excitantes, laxantes ou reguladores. O bom senso nunca é demais – até água em excesso pode causar problemas à saúde. Aconselho as pessoas que aderiram à alimentação natural a sempre buscarem informações, com leituras e muito estudo sobre esse tema fascinante. E lembre-se: quanto menor for a distância da horta ao estômago, melhor o resultado terapêutico.

Aproveito para falar das PANC (Plantas Alimentícias Não Convencionais), os alimentos mais resistentes aos transtornos climáticos e, por isso, tão importantes ao nosso reconhecimento, consumo e valorização. Recomendo a leitura de outro livro de minha autoria, *E se não houver alimento?* (Editora Irdin, 2017), para quem deseja saber mais, além das várias cartilhas sobre PANC que você pode acessar pelo link ou QR Code a seguir.

https://www.docelimao.com.br/site/livros/e-
-se-nao-houver-alimento-cartilha-irdin.html

Fundamental também são os livros do biólogo Valdely Kinupp, que contêm 350 dessas PANC, de vários biomas, em fotos e receitas da cultura brasileira, como *Plantas Alimentícias Não Convencionais (PANC) no Brasil*, e *Matos de Comer*,[9] do Mestre em Ciência Ambiental Guilherme Ranieri, que apresenta de forma brilhante outras 284 PANC.

O acrônimo de PANC nos fala sobre todas as plantas que poderíamos consumir, mas não consumimos. Imagine todas as plantas comestíveis que existem. Uma pequena parcela delas nós conhecemos, produzimos e comemos no dia a dia, sendo chamadas de plantas alimentícias convencionais. As que não conhecemos, não produzimos ou consumimos pouco são denominadas PANC.

Muitas delas estão esquecidas e já não são mais vistas como alimento. Voltar a consumi-las é uma forma de evitar que desapareçam do nosso cotidiano, ajudando a valorizar culturas alimentares nas quais essas plantas estão presentes. Contribui ainda para aprendermos com os agricultores e todos aqueles que trazem essa sabedoria da roça e de antigamente, como muitos de nossos pais e avós que as utilizavam, impedindo que esse conhecimento se perca. O termo PANC depende, contudo, da pessoa com quem você está dialogando e se essa planta é ou

---

[9] KINUPP, V. *Plantas Alimentícias Não Convencionais (PANC) no Brasil*. São Paulo: Plantarum, 2014.
RANIERI, G. *Matos de Comer* – Identificação de plantas comestíveis. 284 PANC espontâneas & ornamentais. São Paulo: Independente, 2021.

não convencional para ela. Plantas amazônicas, por exemplo, serão não convencionais para um paulistano e convencionais para um morador de Belém ou Manaus. Em outro exemplo, a ora-pro-nóbis é bastante famosa na região mineira de Sabará, onde não é considerada uma PANC, mas será assim para moradores do Nordeste.

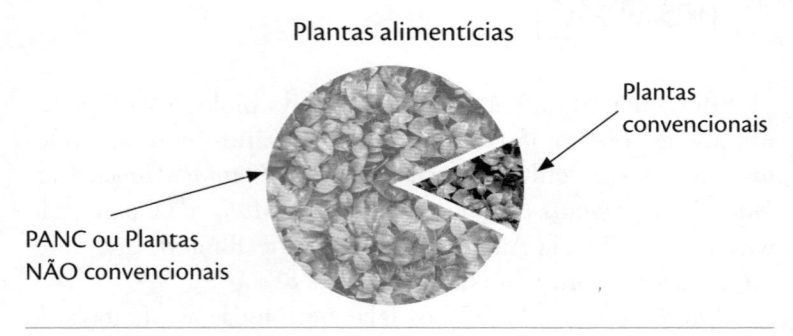

FIGURA 23

A seguir você encontrará uma listagem de alimentos (convencionais ou não), que amplia bastante nosso horizonte de escolha e consumo. Caso os alimentos sejam considerados como PANC, marquei com ❧ para que você saiba ao longo da leitura. Vamos lá!

Abacate: rico em gorduras saudáveis, sua ingestão *in natura* beneficia todo o sistema cardiovascular: artérias e veias. Isento de colesterol, ajuda na redução e no controle da hipertensão. Sua principal gordura, o ácido oleico (concentrado também no azeite de oliva), age como antioxidante, bloqueando a toxicidade do colesterol LDL, que destrói as artérias. Apresenta uma das maiores fontes de glutationa, um poderoso antioxidante que, comprovadamente (*in vitro*), bloqueia trinta diferentes agentes cancerígenos e a proliferação do vírus da aids. O abacate é uma das frutas mais nutritivas e energéticas: são onze vitaminas, dezessete sais minerais e uma elevada concentração de gordura nutricional. Desintoxicante, atua no sistema digestório tratando debilidades do estômago, quadros de disenteria, diarreia, dispepsia e doenças renais. A infusão das folhas do abacateiro trata afecções da garganta, tosse, rouquidão, catarros, bronquites e hipertensão.

Abacaxi: indicado para tratar problemas digestivos, febres e afecções de garganta. É um excelente protetor do coração. Efetivo para tratar a celulite e a obesidade, pois combate a retenção de líquidos. Como diurético e vermífugo, é eficaz na prisão de ventre, inflamações do tubo digestivo e febres intestinais. Um excelente depurativo do fígado, também coadjuvante na dissolução de cálculos vesicais ou renais, além de enfermidades das vias urinárias que atingem a bexiga, próstata ou uretra. Auxilia no combate ao reumatismo e artritismo. Rico em vitamina C, cloro, potássio, cálcio e manganês, é altamente recomendado no tratamento da osteoporose porque interfere positivamente nos processos da assimilação de cálcio nos ossos. O consumo de um copo de suco em jejum durante dez dias, uma hora antes da refeição matinal, tem ação antiviral e de combate a parasitas. Alerta: segundo experiências realizadas em laboratório, a mistura do abacaxi com leite e derivados gera substâncias tóxicas, portanto, deve-se evitar essa mistura.

Abóbora: base da alimentação dos maias, incas e astecas, todas as variedades, inclusive a abobrinha, são ótimas para preparar sucos vivos, ricos em vitamina A, B1, B2, fósforo, cálcio, ferro e triptofano, aminoácido essencial que age contra a depressão. Contém altíssimo teor de betacaroteno, antioxidante poderoso, indicado na prevenção de problemas cardiovasculares, de visão como a catarata, de memória e câncer. O suco natural de abóbora age como estimulante suave dos rins, diminuindo a retenção de água, sem efeitos colaterais. Por sua natureza alcalinizante, seu suco é excelente para os que sofrem de artritismo. No preparo do suco de abóbora deve-se aproveitar também suas folhas e/ou sementes cruas. Trata varizes em cataplasmas.

Abóbora (semente crua): pesquisas científicas têm provado que o óleo contido nas sementes de abóbora possui efeitos positivos no tratamento de problemas da vesícula (congestão e cálculos) e próstata (hiperplasia). Também apresenta um efeito redutor do colesterol e é efetivo na prevenção de problemas cardiovasculares. Rica em fibras, vitaminas A, B1, B2, C, E, niacina, ácido fólico, sais minerais como ferro, cobre, manganês, cálcio, zinco e selênio, seu consumo é ideal para todo o sistema de defesa das células. Considerada um dos melhores produtos naturais para o tratamento e prevenção de problemas da próstata, seus componentes graxos e altas concentrações de zinco provocam maior tonicidade nos músculos da bexiga, descongestionando a próstata. A farinha pura de sementes de abóbora é usada como poderoso vermífugo natural.

Açafrão-da-terra: conhecido também como cúrcuma, turmérico, raiz-de-sol, açafrão-da-índia, açafroa e gengibre amarelo, é uma planta herbácea da família do gengibre. Têm sido estudados os possíveis benefícios do consumo da cúrcuma para prevenção e tratamento do mal de Alzheimer. Suspeita-se que seja mais eficaz se associado à vitamina D3. A vitamina D pode ser obtida pelo organismo tanto após exposição ao Sol quanto por suplementos de vitamina D3, ou por uma combinação de ambos. Os benefícios do açafrão-da-terra seriam decorrentes da ação anti-inflamatória e antioxidante, pela remoção das placas no cérebro, características do mal de Alzheimer.

A ação benéfica da planta poderia contribuir para o tratamento do câncer e das doenças do coração. A ação anti-inflamatória comparada ao cortisol pôde ser comprovada pelas pesquisadoras Alexandra K. Kiemer e Jessica Hoppstädter, mas penso que a melhor forma de garantir estas propriedades é partindo da raiz fresca processada de maneira caseira e consumida em sucos, vitaminas, saladas, sopas e ensopados.

Acerola: é uma das frutas mais ricas em vitamina C, com forte ação antioxidante, e quase 2 g para 100 g de fruta. Na safra, consumir sempre de três a seis acerolas por dia, suficientes para fornecer as necessidades diárias de um adulto. De elevado poder adstringente, deve ser usada em casos de diarreia, gases e distúrbios hepáticos.

Agrião: contendo uma dose excepcional de sais minerais, possui cinco vezes mais ferro que a couve, além de ser rico em enxofre, sódio, cálcio e potássio. O suco de agrião é excelente fonte de clorofila e sais minerais. O suco fresco e o chá tratam raquitismo, afecções de pele e pulmões. Depurativo potente, limpa o sangue, o fígado e os rins. Trata anemia, bócio, bronquite, diabetes, icterícia, enfermidades renais, artritismo, reumatismo, tosse de fumante, tuberculose e repõe rapidamente as energias. Por seu sabor forte e picante, deve ser ingerido diluído com suco concentrado de frutas cítricas ou neutras. Com pepino, é excelente para reduzir o ácido úrico que causa reumatismo. Com nabo, cenoura, espinafre e limão trata a anemia. Com cenoura, salsa e inhame limpa os pulmões, trazendo melhora em casos de enfisema de viciados em fumo. Com mel de abelhas ou de caju combate tosse, bronquite e tuberculose. Deixo aqui uma receita para a carência de ferro e limpeza do sangue: em um copo de água na temperatura ambiente, mergulhar folhas e talos de agrião, cobrir o copo com um pires e deixá-lo na cabeceira. De manhã, coar e beber essa "água de agrião" com gotas de limão (sem açúcar). Contraindicação: agrião cru em grandes quantidades (acima de 1 xícara de chá/dia) pode provocar irritações na mucosa do estômago e das vias urinárias.

Água de coco-verde: a maior propriedade medicinal da água de coco, que é uma bebida isotônica, é seu poder hidratante, além de ser benéfica para todo o sistema digestório. Por ser natural, substitui, com vantagens, as bebidas isotônicas industrializadas. É um soro fisiológico da natureza, indicado como um ótimo re-hidratante, principalmente em graus leves de diarreia e desidratação. Ingrediente ideal no preparo dos sucos desintoxicantes, com ação mineralizante, reguladora e vitalizante.

🌿 **Aipo (salsão):** elevada ação detox, mineralizante e alcalinizante pela presença de um aglomerado de minerais, água estruturada, fibras e clorofila. Combate a depressão e é ideal para casos de insônia e perturbações nervosas. Tradicional remédio vietnamita para a pressão alta, os compostos do aipo reduzem comprovadamente a pressão arterial em animais. Dose comparável para seres humanos: de dois a quatro talos por dia. Possui também um efeito diurético de brando a forte, podendo seu suco ser usado como ajuda no controle de apetite, obesidade, artrite e reumatismo. Contém oito famílias diferentes de compostos anticancerígenos, como as fitalidas e os poliacetilenos, que desintoxicam o organismo das substâncias carcinogênicas, provenientes, principalmente, da fumaça de cigarro. Conhecido em saladas, é saboroso no preparo dos sucos para emagrecimento e ansiedade. O hábito de ingerir regularmente o suco de aipo pode impedir a formação de cálculos. Ingerido à noite antes de deitar-se, pode favorecer um sono mais relaxante e reparador.

🌿 **Alecrim:** usado como tônico cardíaco e no combate às dores de cabeça, é também excelente remédio para os rins, trata problemas de pressão arterial baixa e auxilia na digestão. É também muito eficaz em casos de depressão e dores reumáticas. Pode ser usado em pequenas porções no preparo de sucos ou chás. Atenção: grávidas e pessoas com histórico de epilepsia devem evitá-lo.

🌿 **Alfaces:** são muitas as variedades: romana, americana, lisa, crespa, roxa, radicchio, endívia, crépis (japônica), etc. Um santo remédio para o nervosismo e ansiedade, porque a lactucina, uma substância encontrada no talo da planta, é sedativa. Calmante, ajuda a combater insônia crônica e palpitações do coração. Seu consumo habitual é coadjuvante no tratamento das perturbações do Sistema Nervoso Central (SNC) e em estados repetitivos de ansiedade. Faz bem ao estômago, e seu poder de limpeza dos intestinos previne a prisão de ventre e problemas de pele.

Alfafa (broto): seu nome em árabe significa "pai de todos os alimentos". Pesquisas revelam que a alfafa contém oito enzimas essenciais à digestão, além de todos os aminoácidos essenciais à construção da massa magra. O suco é rico em todas as vitaminas, desde A até a K, além de seu elevado teor de clorofila. Seu consumo nos sucos é indicado no tratamento de anemia, distúrbios do fígado, rins, visão, obesidade e fadiga. É ideal durante a gravidez e amamentação, coadjuvante no tratamento de problemas de impotência, fraturas e queda de cabelo, além de auxiliar na regulagem da tireoide.

Algas: são os vegetais que crescem nos oceanos (algas marinhas), lagos e rios (algas de água doce, como a clorela e a espirulina). Acredita-se que o alto consumo de algas no Japão seja responsável pela baixa incidência de doenças cardíacas, varizes e problemas da pele. Fonte de iodo, ajudam no bom funcionamento da tireoide. Costumam ser fonte das vitaminas A, D, E e do complexo B em quantidades adequadas ao consumo humano. Contêm proteínas vegetais ricas em aminoácidos essenciais, além de fatores de crescimento que conferem elevada vitalidade a esse tipo de alimento. Nos produtos de beleza, ajudam a rejuvenescer a pele, tratar e combater a celulite. O brasileiro ainda desconhece o potencial desse alimento, que, além de nutrir, traz inúmeros benefícios à saúde, pois regula hormônios, rejuvenesce, vitaliza e trata músculos, pele, pelos e ossos.

Ameixa: fruta da digestão, regula o sistema digestório e harmoniza o sistema hormonal. Rica em potássio e vitamina E, ajuda no bom funcionamento das células, retardando o envelhecimento. Com propriedades adstringentes, trata o intestino preso, as hemorroidas e o excesso de colesterol. Contém também vitaminas A, C, manganês, muita fibra, enxofre e cloro. Os ácidos aromáticos e as fibras presentes nessa fruta lhe conferem excelente poder desintoxicante. Ingerida de maneira regular, ajuda na prevenção do câncer do cólon. A ameixa seca é uma boa fonte de vitamina A e dos minerais cobre e ferro.

Amêndoa: trata-se de uma fruta oleaginosa por seu elevado teor de gordura nutricional. Faz parte de um grupo de alimentos que chamo de Sê-Mentes que curam, juntamente com a semente de abóbora, linhaça, chia, girassol, gergelim e outras. É antisséptica urinária e intestinal. Ajuda na convalescença de doenças e no crescimento infantil. Contém vitaminas B1, B2, fósforo, potássio e magnésio. Por ser muito rica em zinco, é excelente para prevenir e tratar enxaqueca. Rica em gordura nutricional, seu consumo ideal é na forma germinada no preparo dos sucos desintoxicantes e leites de sementes.

Amora (frutas vermelhas): fruta da tensão arterial, é ideal para pessoas com pressão baixa. Excelente para o coração, circulação, problemas de pele e equilíbrio hormonal feminino. O chá de suas folhas é efetivo como enxague bucal em quadros de gengivite, principalmente em diabéticos. Seu uso diário é indicado para equilibrar os hormônios femininos, sendo um excelente profilático no tratamento da pré-menopausa.

Alho: ver cebola.

Aveia: fonte natural de vitaminas, proteínas e sais minerais, apesar de ser um cereal, seus carboidratos são complexos e de digestão lenta, principalmente quando estão na sua forma integral. Sua riqueza em fibras conhecidas como betaglucanas a torna ideal para modular a glicemia de diabéticos, absorver toxinas como o colesterol e aumentar o volume e a fluidez fecal nos constipados. Seu consumo ideal é germinar o grão integral e preparar leites ou vitaminas. Atenção: não contém glúten.

Azedinha: naturalmente ácida por sua riqueza em ácido cítrico, dispensa tempero. Rica em ferro, é um acréscimo saboroso para saladas, e pode ser usada em pratos doces, sucos e geleias. Existem variedades: a graúda e a pequena, os trevos, begônias e vinagreiras. As folhas da azedinha podem ser consumidas cruas ou cozidas, mas nunca em excesso de quantidade, pois contém uma alta concentração de ácido oxálico. Em sucos verdes indico 2-3 vezes, no máximo, por semana.

Azeitona e azeite: tanto a azeitona quanto o azeite não são alimentos crus ou vivos. Portanto, moderação. A azeitona tem a vantagem de ser o alimento íntegro, enquanto o azeite é um extrato oleoso. É um alimento muito rico em gorduras monoinsaturadas que, além de saudáveis, são mais resistentes à oxidação e degradação térmica que ocorre durante o cozimento dos alimentos. O azeite de oliva é útil como laxante, ativador hepático e biliar e regenerador celular porque contém cerca de setenta agentes antioxidantes. A denominação extravirgem corresponde à primeira extração, por pressão a frio, das azeitonas trituradas juntamente com o caroço, espremidas por uma prensa, causando a drenagem do óleo para fora da prensa. A denominação virgem corresponde à segunda prensagem, quando se extrai o óleo que sobrou na polpa, por meio da sua fervura em banho-maria. As gorduras monoinsaturadas, abundantes na azeitona e no abacate, favorecem o aumento do HDL (bom colesterol) e a redução do LDL (mau colesterol). Além disso, atuam nas membranas celulares, diminuindo a formação de radicais livres e aumentando a excreção biliar e fecal de colesterol. Mas o ideal é que ácidos graxos poli-insaturados (presentes nas sementes oleaginosas) e monoinsaturados estejam em proporções adequadas na alimentação diária.

Babaçu: coco proveniente de uma das mais conhecidas representantes das palmeiras brasileiras, que chega a atingir vinte metros de altura. Uma pesquisa da Universidade Federal de Pernambuco comprovou que o babaçu é um alimento nutracêutico com potencial de tratar lesões gástricas, chegando a reduzir as úlceras (em ratos) em até 78%. Popularmente também é indicado no tratamento de feridas crônicas, anemia, assaduras e reumatismo.

Babosa (*Aloe vera*): seu uso interno é polêmico, porém quando indicado será como laxante, purificador do sangue e vias capilares, no tratamento de constipação crônica, icterícia, afecções biliares, febre, queimaduras por excesso de raios X ou solares. Abortiva, seu uso interno é contraindicado durante a gravidez, amamentação, menstruação, em casos de varizes, hemorroidas, afecções renais e processos inflamatórios. Não deve ser oferecida a crianças. Evitar uso interno por tempo prolongado (no máximo dez dias). Externamente, é um excelente fitocosmético, com ação refrescante, umectante, emoliente, calmante, regenerador de tecidos, anti-inflamatório, anticaspa, antiqueda de cabelos, lenitivo pós-sol e cicatrizante em pequenas queimaduras.

Banana: é a fruta do sistema nervoso e da felicidade, já que controla e ajuda a restaurar o sistema nervoso central. Contém triptofano, aminoácido que o organismo converte em serotonina, neurotransmissor que interfere beneficamente no bom humor, sensação de bem-estar e sono. Rica em potássio e pobre em sódio, é perfeita para combater a pressão alta. Pesquisas revelam que frutas com elevado teor de potássio ajudam o cérebro a registrar aprendizados e permanecer alerta. Um excelente regenerador celular, deve ser usada no tratamento de úlceras, pois renova as células danificadas do estômago. Também é rica em substâncias que estimulam o muco estomacal, formando uma barreira contra o ácido clorídrico. Com elevado teor de fibra e açúcar, ajuda na desintoxicação do organismo, pois normaliza as funções intestinais. Contendo muito ferro, estimula a produção de hemoglobina no sangue, coadjuvante no tratamento de casos de anemia e cãibras musculares. Contém ainda vitaminas A, C, B12, magnésio, zinco e silício.

Bardana: trata-se de um tubérculo (raiz) bastante *yang*, já aclimatado no Brasil. Sua principal indicação terapêutica é em doenças crônicas de pele, por causa de um princípio antibiótico eficiente sobre bactérias gram-positivas, sendo muito ativa em afecções tipo furunculose e acne. Tem ação fungicida, sendo eficiente para tratar afecções no trato genital. Apresenta também marcante ação depurativa do sangue.

Batata-baroa (mandioquinha): nativa dos Andes, é cultivada em todo o Brasil. Rica em fósforo, vitamina A e niacina, é uma importante fonte de energia em razão do seu alto teor de carboidratos. Por causa da fácil digestão de seu amido, é recomendada para alimentação infantil, de pessoas idosas e convalescentes.

Batata-inglesa: não recomendo seu consumo por causa de seu elevado teor de alumínio, mesmo quando isenta de agrotóxicos. Recomendo substituir, com inúmeras vantagens, por inhame, cará, batata-baroa (mandioquinha) ou abóbora.

Beldroega: planta rica em substâncias como ômega 3, vitaminas A, B, C, minerais como magnésio, cálcio, potássio, ferro e o pigmento carotenoide, responsável pela cor avermelhada do caule da planta. É rica em glicose, frutose e sacarose. A erva é eficaz no tratamento de doenças da bexiga, colesterol, olhos, rins, vermes e vias urinárias, sendo um ótimo remédio diurético, emoliente, emenagogo, laxativo, anti-inflamatório. Além disso, estanca o sangue de hemorragias gengivais.

É possível utilizar as folhas, flores, sementes e talos da planta da seguinte forma:

- sumos das folhas para tratar inflamações oculares, queimaduras, eczemas, erisipelas, calvície e outros. Aplicar diretamente na área afetada. Os talos e as folhas machucados podem ser aplicados sobre queimaduras e feridas, pois aliviam a dor e aceleram o processo de cicatrização;
- sucos verdes para tratar problemas do fígado, bexiga e rins;
- chás diuréticos;
- refogados para detox, regular intestinos e fortificar a amamentação;
- ingestão das sementes para combater vermes intestinais;
- utilização em saladas;
- refogadas em sopas e recheios.

◈ **Beldroegão:** também chamado de major-gomes, maria-gorda ou língua-de-vaca, é nativa, espontânea, resistente e ornamental, com flores rosadas. Suas folhas são usadas em saladas, cozidas ou refogadas. Muito produtiva e de fácil cultivo, apresenta propriedades semelhantes às da beldroega: riqueza em magnésio, cálcio, zinco e proteínas.

◈ **Bertalha:** existem variedades: desde a comum (com as sementinhas bem roxas), a coração (suas batatas têm sabor e textura de inhame) e as de talo vermelho. Suas folhas são deliciosas em saladas e sucos verdes. Planta trepadeira de origem asiática, é muito famosa no Rio de Janeiro. De sabor único que lembra a folha da beterraba, é bem laxante se consumida refogada, cozida ou em sopas. É de fácil cultivo, em solo fértil e abundante de Sol.

◈ **Beterraba e sua rama:** sua cor já revela que é um poderoso restaurador de energia. Como toda raiz, é rica em sais minerais que, nas suas ramas, aparecem em uma concentração cerca de cem vezes maior (geralmente descartadas, PANC). Benéfica ao funcionamento do baço, fígado, rins e intestinos, é indispensável no cardápio de quem sofre de prisão de ventre porque possui ação laxante, em razão da presença das chamadas pectinas. Seu suco fresco é laxante e de rápida assimilação dos minerais, entre eles o ferro. É recomendável para gestantes e doentes de todo tipo, pois combate a debilidade orgânica. Com ação alcalinizante, trata doenças de origem sexual, cálculos renais e vesicais, pulmões, problemas de próstata, reumatismo e artrite.

◈ **Boldo-do-chile:** com propriedades estimulantes e tônicas, ativa a secreção salivar e do suco gástrico, sendo utilizado em casos de hipoacidez e dispepsias. Com acentuada atividade colerética e colagoga, mostra-se efetivo no tratamento da hepatite aguda e crônica. Sua ação protetora das células hepáticas foi demonstrada *in vivo* e *in vitro* pela redução dos danos causados à membrana celular por agentes agressores. Algumas folhas frescas podem ser adicionadas aos sucos, como também aos chás desintoxicantes.

Brócolis: uma variedade da família da couve-flor, apresenta um conjunto espetacular e singular de agentes de combate a doenças. Abundante em diversos antioxidantes fortes e conhecidos: quercetina, glutationa, betacaroteno, indóis, vitamina C, luteína, glucarato e sulforafane. Possui atividade anticancerígena elevada, principalmente contra o câncer de pulmão, cólon e mama. Como outros vegetais crucíferos, acelera a eliminação de estrogênio do organismo, ajudando a suprimir o câncer de mama. Rico em fibras, auxilia na redução do colesterol. Possui atividade antiviral e antiulcerativa. Excelente fonte de cromo, que ajuda a regular a insulina e o açúcar no sangue. Não deixe de usar as folhas e talos, pois apresentam as mesmas propriedades da flor. Atenção: o cozimento ou processamento destrói alguns dos agentes antioxidantes e antiestrogênicos, como os indóis e a glutationa.

Caju: o caju, na verdade, é um pseudofruto, já que o fruto propriamente dito é a castanha, cuja semente também é comestível. Seu teor de vitamina C é elevado (300 mg em 100 g de polpa), além de quantidades razoáveis de niacina, uma das vitaminas do complexo B, vitamina A, cálcio, fósforo e ferro. A vitamina C age contra infecções, a niacina combate problemas de pele (eczemas), e o ferro combate a anemia. No preparo dos sucos, seu elevado teor de fibras intensifica o poder da desintoxicação e nutre a benéfica flora intestinal.

Cambuquiras: A cambuquira é o broto dos ramos e as inflorescências de plantas como a abóbora e o chuchu (mas, pode ser de outras também, como o maracujá e o brócolis). Desde que sejam tenros, os caules podem ser descascados e refogados junto aos brotos e folhas, sendo considerados uma iguaria também na cozinha caipira. São ricos em vitaminas A, C e E. Apenas as pontas tenras dos brotos (um palmo) devem ser usadas em sucos verdes. Experimente em sopas.

Camomila: excelente ação digestiva e vermífuga. Relaxante, trata dores musculares, tensão menstrual e insônia. O chá forte de camomila acalma e regenera a mucosa do estômago. Um banho com o chá de camomila é revitalizante, ao mesmo tempo que favorece um sono reparador.

🌿 **Capim-limão ou erva-cidreira:** suas folhas são aromáticas, saborosas e refrescantes. Seu suco fresco ou chá é relaxante, regulador vago-simpático, aumenta o tempo e a qualidade do sono. Rico em aldeídos como o citral, geraniol e neral, tem efeito antiespasmódico, tanto no tecido uterino como no intestinal. É analgésico e combate o histerismo e outras afecções nervosas. A atividade antibacteriana está associada também ao citral. É recomendável seu consumo durante a gravidez e amamentação, pois atua como estimulante lácteo.

Caqui: originário da China, conseguiu adaptar-se e ser popular ao gosto brasileiro. Existem vários tipos e os mais conhecidos são o coração-de-boi, o taubaté e o estrela. Por causa de seu elevado teor de carotenos, é recomendado no tratamento de hipovitaminose (falta de vitamina A). O suco de caqui contém um coquetel de substâncias capazes de reduzir significativamente o risco de ateroscleroses, a obstrução de artérias no coração e no cérebro. Estudos com doze tipos diferentes de caquis mostraram concentrações significativamente altas de fibras dietéticas (especialmente na casca), sais minerais e polifenóis (antioxidantes).

🌿 **Carambola:** é rica em sais minerais (cálcio, fósforo e ferro) e contém vitaminas A, C e do complexo B. É considerada uma fruta febrífuga (que serve para combater a febre), antiescorbútica (que serve para curar a doença escorbuto, carência de vitamina C que se caracteriza pela tendência a sangramentos). Atenção: pessoas em tratamento da diabetes e pacientes renais crônicos devem evitar de todas as formas o consumo de carambola, pois essa fruta possui uma nefrotoxina que pode causar convulsões.

🌿 **Carqueja:** exerce ação benéfica sobre o fígado e intestinos, basicamente por seus princípios ativos amargos. Purifica e elimina as toxinas do sangue por sua ação diurética, além de apresentar uma propriedade hipoglicemiante muito útil em casos de diabetes. É indicada para tratar gastrite, má digestão, azia, cálculos biliares e prisão de ventre. Atenção: não é recomendado seu consumo em pessoas com histórico de cálculos e problemas vesicais.

Caruru ou bredo: plantinha danada de resistente e "fogosa", invasora *total*, presente em quase todas as regiões do Brasil, o caruru é uma planta silvestre e comestível de grande valor nutritivo. Conhecido popularmente como bredo, é planta de uso comum na região Nordeste. Rico em ferro, potássio, cálcio e vitaminas A, B1, B2 e C, todas as suas partes podem ser consumidas. Nativa das Américas, naturalizada na Europa Meridional a partir do contato com os Maias do México, apresenta ampla distribuição nas regiões subtropicais e temperadas do mundo. Na Itália, por exemplo, encontrei caruru nas sarjetas de Roma, Nápoles e na região da Toscana. No Brasil, principalmente nas regiões Sul, Sudeste e Nordeste, apresenta grande vigor de crescimento. Pode ser consumida em sucos verdes com moderação (2-3 vezes por semana), em pestos (com outras folhas além do manjericão), em refogados ou até mesmo rasgada em um feijão. Fica delicioso.

Castanha-do-pará ou castanha-do-brasil: semente oleaginosa, rica em gordura nutricional, vitaminas e sais minerais, entre eles o selênio, antioxidante que protege as células cerebrais, fortalece o sistema imunológico e ajuda no equilíbrio da tiroxina, hormônio regulador de todo o metabolismo. Evite exagero, o ideal são três castanhas por dia para um adulto.

Cebola: tem forte ação adstringente sobre gorduras por causa da presença do sulfureto de alil, mais concentrado ainda no alho. O dr. Sharma e equipe do Departamento de Farmacologia das Faculdades de Medicina de Agra, Jhansi e Meeru (Índia) realizaram a seguinte experiência: formaram grupos de dez indivíduos com vinte a quarenta anos, analisaram os valores do colesterol do sangue deles em jejum e depois ofereceram a cada indivíduo quatro fatias de pão com 100 g de manteiga. Na análise de sangue, quatro horas depois, o colesterol aumentou em média 40 mg por 100 ml de sangue. No dia seguinte, repetiram a experiência, mas dessa vez cada indivíduo ingeriu uma cebola crua, juntamente com a mesma quantidade de pão com manteiga. Resultado: passadas as quatro horas, o colesterol não aumentou, sendo que, em alguns casos, houve até redução. O mesmo resultado foi alcançado com o alho.

Cenoura + rama: o consumo regular do seu suco é uma apólice de seguro contra muitos problemas. Excelente fonte de betacaroteno (pró-vitamina A), é um poderoso antioxidante anticancerígeno que protege as artérias, aumenta a imunidade e combate infecções. Uma cenoura por dia diminui os índices de derrames em mulheres, reduz à metade o risco de câncer de pulmão, mesmo entre ex-fumantes. Altas doses de betacaroteno reduzem substancialmente as chances de doenças degenerativas dos olhos como a catarata e degeneração macular, doenças de pele, distúrbios de crescimento, doenças infecciosas, bem como a dor no peito (angina). A fibra solúvel da cenoura diminui o colesterol ruim no sangue. Fortificante dos músculos, ajuda nas fraquezas em geral, como a anemia. É indispensável durante a gestação e amamentação e coadjuvante no tratamento da diabetes e prevenção de cálculos renais. É a rainha dos sucos, principalmente quando usada com suas ramas (normalmente descartadas, PANC), germinados e maçã, balanceando o sabor, a digestibilidade e o valor nutritivo.

Chicória ou escarola: recebe nomes diferentes no Brasil, sendo conhecida também como escarola. O suco de chicória é altamente desintoxicante (laxante), estimula os processos digestivos, purifica o sangue, fígado, baço e rins. Mineralizante e rica em clorofila, combate a anemia e tem ação revigorante. Indicada para quem sofre de infecções urinárias e para diabéticos, pois auxilia na redução da taxa de açúcar no sangue.

Coco seco: trata a tensão muscular, fortificando pele, sangue, unhas e dentes. É um antiparasítico natural. Contém vitaminas A, B1, E, PP, fibras, ferro, sódio e potássio. Enquanto está verde, apresenta polpa cremosa, ideal para acrescentar em sucos e mousses de frutas. Quando está seco, pode ser germinado e seu leite será leve e digestivo, proporcionando um sabor tropical aos sucos e vitaminas, mas o ideal é não exagerar, inclusive pelo seu alto valor calórico. A polpa germinada, após triturada, é ideal no preparo dos doces vivos. Ver também: água de coco-verde.

Coentro: alivia cólicas intestinais, por ser rico em uma mucilagem que protege a mucosa dos intestinos. Estimulante, fortifica o estômago e dissolve gases. Ativa as regras menstruais e atua como vermífugo. Usado no preparo dos sucos, nos chás ou como tempero culinário, sempre trará benefícios digestivos.

Couves (manteiga, couve-flor e brócolis): suas folhas têm princípios anti-inflamatórios como o inositol, que ameniza a irritação da mucosa estomacal. O suco da folha tem ação cicatrizante em razão da presença de mucilagens, vitaminas K e U. Membro da família das crucíferas, é rica em indóis, anticancerígenos que ajudam a regular o estrogênio e combater o câncer de mama e de cólon. Fonte de vários antioxidantes, têm mais betacaroteno do que o espinafre e o maior teor de luteína dentre todos os vegetais testados. O suco da couve crua é excelente coadjuvante no tratamento de disenterias graves (desinfetante dos intestinos), enfermidades do fígado, cálculos vesicais e renais, hemorroidas, menstruações difíceis e cólicas. Seu alto teor de clorofila ajuda a aumentar a concentração de hemoglobinas do sangue, fortalecendo todo o organismo.

Couve-flor: membro da famosa família dos crucíferos, contém muitos dos compostos anticancerígenos e reguladores hormonais de seus primos, o brócolis, a couve-manteiga e o repolho. Acredita-se que ajude a evitar especificamente o câncer de cólon e de mama. Seu suco fresco pode ser usado com sucesso para neutralizar o excesso de acidez no estômago, sendo útil também contra a prisão de ventre. Graças ao seu elevado teor de cálcio, pode ser usada como auxiliar no tratamento da osteoporose e do raquitismo em populações pobres. Seu cozimento destrói parte de sua atividade terapêutica. O ideal é consumi-la crua no preparo de sucos, saladas ou do falso arroz.

Damasco: fruta da digestão. Regula o sistema digestório e harmoniza o sistema endócrino. Rico em potássio, é um excelente regenerador celular. Trata reumatismo, eczema e afecções pulmonares. É um alimento desintoxicante por ser um excelente laxante. Contém pectina, ácido málico, ácido oxálico, além das vitaminas C, PP e A. O damasco seco é rico em vitamina C, excelente para a saúde da pele e do sistema respiratório. Evita a retenção de líquidos e é muito efetivo para o intestino preso. Previne o câncer.

Dente-de-leão: infelizmente, é um vegetal desconhecido no Brasil, apesar de proliferar em nossos quintais. O suco fresco e cru é um valioso estimulante da saúde. Tem a propriedade de acelerar a excreção da bile, o que o torna eficaz no tratamento de congestões do fígado e insuficiências hepatobiliares. O dente-de-leão ativa a digestão e a menstruação. Além do seu elevado teor de sais minerais, apresenta sabor amargo por conter saponina e caolina, que estimulam todas as funções glandulares. Depurativo eficaz, ajuda na eliminação do colesterol, ureia e ácido úrico. Contém tanto ferro e clorofila quanto o espinafre, sendo indicado para tratar eficientemente quadros de anemia. O magnésio que fornece é de fácil assimilação, o que o torna eficiente no tratamento de doenças ósseas. Por causa de seu gosto forte, geralmente seu suco deve ser misturado a sucos de cenoura, maçã e limão.

Erva-doce (funcho/anis): tem sabor e aroma agradáveis e adocicados, motivo pelo qual é sempre escolhida para se misturar com hortaliças egerminados. Assim como o salsão, contém um aglomerado (cluster) de minerais, portanto muito indicado para detox, mineralização e alcalinização. Seu elevado teor de cálcio e magnésio atua para relaxar e acalmar os nervos. Experimente tomar um suco de erva-doce com hortelã e maçã antes de deitar-se, para eliminar a tensão de um dia agitado.

Um bom agente depurativo, auxilia também nos processos digestivos e de dissolução de gases.

Espinafre: encabeça a lista, ao lado de outros vegetais verdes folhosos, como o alimento mais consumido entre as pessoas que não têm câncer. Uma excelente fonte de antioxidantes, contém cerca de quatro vezes mais betacaroteno e três vezes mais luteína do que o brócolis, por exemplo. Rico em fibras que ajudam a diminuir o colesterol, seu suco fresco é rico em vitamina A, complexo B, cálcio, ferro, magnésio, fósforo, potássio e sódio. Depurativo e construtor, estimula e tonifica o fígado, vesícula, sangue, linfa e o intestino grosso. Fortalece ainda dentes e gengivas. Usado com outros sucos, sempre vai conferir suave efeito laxante e alcalinizante. O cozimento destrói alguns de seus antioxidantes. Atenção: rico em ácido oxálico, não é recomendado para pessoas com facilidade para formar cálculos renais ou com vida muito sedentária. O ideal é consumi-lo em pequenas quantidades, jamais diariamente, e misturado a outros sucos.

Figo: riquíssima fonte de energia, favorece o processo digestivo. Considerado um poderoso afrodisíaco, é recomendado em casos de debilidade física e nervosa. Um bom depurativo do sangue, é excelente para o fígado e intestino grosso. A fruta da mulher, previne problemas de cistos, câncer de mama, útero e ovários. Protege a capa de colágeno, fortalecendo as fibras de elastina e o cabelo. Controla as cólicas menstruais. Eleva a produção de estrógenos e ajuda a fixar o cálcio nos ossos. Para prevenir a osteoporose, recomenda-se incluir diariamente, durante sua safra, no preparo dos sucos desintoxicantes.

Gengibre: segundo a crença popular, é um estimulante sexual, mas isso não passa de lenda. Usado durante séculos na Ásia para o tratamento de dor de cabeça, congestão do peito, cólera, gripe, diarreia, dor de estômago, reumatismo e doenças nervosas, o gengibre é, comprovadamente, um remédio contra náusea e enjoo de movimento, equivalente ou melhor que drogas da alopatia. Ajuda a prevenir enxaquecas e osteoartrite. Alivia os sintomas da artrite reumatoide. Atua como agente antitrombótico e anti-inflamatório. Em testes em tubos de ensaio age como antibiótico (salmonela e*staphylococus*) e agente antiulcerativo em animais. Além disso, tem atividade antidepressiva, antidiarreica e forte atividade antioxidante. É excelente no combate ao câncer. Alimento da inteligência e lucidez, expande pulmões e todo o sistema respiratório, aumentando a oxigenação de todas as células, inclusive as cerebrais. Contraindicações: mulheres no primeiro trimestre da gravidez devem evitar qualquer remédio à base de gengibre ou o seu consumo direto. Enjoo, cólicas menstruais, momentos de decisão e véspera de provas: coloque uma colher (sobremesa) de gengibre em lâminas finas em uma xícara (chá) e adicione água quase fervente. Abafe por cinco minutos e coe. Tome uma xícara após refeições.

Gergelim: usado na medicina ayurvédica e tradicional chinesa para tratar a astenia (fadiga e anemia), aumentar a energia vital e tonicidade muscular. Atua na regulagem das funções intestinais, além de melhorar a circulação do sangue. Excelente para nutrir e tratar problemas como atenção e memória, pois favorece o aumento dos glóbulos vermelhos do sangue e a oxigenação do cérebro. Em paralelo, é um alimento ideal para alcalinizar o sangue, aumentando a atividade e o reflexo cerebral. Pelo seu alto teor em vitamina E, é considerado um agente retardante do envelhecimento; em razão de sua qualidade proteica, melhora a transmissão dos impulsos nervosos, diretamente relacionados à memória. Com elevado teor de cálcio, é efetivo para acalmar os nervos, a ansiedade e sintomas mentais de estresse. Os grãos pretos são mais ricos em cálcio e vitamina A. Importante: nada de gergelim torrado! Seu maior poder está na versão crua e germinada.

Girassol (semente e brotos): procedente da América do Norte, chegou ao Brasil quando os indígenas convertiam as sementes em farinha ou leite. As sementes são ricas em óleo, chegando a 50% em algumas variedades, além da presença da lecitina, um excelente detergente das gorduras. O crescimento do girassol está intimamente ligado à luz solar, sendo essa semente um grande reservatório de energia cósmica, prana ou solar. Germinada, confere aos sucos, leites e lanches desintoxicantes concentrada capacidade de nutrição e vitalização. Problemas de boca e gengiva: bocheche diariamente o leite de girassol preparado com duas colheres (sopa) da semente germinada, batida com um copo de água morna. Coe e bocheche várias vezes ao dia. Seus brotos têm sabor delicado de agrião e são muito bem-vindos nos sucos desintoxicantes, saladas, missoshiros e pestos.

Goiaba: rica em vitamina C e vitaminas do complexo B, ativa o sistema imunológico e nervoso central. Nos sucos é um excelente refrigerante e, ao mesmo tempo, um eficiente vermífugo. Trata a hipertensão, a diarreia (folhas e fruta) e é riquíssima em licopeno, um antioxidante natural que combate o câncer. Atribui-se à goiaba a capacidade de promover melhor a assimilação dos alimentos, principalmente da proteína, o que a torna um alimento ideal para pessoas excessivamente magras ou com problemas de nutrição. É utilizada como recurso terapêutico auxiliar em tratamentos de problemas digestivos, hemorragias uterinas e inchaço das pernas.

Graviola: exótica e saborosa, é excelente para sucos, sorvetes e mousses. Rica em vitaminas C, A, B1, B2, além dos minerais cálcio, fósforo, ferro e potássio. Não apenas o fruto, mas praticamente tudo da graviola é aproveitável. Associada com a geleia real, tem as seguintes propriedades: antibacteriana, anticancerígena, antiparasitária, antitumoral (citotóxica), antiespasmódica, adstringente, antitérmica, hipotensiva, inseticida, controla o sistema nervoso, expectorante, sedativa, medicamento estomacal, vasodilatadora e vermífuga. Nos Andes peruanos usa-se o chá das folhas para tratar catarro e a semente esmagada para eliminar parasitas. Na Amazônia peruana a raiz profunda e as folhas são usadas para diabetes, como sedativo e antiespasmódico. Tribos da Guiana fazem uso da folha e da raiz em chá como sedativo e tônico para o coração. Na Amazônia brasileira usa-se o chá das folhas para problemas do fígado; o óleo das folhas e da fruta verde é misturado com óleo de oliva e usado externamente para nevralgia, reumatismo e dores artríticas. Na Jamaica, no Haiti e na Índia Ocidental o suco da fruta é usado contra febres, parasitas e diarreia e a raiz e as folhas são usadas como antiespasmódico, sedativo, fortificante muscular e do sistema cardíaco, contra tosses, gripe, asma, hipertensão e parasitas. Desde 1940, estudos realizados por vários pesquisadores demonstraram que a raiz e as folhas possuem ação hipotensiva, antiespasmódica, vasodilatadora e relaxante do músculo liso. Vários estudos demonstraram que suas folhas, polpa, raiz, talo e semente possuem ação antibacteriana contra numerosas patogenias. Em 1976, um estudo feito pelo Instituto Nacional do Câncer constatou que as folhas e o talo da graviola possuem ativos citotóxicos que agem contra células do câncer e, desde então, os pesquisadores continuam essa pesquisa. Trata-se de um ativo fitoquímico chamado acetogenina, um potente antitumor e pesticida. Suas informações técnicas e propriedades científicas foram cadastradas e patenteadas. Atenção: estas propriedades são de frutos da floresta. Plantas e frutos cultivados possuem ação reduzida. Nesse caso, o consumo diário durante a safra é o mais indicado.

🍃 **Guaco:** com forte odor balsâmico que lembra o do chocolate, trata afecções do aparelho respiratório, como tosses rebeldes, bronquite, asma e rouquidão. Facilita a fluidificação dos mucos e estimula sua secreção. Atua relaxando a musculatura lisa das vias aéreas, principalmente dos brônquios.

🍃 **Hortelãs e mentas:** ervas que apresentam extrema capacidade de reprodução, com imensas raízes que formam uma espécie de teia sob a terra, motivo pelo qual, acredito, sejam tão ativas para aumentar a lucidez e agilidade mental (sinapses e inteligência plural). De sabor e odor agradáveis, ricas em clorofila, praticamente não existe limite quanto ao seu uso, tanto na medicina quanto na culinária. O mentol, um de seus principais componentes, é considerado um poderoso desinfetante, combatendo eficazmente vermes em crianças e adultos. Carminativas e adstringentes, facilitam a eliminação de gases. Exercem ação estimulante da secreção estomacal e dos movimentos peristálticos. Digestivas, favorecem a rápida transformação dos alimentos, estimulam a produção e fluxo da bílis.

Inhames e carás: embora de origem africana, são muitas as variedades encontradas no Brasil: são tamanhos, formatos e cores, que vão do branco ao roxo. É dos alimentos medicinais mais eficientes que se conhece para a limpeza do sangue. Ajuda a eliminar as impurezas do sangue por meio da pele, rins e intestinos. No começo do século 20 já se usava elixir de inhame para tratar sífilis. Fortalece o sistema imunológico e fortifica a ação dos linfonodos, os postos avançados de defesa do sistema imunológico. Curioso que o formato do inhame seja tão semelhante ao dos linfonodos. Evita malária, dengue e febre amarela, pois suas substâncias ativas, quando presentes no sangue, permitem uma reação imediata à picada de mosquitos, neutralizando o agente causador da doença antes que ele se espalhe pelo corpo. Nota: aldeias inteiras morreram de malária depois que as roças de inhame foram substituídas por outros plantios. É mais nutritivo e poderoso que a batata-inglesa, porque é um alimento nativo, adaptado ao solo e às necessidades daquela população. O inhame produz com fartura em qualquer lugar úmido. Pleno de energia vital e autóctone, em vez de apodrecer na cesta como a batata, ele brota e produz mais inhames. Nas mulheres, seus fitoestrógenos proporcionam maior fertilidade e são coadjuvantes na menopausa e pós-menopausa. Nos sucos desintoxicantes, além do elevado valor terapêutico, neutraliza sabores fortes como do agrião ou rabanete. Existem ainda o inhame do norte e o cará, maiores e mais lisos, muito bons para comer, mas que não apresentam o mesmo poder curativo. Também chamado de inhame chinês, sua folha parece com a da taioba, que é da mesma família. Ao contrário do que se pensa, a folha do inhame também serve para comer, devendo ser cozida ou refogada. Confira várias formas tópicas de usar o inhame para desintoxicação no site da Sonia Hirsch: www.correcotia.com.br/inhame.

Jabuticaba: fruta do bom humor, contém sais minerais como ferro, potássio, sódio, cálcio, fósforo e magnésio, micronutrientes importantes para manter a higidez da estrutura óssea e dos dentes, assim como dos tecidos e músculos. Contém também as vitaminas do complexo B, que agem como antidepressivos, e C, que aumentam as defesas do organismo. Seu poder laxante encontra-se principalmente na casca.

Kefir: é um tipo de lactobacilo acidófilo que se alimenta de lactose (kefir do leite) ou de sacarose (kefir da água). Mas, na proposta da alimentação desintoxicante, não recomendamos o consumo de açúcar (mesmo o mascavo), nem do leite de origem animal e seus derivados, todos alimentos biocídicos. Então, o kefir de água será usado para fermentar os açúcares da água de coco, frutas frescas e/ou secas. Seus benefícios: 1) produz vitaminas do complexo B, como biotina, niacina (B3), piridoxina (B6) e ácido fólico; 2) usa os açúcares da água de coco com aproveitamento otimizado de todos os seus sais minerais; 3) age como anticancerígeno, com poderoso potencial de inibir o crescimento de tumores; 4) ajuda na construção de um sistema autoimune e de autodesintoxicação, controlando efetivamente a propagação de micro-organismos indesejáveis (pela acidez e/ou pela produçãode substâncias antibióticas); 5) ajuda consideravelmente na melhora das funções intestinais, inclusive nos casos de ausência de flora bacteriana (microbiota) ou deficiência peristáltica; 6) controla desordens digestivas e gera um desenvolvimento saudável do trato digestivo de bebês; 7) auxilia no tratamento de anemia; 8) controla efetivamente os altos níveis de colesterol, evitando danos cardiovasculares; 9) auxilia em sintomas de desequilíbrio do sistema nervoso central; 10) tem sido considerado como bom controlador de acne em 80% de adolescentes com esse problema; 11) protege contra os efeitos negativos da radiação e de poluentes tóxicos em razão de sua elevada função imunológica; 12) tem demonstrado, a partir de vários estudos, ser coadjuvante no tratamento de psoríase, eczemas, alergias, gota, reumatismo e artrite.

Kiwi: fruta cítrica rica em vitamina C, com forte ação antioxidante: 1 a 2 g por 100 g de polpa. A boa combinação entre as vitaminas A e E pode reduzir o risco de câncer, doenças do sistema cardiovascular e melhorar o desempenho do sistema imunológico. A vitamina B6 e a niacina são encontradas em quantidades significativas. Seus minerais, como o cálcio, magnésio, ferro e especialmente o potássio, contribuem para equilibrar a tensão arterial e aumentar as defesas do organismo na prevenção das gripes e resfriados. O fruto fornece também quantidades razoáveis de fibras solúveis, que auxiliam na redução dos níveis de colesterol no sangue. Por causa de sua riqueza em clorofila, o kiwi é uma das poucas frutas que mantêm a coloração verde quando madura.

Laranja: no Brasil esta fruta é altamente contaminada com agrotóxicos (à exceção daquelas provenientes da cultura orgânica), motivo pelo qual não é recomendada pela medicina ortomolecular. Contém um conjunto completo de todos os tipos de inibidores do câncer: carotenoides, terpenos e flavonoides, previne câncer de pâncreas, mama e estômago. A pectina, fibra encontrada na entrecasca, é benéfica para o pleno funcionamento dos intestinos. Tanto o coração como os pulmões são beneficiados pelo consumo regular do suco fresco de laranja, principalmente quando associado ao limão e a folhas verdes.

Limão: uma fruta 100% solar, é considerado pela milenar medicina ayurvédica como o alimento mais fantástico da humanidade. Com alto poder de cura e tantas propriedades terapêuticas – nutricionais ou energéticas –, o limão é o tema principal e objeto de profundo estudo em outro livro de minha autoria também publicado pela Editora Planeta. Apesar de ser um dos alimentos mais ricos em ácido cítrico (5% a 7%) comporta-se como um poderoso agente alcalinizante a partir de sua ingestão, ou seja, um neutralizante da maléfica acidez interna. Sua propriedade de formar citratos de cálcio, magnésio, ferro, sódio e potássio (agentes alcalinizantes e mineralizantes) facilita a pronta assimilação dos minerais, sustentando a condição ótima de comunicação entre células, órgãos e sistemas: a eletroquímica da vida. Tomado pela manhã, em jejum (dedez a vinte minutos antes do desjejum), idealmente integrado a frutas, raízes, folhas e germinados (os sucos desintoxicantes), desintoxica o organismo e, se usado com regularidade, erradicará por completo várias doenças. É grande o seu poder nas diversas patologias reumáticas e artríticas. Seu uso interno (como também externo) é indicado na regeneração dos tecidos e mucosas inflamados, principalmente os do sistema digestório. Antibiótico natural nas afecções gastrointestinais, os sais alcalinos do limão destroem germes e bactérias nocivas que contribuem para gerar ulcerações. Combate ainda as fermentações e os gases, tão comuns em problemas digestivos, por mastigação inadequada, consumo excessivo de açúcares, vesícula preguiçosa etc. Agente desintoxicante, é um forte aliado do fígado e da vesícula, como de todo o sistema cardiovascular e imunológico. Além do seu consumo diário nos sucos desintoxicantes, gargarejos do seu suco fresco (puro ou levemente diluído em água filtrada) são benéficos para todos os tipos de afecções do trato nasofaríngeo, bem como para laringites e gengivites. Inalado (puro ou diluído), é um bom desinfetante nas rinites e sinusites.

Linhaça: semente especialmente rica em ômega 3, mucilagens e fito-hormônios, também foi objeto de outro livro de minha autoria, no qual esclareço a sua importância na saúde humana. Na América do Norte (Canadá é o maior produtor mundial) e em países europeus, seu uso é bastante difundido, principalmente na forma de óleo em cápsulas ou engarrafado para regar saladas. No entanto, o bom mesmo é consumir suas sementes germinadas (jamais em pó), porque na semente íntegra há o alimento completo, com suas fibras, proteínas, enzimas, vitaminas, sais minerais e fito-hormônios. A semente de linhaça é um poderoso desintoxicante e um alimento rico em proteínas (albuminas), sais minerais e óleos nutricionais em que predominam os ácidos graxos essenciais poli-insaturados. Com ação alcalinizante e refrescante, é considerada um dos melhores remédios naturais na regularização das funções intestinais, além de seu milagroso efeito sobre a flora intestinal. Excelente para reidratar os intestinos e para a diverticulite, seu consumo auxilia em todos os casos de inflamações do estômago e intestinos, dos rins e bexiga, nos espasmos da bile e nas doenças dos órgãos da respiração, como a asma. Para tratar cálculos renais é mais vantajoso o uso do óleo de linhaça em cápsulas. Contém também a específica vitamina F, que confere resistência contra as doenças da epiderme. Traz melhora considerável à pele, retarda as rugas e queda de cabelos, promove unhas, dentes e ossos mais fortes. Na indústria cosmética e de manipulação, o óleo de linhaça tem sido usado para tratamento de eczema, acne e dermatite atópica, por seu excelente poder anti-inflamatório e cicatrizante. Sua composição apresenta substâncias que regulam a pressão arterial, coagulação, frequência cardíaca, dilatação vascular, resposta imunológica e previnem depósitos de gordura nos tecidos e artérias. Contém a vitamina K, de grande valor nutritivo, fortificante, regenerador celular e curativo. A carência dessa vitamina faz com que o sangue não coagule no tempo normal, possibilitando hemorragias e reduzindo a resistência das membranas vasculares. É usada como coadjuvante no tratamento de diabetes. Antioxidante, atenua a formação de radicais livres gerados pelo estresse e pela má alimentação. A linhaça, com sua composição rica em ácidos graxos essenciais, é um auxiliar no tratamento do equilíbrio hormonal e na renovação das células cerebrais, que são predominantemente lipoproteicas. É rica também em um composto associado à fibra, chamado lignana, a substância mais pesquisada recentemente pelos cientistas, precursora dos hormônios enterodiol e enterolactona, que apresentam ação estrogênica moderada.

Maçã: rica em frutose, ácido málico e pectina, o suco fresco de maçã forma uma mucilagem no intestino que ajuda na absorção e depuração de toxinas, além de estimular os movimentos peristálticos. Ajuda a tratar a insônia e o estresse, principalmente se associada ao limão e a outras ervas relaxantes como a alface, a hortelã e o capim-limão. O suco de maçã combate as afecções da garganta e, se ingerido morno, trata a rouquidão. Combate a difteria, febres, cálculos vesicais e renais, inflamações da bexiga e do aparelho urinário. O suco de maçã trata problemas de diarreia crônica e síndromes como a do intestino irritável e de Crohn. Uma pesquisa da Universidade de Cornell (Estados Unidos) garante que uma única maçã (orgânica) com casca tem o mesmo poder contido em vários copos de suco de laranja, para arrasar os temidos radicais livres. Segundo essa pesquisa, os antioxidantes da maçã reduzem as chances de o colesterol depositar-se nos vasos, ou seja, previnem derrames, infarto e arteriosclerose.

Mamão: é uma deliciosa fruta rica em enzimas que auxiliam no processo de digestão das proteínas. A mais importante delas é a papaína, que permite um processo digestivo mais rápido e o melhor aproveitamento dos nutrientes ingeridos por uma alimentação saudável. Parece evitar o aparecimento prematuro dos efeitos da idade. As pessoas que têm problemas digestivos descobrem, maravilhadas, que o suco de mamão é a solução natural para seus problemas de vitalidade e saúde. Além da papaína, existem outras enzimas úteis como a carpaína, um tônico cardiovascular, a arginina, fator essencial à fertilidade masculina, e a fibrina, essencial na coagulação do sangue. Sendo um excelente tônico desintoxicante das vias digestivas, experimente ficar um dia inteiro consumindo um copo de suco de mamão alternado com um copo de suco de pepino. Opte pelo mamão formosa, que é a variedade menos calórica e menos contaminada por agrotóxicos.

Manga: uma única fruta contém toda a vitamina C necessária para um dia. Também possui 2/3 das necessidades diárias de vitamina A e quase metade das necessidades diárias de vitamina E e de fibras. Excelente para a pele e para todas as membranas do organismo, previne problemas cardiovasculares e de varizes.

◈ **Manjericões:** são muitas as variedades: desde o comum aos de folhas grandes, roxa, anisado e cítrico. Usados para dar um sabor exótico aos sucos, é eficiente para tratar todos os órgãos e vísceras do sistema digestório. Indicado para aumentar a produção de leite das mães que desejam investir na amamentação dos seus bebês, seu chá era utilizado pelos antigos médicos romanos no tratamento da melancolia e ainda hoje é empregado como estimulante, digestivo e diurético. Sedativo, combate dores de cabeça ocasionadas por nervosismo e gastrite.

Maracujá: é uma fruta cítrica laxante, portanto desintoxicante. Tem a propriedade de reduzir a taxa de ácido úrico no organismo. Por conter precursores da serotonina, como sedativo não tem rivais, pois acalma os nervos sem causar depressão. Induz ao sono e permite um despertar alerta e bem-disposto. Terapeuticamente, o suco fresco de maracujá é viável no tratamento de insônia em pessoas nervosas ou ansiosas, estados de tensão nervosa, doenças nervosas em geral, palpitação cardíaca e espasmos gástricos. Também conhecida como fruta da paixão, tem o poder de despertar o desejo sexual e trata problemas da próstata. Mas consuma com moderação, pois, se ingerido em excesso, poderá produzir relaxamento exagerado, impotência e frigidez. Sua casca, rica em pectina, também pode ser usada no preparo de sucos para tratar diabetes e problemas de constipação.

Por motivos já bastante explicados em capítulos anteriores, *cuidado* com o uso abusivo do açúcar e adoçantes e, com mais razão ainda, no preparo das receitas da alimentação desintoxicante, pois não tem sentido adicionar veneno ao remédio. Assim, sugiro que, no dia a dia, o consumo de açúcar seja cada vez mais descontinuado e substituído pelas fontes de adoçamento menos destrutivas.

Melado de cana: o açúcar mascavo, rapadura e o melado de cana são praticamente o mesmo produto, contendo traços de cálcio, ferro, fósforo, magnésio, potássio, vitaminas A, C e as do complexo B (B1, B2, B5 e B6). Embora menos refinados que as versões demerara, cristal e branco, seguem sendo classificados como biocídicos por serem versões concentradas de sacarose. Na hora de adoçar, o melado de cana é, de todas, a opção menos ruim por sua diluição em água – cerca de 15% de sacarose.

Mel: alimento de origem animal, mas por ser uma medicina sagrada, recomendo seu uso com muito respeito e moderação: uma colherinha de café por dose de bebida. Glicêmico, porém associado à sacarose, apresenta outras substâncias ativas que compensam sua indicação terapêutica, ou seja, mel não é um adoçante, mas um remédio, que deve ser consumido com moderação. Na Antiguidade, os egípcios já o prescreviam para doenças do aparelho digestório, rins, olhos e para cicatrização de feridas. O mel funciona como um antibiótico natural, facilitando a cura de ferimentos, com bons resultados no tratamento de úlceras gástricas. Com propriedade antioxidante, o mel retarda a oxidação das lipoproteínas de baixa densidade (LDL), um processo que leva à deposição da placa arteriosclerótica.

Mel de caju: poderoso antianêmico, antigripal e fortificante, o mel negro de caju é obtido a partir do suco puro do caju (sem adição de açúcar), que evapora em um caldeirão de cobre até a consistência de mel. Preparado durante a safra do caju, extrai-se o suco da fruta no mesmo dia da colheita. Pobre em sacarose, rico em frutose (o açúcar das frutas), trata-se de um adoçante natural de baixo índice glicêmico (açúcar de digestão lenta). Fala-se que quanto mais escuro é esse mel, mais antioxidantes ele contém. Existe também o mel de caju azedo, um alimento excelente para tratar a diabetes. Toma-se uma colher (sobremesa) antes das refeições. Indicações: fortalecer o sistema imunológico, combater a anemia e o estresse, o reumatismo, gripes e resfriados, para aumentar a vitalidade e prevenir hemorragias.

Melancia: contém vitamina C, enxofre, magnésio, potássio, licopeno e fartura de enzimas digestivas. Sua principal indicação terapêutica é como diurético, sendo recomendada aos reumáticos e aos que padecem de enfermidades das vias urinárias. O suco de melancia é um imbatível depurador dos rins e fígado. Provoca grande eliminação de ácido úrico e limpeza de todo o sistema digestório. Seu suco é indicado no tratamento de acidez estomacal, obesidade, hipertensão, bronquite crônica e afecções das vias respiratórias. No preparo do suco pode-se usar sua casca e sementes, elevando o teor de minerais e clorofila. Atenção: a melancia não deve ser misturada a nenhum alimento, pois se torna indigesta e tóxica. Combina somente com limão e folhas de hortelã ou menta.
Melão: é uma fruta depurativa por apresentar suave ação laxante. Uma dinâmica de rápida desintoxicação é ingerir por dois dias somente essa fruta. É uma das frutas com maior poder de regular o aparelho digestório, porém, assim como a melancia, não deve ser misturada a nenhum alimento, pois se torna indigesta e tóxica. A ingestão em jejum de suco de melão durante quinze a vinte dias ajuda a reduzir ou eliminar miomas e outros problemas uterinos, como menstruação difícil etc.
Morango: indicado para tratar hipertensão, diabetes e reumatismo. Desintoxicante, limpa e purifica todos os órgãos do sistema digestório. Eficaz em dietas de emagrecimento, contém quercitina, o mesmo componente natural que faz o vinho tinto ser tão benéfico, capaz de neutralizar a ação dos radicais livres responsáveis pelo envelhecimento das células.
Nabo: seu suco é um excelente tônico natural para pessoas em estado de desânimo ou sob pressão. Tem eficiente ação diurética, auxiliando no bom desempenho dos rins, na prevenção de cálculos renais. Para tratar hemorroidas, recomenda-se ingerir o suco de nabo, cenoura, espinafre e agrião, diariamente, por trinta dias. O suco de nabo com limão trata bronquite, catarro e tosses. É muito recomendado para atletas por seu elevado teor de potássio e poder de retardar a ação do ácido lático, responsável

pelo cansaço e dor muscular. Suas folhas são extremamente ricas em cálcio, excelente para crianças em fase de crescimento, bem como para os que sofrem de problemas ósseos.

🌿 **Ora-pro-nóbis:** esta PANC se apresenta com muitas propriedades devido ao seu alto valor nutricional. O chá preparado com suas folhas tem ação depurativa do sangue e tônica, sendo eficaz no tratamento de cistite, úlceras, queimaduras, problemas de pele e processos inflamatórios. Rica em vitaminas A, B, C e minerais como o ferro e o fósforo, suas fibras mucilaginosas são evidentes pela rápida formação de viscosidade durante a manipulação e preparo. Portanto, auxilia no bom funcionamento intestinal e no aumento da imunidade. Estudos realizados na Universidade Federal de Lavras (MG) constataram que os princípios da planta podem ajudar na prevenção de doenças como varizes, câncer de cólon, hemorroidas, tumores intestinais e diabetes, além de diminuir o nível de colesterol ruim, tratar furúnculos e sífilis. Podem ser usadas as folhas e flores no preparo de sucos verdes, saladas, ensopados e sopas. Adicionadas ao preparo de massas, lhes confere liga, cor verde e poderes nutricionais.

Pepino: seu suco é muito utilizado por suas propriedades anti-inflamatórias, que ajudam a combater a artrite, doenças de pele e a hipertensão. É coadjuvante no tratamento de distúrbios pulmonares, queimaduras de sol, olhos inflamados e caspa. Contém excelentes propriedades diuréticas. Atenção: é na casca que estão suas enzimas digestivas, portanto evite descascá-lo.

Pera: fruta do homem, é rica em vitaminas A, B1, B2, PP e C, além de ácido fólico e niacina. Ajuda a combater as enfermidades da próstata e do sistema reprodutor. Sugestão: ingerir em jejum, durante vinte dias, o suco de uma a duas peras com uma colher (sopa) de pólen. Trata também acne, eczema, psoríase e hipertensão.

Pêssego: com baixo teor calórico, é ideal para dietas. Possui propriedades de um laxante suave, desintoxica o organismo e purifica a pele. Rico em vitaminas C, A e vitaminas do complexo B, o suco fresco de pêssego tem sido usado com sucesso por gestantes para evitar a náusea matinal e outros desconfortos da gravidez.

Picão-preto e branco: planta famosa na medicina popular, suas folhas tenras, saborosas e nutritivas podem ser usadas nos sucos verdes e como verdura; cozidas, ficam perfeitas no arroz ou feijão de picão. O chá da planta, além de medicinal, é saboroso, especialmente com algumas gotas de limão. Destaca-se seu alto teor de ferro, zinco, cobre e potencial antioxidante.

Pimentão (ideal o vermelho, por estar maduro): altíssimo teor de vitamina C, antioxidantes e ferro. Um excelente alimento no combate a gripes, asma, bronquite, infecções respiratórias, catarata, degeneração muscular, angina, arteriosclerose e câncer. O suco de pimentão revela-se de grande valia para quem sofre de gases. Tomar o suco de pimentão com cenoura ao longo do dia costuma dar bons resultados. Refrescante e rejuvenescedor, a combinação de nutrientes do suco fresco de pimentão ajuda a transferir a firmeza e o brilho de sua casca para a nossa pele, unhas e cabelos.

Pomelo (toranja, *grapefruit*): fruta cítrica, ainda pouco conhecida no Brasil, de sabor exótico, ligeiramente amargo e ácido, seu consumo é indicado para tratar desarmonias do sistema nervoso central, desintoxicar a pele e baixar a pressão.

Rabanete e rábano + ramas: são parentes próximos. O suco do rabanete (raiz, talos e folhas) estimula o apetite, tem efeito calmante e diurético. O suco de rábano ingerido em jejum é eficaz no combate a urticária e icterícia. Estimulante hepático, trata afecções do fígado e vesícula biliar. Ambos tratam doenças respiratórias, pois ajudam a eliminar o excesso de muco, e doenças reumáticas, por seu forte efeito diurético. O suco de ambos é de sabor muito forte, motivo pelo qual é necessário misturar com o suco de maçã e outras frutas cítricas. Aconselho acrescentar sempre o suco de limão.

Repolhos branco e roxo: da família das crucíferas, contém ativos que previnem o câncer e combatem a úlcera. Para esse objetivo, o melhor é o suco de repolho verde e fresco preparado na centrífuga. Experiências revelam que, em cinco dias, ocorre o desaparecimento da dor e a cicatrização, após catorze dias. Contém numerosos compostos anticancerígenos e antioxidantes. Acelera o metabolismo do estrogênio. Acredita-se que ajude a deter o câncer de mama e a suprimir o crescimento de pólipos, um prelúdio para o câncer de cólon. Em estudos, a ingestão de repolho mais de uma vez por semana diminui em 66% as chances de câncer de cólon nos homens. Possui poder antibacteriano e antiviral. Pode causar flatulência em algumas pessoas. Caso esse sintoma permaneça, reduzir o consumo ou diluir o suco com outros sucos ou água. O cozimento do repolho destrói parte da atividade antioxidante, anticâncer e estrogênica, especialmente dos indóis. O repolho cru, principalmente se fermentado ao natural, parece ter atividade terapêutica mais intensa.

Romã: as propriedades medicinais da romã eram conhecidas apenas pelos praticantes da medicina tradicional chinesa. De acordo com o herbário chinês, o suco de romã aumenta a longevidade. O chá à base de sua casca é indicado como antibiótico natural. O dr. Michael Aviram desenvolve sua pesquisa no Rambam Health Care Campus, em Haifa, utilizando o suco de romã para reduzir o colesterol e tratar problemas cardiovasculares. O doutor Efraim Lansky realiza suas pesquisas na Rimonest, companhia fundada pelo Instituto de Tecnologiade Israel (Technion), partindo da premissa de que o suco, a polpa e a casca da romã contêm propriedades que, além de reduzir o colesterol, retardam o envelhecimento e talvez até possam levar à cura do câncer e da aids. Seu suco contém um poderoso antioxidante, um tipo de flavonoide mais eficiente na prevenção de problemas cardíacos do que o existente no tomate e no vinho tinto. O médico relata que pacientes de alto risco, candidatos a implantes de ponte de safena, conseguiram evitar a cirurgia apenas com o suco da romã. Efraim Lansky, em sua clínica homeopática, tem receitado o suco de romã para mulheres em pós-menopausa, na prevenção de problemas cardíacos e osteoporose.

Rúcula: originária do Mediterrâneo, tem um sabor levemente amargo, porém picante. A parte inferior da folha é muito rica em fibras, sendo as folhas novas as mais saborosas. É riquíssima em cálcio, sua característica marcante. Também contém clorofila, ferro, fósforo, manganês e magnésio.

Salsa: sua folha contém sete vezes mais vitamina A do que a cenoura. Tem ação expectorante, eliminando o catarro dos pulmões. Seu uso também é indicado contra a falta de apetite: basta mastigar algumas folhinhas meia hora antes das refeições. Anticancerígena, por causa das altas concentrações de antioxidantes, tem ação desintoxicante, ajuda a expulsar carcinógenos e a neutralizar determinados agentes cancerígenos como os da fumaça do tabaco. Possui também potente atividade diurética. Seu suco é indicado para tratar inchaços, cálculos renais, regular o fluxo menstrual e reduzir a formação de gases no estômago e intestinos.

Serralha: suas folhas podem ser consumidas como hortaliça e condimento. Nos sucos desintoxicantes conferem um gosto amargo, portanto, use com moderação. Planta do tempo das avós, da comida da roça. É consumida refogada em alho e acompanha feijão, polenta, angu ou arroz. Para suavizar seu amargor, deixar de molho em água fria ou usar caldo de laranja-lima. Não deve ser confundida com a planta emília, serralhinha ou pincel-de-estudante (*Emilia sonchifolia*), de flores vermelhas, cujo uso na alimentação não é recomendado cientificamente.

Taioba: Clássica na comida caipira, produz folhas gigantes. Importante ser reconhecida por produtores experientes, porque existem variedades tóxicas. Não deve ser consumida crua, apenas cozida ou branqueada. Usam-se as suas folhas, talos e a batata, todos cozidos. Sabor excelente, é acompanhamento para o arroz e feijão do dia a dia. Perfeita no preparo de um nhoque de batata-baroa. Usada para charutinho e rocambole vegetal feito no vapor. Seu talo é comestível, mas deve ser preparado separadamente. Tradicional da culinária porto-riquenha (*yautia*) e da indiana (*patra*). Não deve ser confundida com a taioba-brava, que possui talos roxos (*Xanthosoma violaceum*), que é comestível, mas exige maior cozimento.

Tangerina: fruta ecológica. Elimina o chumbo e os metais pesados presentes no organismo por contaminação ambiental. A polpa contém uma pectina singular que diminui o colesterol e reverte a arteriosclerose. Possui atividade anticancerígena e parece ser particularmente protetora contra o câncer de estômago e de pâncreas. Seu suco é antiviral. Contém alto teor de vários antioxidantes, entre eles a vitamina C. Contém ainda as vitaminas A, B1, B2 e B3. Atenção: pode agravar azias.

Tomate: surgiu no Peru, mas acabou sendo disseminado por todo o mundo. Principal fonte de licopeno, um impressionante agente antioxidante e anticancerígeno, seu consumo frequente pode estar associado a menores índices de câncer de pâncreas e cervical. Contém as vitaminas A, C e do complexo B. O tomate maduro apresenta apreciável teor de potássio e outros sais minerais como o manganês, magnésio, potássio, fósforo e o ferro. No tratamento da anemia ferropriva usa-se o suco de tomate com cenoura e espinafre. Atenção: muito vulnerável às pragas, normalmente contém elevado teor de agrotóxicos (polpa e casca). Consuma somente tomate de cultura orgânica, sendo a melhor opção as variedades rústicas, como o tomate-cereja.

Uva: fruta do bom humor, contém boa dose de vitaminas do complexo B, que ajudam no bom funcionamento do sistema nervoso central. A tradição atribuiu ao suco de uva expressões como sangue vegetal, leite vegetal e seiva viva. Uma certa analogia pode ser levada mais longe: a composição do suco de uva mostra surpreendentes semelhanças com o leite materno. O suco fresco é alimento indicado para tratar a fadiga, anemia e convalescença, é estimulante das funções hepáticas; alcalinizante, indicado como desintoxicante após o excesso de consumo de carne, acelerando o metabolismo digestivo e a eliminação dos venenos e toxinas do organismo. Com seu fantástico poder de limpeza regenera as células do fígado e dos rins, purifica o sangue e limpa o intestino grosso de suas fermentações putrefativas. Sua riqueza em vitaminas e sais minerais lhe confere poder no combate a escorbuto, reumatismo, gota, artrite, hipertensão, prisão de ventre, colesterol alto, depressão, eczema e hepatite. Além disso, é diurético, tônico, reconstituinte, ativador das funções intestinais, vitalizante, mineralizante, anti-inflamatório, calmante e adstringente. Pelos inúmeros fermentos que contém, a uva favorece a mudança da flora bacteriana, sendo indicada nas perturbações gastrointestinais. Beneficia todo o aparelho digestório, combatendo a dispepsia, as flatulências, a atonia intestinal e as fermentações. Alguns estudos indicam uma baixa incidência de câncer nas regiões da França, em que a monodieta de uva é feita uma vez por ano. O segredo das uvas no combate ao envelhecimento está nos seus vinte antioxidantes, que funcionam em conjunto para combater os radicais livres. Os antioxidantes encontram-se nas cascas e sementes e, quanto mais escura for a casca, maior seu poder antioxidante. A casca da uva contém resveratrol, que comprovadamente inibe o agrupamento de plaquetas, aumenta o colesterol LDL e dilata os vasos sanguíneos. Tomar pequenos goles é melhor que engolir o suco de uma só vez, pois pequenos goles corretamente salivados evitarão distúrbios digestivos. Além disso, o efeito energético será maior.

Encerro este capítulo reforçando que mais importante que listar alimentos e seus benefícios à saúde plural, é alinhar-se com a Mãe Natureza, com os agricultores familiares agroecológicos ou em transição, que nos ofertam os alimentos da estação e de curta distância!

Pense em organizar-se e produzir muitos de seus brotos, PANC e ervas medicinais e em incluir biodiversidade, os coletivos e a abundância em seu estilo de vida e de todos que o cercam!

CAPÍTULO 14

AS RECEITAS DESINTOXICANTES

Mais importante do que uma boa nutrição é o quanto você, de verdade, assimila.

Muito bem, chegou a hora de colocar a mão na massa e começar a praticar a alimentação desintoxicante. As receitas são muito simples. Basta que você tenha compreendido a proposta da cumplicidade e afeto por você: um banho interno diário para levar embora todas as densidades do corpo e da alma.

A primeira providência é manter sua despensa abastecida de alimentos da estação: frutas, limão, folhas e ervas, sementes e legumes. A segunda é manter seu liquidificador sempre disponível para uso. É possível também usar um centrifugador, mas não precisa comprar se você não tiver. A terceira é ter sua panela furada para coar os sucos em que foram usados ingredientes com casca, como a semente de girassol, a abóbora ou o abacaxi. Não recomendo o uso de peneiras (de plástico ou metal), porque no atrito deixam resíduo e leva mais tempo para coar.

Panela furada é um coador de pano (normalmente em voile, ou organza) feito na cor branca para facilitar a perfeita higiene. Corte quadrados de 40 × 40 cm e, com o auxílio de uma agulha de tapeçaria, passe um elástico roliço em toda a sua borda.

Para saber mais, acesse o link ou aponte a câmera do seu celular para o QR Code.

https://www.docelimao.com.br/site/desintoxicante/alimentacao-viva/707-panelas-furadas.html

Acorde de manhã, vá para a sua cozinha (nós, crudívoros, chamamos de *cruzinha*), prepare e beba imediatamente seu suco desintoxicante (seu banho interno), e só então comece o dia: escove os dentes (respirando), tome seu banho externo consciente (*guilberishando*), enfim... somente após vinte a trinta minutos (no mínimo) volte para realizar sua refeição matinal. Ao longo da prática da desintoxicação diária, tenho certeza de que você fará algumas alterações nas suas escolhas.

Todas as receitas aqui apresentadas são sugestões, podendo ser adaptadas segundo suas preferências, época do ano, sua cidade ou país, seu momento de vida e a condição da sua despensa. Ou seja, o caqui pode ser substituído pela manga, a couve pela chicória (escarola), a maçã pela pera etc. As receitas que usam folhas verdes e/ou brotos sempre serão clorofiladas, mesmo que não apresentem uma cor verde quando prontas.

No começo, as frutas doces como a maçã, a manga e o mamão vão predominar na proporção, mas a ideia é ir aos poucos aumentando a quantidade de folhas e ervas, de tal forma que os sucos sejam cada dia mais "verde que te quero verde": leites da mãe natureza.

Os sucos preparados no liquidificador estão programados para ficar espessos, de maneira a predominar a água estruturada contida nos próprios ingredientes e para sentirmos sua cremosidade na boca. A proposta é mastigar o suco, degustá-lo, mas, caso você prefira um suco mais fluido, é só coar na panela furada ou acrescentar água filtrada ou de coco. Mas não exagere.

Quando o suco for preparado na centrífuga, pode acontecer, dependendo dos ingredientes, de ficar com sabor muito forte. Nesse caso, recomendo colocar mais maçãs ou diluir com água de coco. De qualquer forma, segue a ideia de mastigar o suco.

O suco de laranja, limão, tangerina ou pomelo ficará melhor se espremido manualmente ou preparado na centrífuga, pois são frutas que apresentam muito bagaço. Os sucos que levam mais cenoura e/ou beterraba, pelo elevado teor de fibras, costumam ficar melhores se coados na panela furada ou feitos separadamente na centrífuga. Para as pessoas que têm problemas de constipação, que necessitam consumir mais fibras, a sugestão é usar ao máximo o liquidificador e evitar a centrífuga.

Ah! Nunca é demais lembrar: adoçar os sucos desintoxicantes é proibido. Afinal, eles têm o propósito de limpar o organismo de toxinas e venenos. Assim, enquanto ainda muito dependentes do sabor doce, o recurso é usar mais maçãs ou, na batida final, acrescentar frutas secas (com moderação), como ameixa preta, uva-passa ou banana-passa, para dar um sabor adocicado à receita, sem prejudicar sua vitalidade e poder de purificação.

Sucos desintoxicantes

- Tomados em jejum: têm função primária de desintoxicar e função secundária de nutrir e vitalizar.
- Tomados no meio da manhã ou da tarde: têm função primária de nutrir e vitalizar e função secundária de desintoxicar.

Sucos de frutas e folhas

Tônico matinal

Suco fresco de 1 pomelo, 1 maçã sem sementes, 3 folhas de couve, 1 ramo de manjericão, suco fresco de 1 limão. Passe tudo pela centrífuga e sirva imediatamente.

Abacaxi e hortelã

1 fatia grossa de abacaxi, 5 ou mais ramos desfolhados de hortelã. Bata tudo no liquidificador e sirva imediatamente. Combate parasitas e vírus se tomado por dez dias seguidos em jejum. Trata também a osteoartrite.

Abacaxi, gengibre e chicória

1 fatia grossa de abacaxi, 5 folhas de chicória, 1 rodela de gengibre, suco fresco de 1 limão. Bata tudo no liquidificador e sirva imediatamente. Bom para tratar artrite reumática.

Abacaxi, mamão e morango

1 fatia grossa de abacaxi, 1 fatia de mamão formosa, 8 morangos e suas folhas (orgânico), 1 xícara (chá) de folhas de azedinha ou trevo, água de coco suficiente. Bata tudo no liquidificador e sirva imediatamente.

Uva e dente-de-leão

1 xícara (chá) de uva sem as sementes, suco fresco de 1 laranja-lima, 1 xícara (chá) de folhas dente-de-leão. Bata tudo no liquidificador e sirva imediatamente.

Moranguinho com maçã

1 xícara (chá) de morangos e suas folhas (orgânico), 1 maçã sem casca e as sementes, suco fresco de 1 limão, polpa e água suficientes de um coco verde. Bata tudo no liquidificador e sirva imediatamente.

Limonada de maçã

1 maçã verde descascada e sem as sementes, suco fresco de 1 limão, ½ copo de água filtrada. Bata tudo no liquidificador e sirva imediatamente. Esse suco é bom para os calores da menopausa.

Maçã ardida

2 maçãs descascadas e sem as sementes, suco fresco de 1 limão, 5 rodelas de gengibre cru, água de coco verde suficiente. Bata tudo no liquidificador e sirva imediatamente.

Bamamão

1 fatia de mamão formosa, 1 banana-nanica, 1 maçã descascada e sem as sementes, 2 ameixas secas sem caroço deixadas de molho em meio copo de água. Bata tudo no liquidificador e sirva imediatamente.

Mamão e abacaxi

1 fatia de mamão formosa,1 rodela grossa de abacaxi, suco fresco de 1 limão, 2 rodelas de açafrão-da-terra. Bata tudo no liquidificador e sirva imediatamente.

Melão

O suco puro de melão tomado em jejum por dez dias seguidos ajuda a tratar miomas e outros problemas uterinos como cólicas e menstruação difícil. Ele ajuda também na desintoxicação de processos alérgicos. Passe pela centrífuga usando casca e sementes, acrescente o suco fresco de 1 limão e sirva imediatamente.

Melancia total

Bata no liquidificador 1 fatia grossa de melancia com casca e sementes, 1 xícara (chá) de hortelã, suco fresco de 1 limão. Coe na panela furada e sirva imediatamente. Indicado para tratar problemas pré--menstruais como TPM e inchaços. Experimente passar um dia inteiro ingerindo somente esse suco.

Suco de uva *fresh*

1 xícara (chá) de uvas orgânicas sem as sementes, 1 talo e folhas de erva-doce (funcho), suco fresco de 1 limão. Bata tudo no liquidificador, coe na panela furada e sirva imediatamente.

Keep cooler de uva

1 xícara (chá) de uva verde (orgânica), 1 rodela de gengibre, suco fresco de 1 limão-cravo, ½ copo de água filtrada. Centrifugue a uva com o gengibre, misture com o limão e a água e sirva imediatamente. O suco também pode ser feito com uva niágara ou abacaxi.

Manga, laranja e morango

1 manga descascada e picada, suco fresco de 1 limão, 6 morangos e suas folhas (orgânicos), 6 ou mais ramos de hortelã ou poejo. Bata tudo no liquidificador e sirva imediatamente.

Manga, tangerina e gengibre

1 manga descascada e picada, 2 tangerinas sem as sementes, mas com a polpa, suco fresco de 1 limão, 1 rodela generosa de gengibre. Bata tudo no liquidificador e sirva imediatamente.

Coquetel de morango e açafrão-da-terra

1 xícara (chá) de morangos e suas folhas (orgânico), suco fresco de 1 limão, 6 uvas-passas ou 1 ameixa seca, 2 rodelas generosas de açafrão--da-terra. Bata tudo no liquidificador e sirva imediatamente.

Coquetel cítrico

1 laranja-pera, ½ pomelo, 6 folhas de capim-limão. Passe tudo pela centrífuga e sirva imediatamente. Esse suco cuida muito bem do bom humor.

Exoticão

1 fatia de mamão formosa, suco fresco de ½ pomelo, 1 limão-cravo inteiro sem as sementes. Bata tudo no liquidificador e sirva imediatamente.

Coquetel antivírus

1 maçã sem casca e sementes, ½ xícara (chá) de inhame picado e cozido no vapor por somente 30 segundos, suco fresco de 1 limão. Use chá de camomila para diluir. Bata tudo no liquidificador e sirva imediatamente.

Coquetel refrescante e antioxidante

1 maçã verde sem as sementes, 1 kiwi, ½ maço de hortelã, suco fresco de 1 limão, 1 ramo desfolhado de orégano (ou 1 colher de chá de orégano seco). Bata tudo no liquidificador e sirva imediatamente.

Espuma de laranja

Suco fresco de 2 laranjas, suco fresco de 1 limão, 1 rodela generosa de gengibre. Bata tudo no liquidificador, junte água filtrada e sirva imediatamente.

Vitamina A-legre

1 caqui sem a casca e sementes, suco fresco de 1 limão, 1 ramo de espinafre (bertalha ou ora-pro-nóbis). Bata tudo no liquidificador e sirva imediatamente.

Cuidando da artrite

1 fatia grossa de mamão formosa, suco fresco de 1 limão, 6-8 folhas de ora-pro-nóbis. Bata tudo no liquidificador e sirva imediatamente.

Gengibre espumante

1 maçã descascada e sem as sementes, rodelas de gengibre a gosto, 1 copo de água filtrada (ou chá de gengibre). Bata tudo no liquidificador e sirva imediatamente. Bom para tratar a bronquite.

Bananada de beber

1 banana-nanica, 7 ameixas-pretas secas sem caroço deixadas de molho em 1 copo de água de coco, polpa do coco verde. Bata tudo no liquidificador e sirva imediatamente. Tomar antes de se deitar para cuidar do sono.

Laxante

1 fatia de mamão formosa, 2 laranjas descascadas (sem as sementes) preservadas as partes brancas, 3 ameixas secas ou 1 colher (sopa) de uvas-passas. Bata tudo no liquidificador e tome sem coar.

Sucos de luz do sol e sucos verde selvagem

O suco de luz do sol usa semente de girassol e plantas convencionais. O suco verde selvagem usa massivamente as PANC. As principais ferramentas da alimentação crua e viva são:

- As sementes germinadas: alimento biogênico (que gera, acorda a vida). Ver como germinar no capítulo 13.
- O suco de luz do sol: o puro leite da natureza, um coquetel de clorofila, alimentos biogênicos e bioativos.

Esses sucos são absolutamente completos. Ideais para prevenir e tratar todas as desarmonias do corpo e da alma.

A receita básica

Ingredientes para 3-4 doses.
- 1 a 3 maçãs picadas com casca e sem semente (a maçã vai dar o tom de doçura do suco). Iniciantes precisam colocar mais maçãs para ir se adaptando aos novos sabores, principalmente das folhas.
- 1 pepino orgânico médio (pepinos não orgânicos contêm muito agrotóxico).
- 3 folhas de couve (manteiga, do brócolis ou da couve-flor) ou outra hortaliça verde-escura (escarola ou chicória, rama de beterraba, rama de cenoura, bertalha).
- 3 ramos de hortelã, capim-limão, erva-cidreira ou malva.
- ½ maço de salsa.
- 1 xícara (chá) de girassol com casca germinado (ou ½ xícara se for semente descascada).
- 1 cenoura ou ½ beterraba (opcional).
- Suco fresco de 1 a 2 limões (o responsável pela rápida alcalinização e assimilação dos minerais).
- 1 xícara (chá) de legume picado como abóbora ou chuchu (opcional).

Preparo

Coloque a maçã picada no liquidificar e use o pepino como socador até que o primeiro líquido se forme. Coe na panela furada 1 (voile) e volte para o liquidificador. Acrescente as sementes germinadas, as folhas verdes, o legume e a raiz. Coe e beba imediatamente. Importante: os ingredientes precisam ser necessariamente crus, maduros e frescos. Idealmente orgânicos. Jamais hidropônicos.

Para assistir ao preparo deste suco verde vivo, acesse o link abaixo ou aponte a câmera do seu celular para o QR Code e do Suco verde selvagem (ver página 200).

https://www.docelimao.com.br/site/2014-08-20-23-18-32/tv-de-bem-com-a-natureza/1361-tv--de-bem-com-a-natureza-1-suco-luz-do-sol.html

Sucos de frutas e hortaliças

Aqui as sementes germinadas e brotos também são muito bem--vindos. A porção ideal é de ¼ xícara (chá) de germinado e/ou broto por receita por pessoa. Ver como germinar no capítulo 13.

Abacaxi e funcho

1 rodela grossa de abacaxi, 2 talos de funcho (erva-doce), suco fresco de 1 limão, 2 colheres (sopa) de linhaça germinada. Bata tudo no liquidificador e sirva imediatamente.

Maçã, cenoura e beterraba

1 cenoura média e 2 a 3 ramas, ½ beterraba grande e 3 folhas, 2 maçãs, suco fresco de 1 limão, ½ xícara (chá) de semente de girassol com casca germinada. Coloque a maçã no liquidificador e use a cenoura como batedor. Acrescente o suco do limão e as ramas da cenoura. Coe na panela furada de voile e volte o suco para o liquidificador. Acrescente a beterraba, suas ramas e a semente de girassol germinada. Coe na panela furada de voile e sirva imediatamente. Excelente para gestantes e menopáusicas.

Laranja com miolo de abóbora

1 a 3 colheres (sopa) daquele miolo gelatinoso da abóbora, inclusas as sementes, 3 laranjas descascadas com a entrecasca, suco fresco de

1 limão. Bata tudo no liquidificador, coe na panela furada de voile e sirva imediatamente. Essa receita é um excelente laxante natural.

Maçã e pepino

2 maçãs sem casca e sementes, 1 pepino inteiro com casca, suco fresco de 1 limão, 1 colher (sopa) de chia. Bata tudo no liquidificador e sirva imediatamente.

Maçã e aipo

2 maçãs sem sementes, 2 talos de aipo (salsão), suco fresco de 1 limão, 1 copo de água de coco. Bata tudo no liquidificador e sirva imediatamente. Excelente para eliminar gases e tratar o reumatismo.

Anemia e energia 1

2 a 3 folhas de couve, suco fresco de 1 laranja, suco fresco de 1 limão, 1 colher (chá) de mel de caju (esse mel é natural da fruta, ver no tópico Alimentos que curam, página 230), 1 copo de água filtrada ou de coco. Bata tudo no liquidificador e sirva imediatamente.

Anemia e energia 2

1 beterraba média e sua rama, 3 cenouras, ½ pimentão vermelho, 1 maçã sem sementes. Passe tudo pela centrífuga e sirva imediatamente.

Purificador do sangue

1 maçã sem sementes, 1 berinjela pequena sem a casca (orgânica), suco fresco de 2 laranjas-pera, suco fresco de 1 limão. Bata tudo no liquidificador coe na panela furada de voile e sirva imediatamente.

Baixa colesterol 1

1 cenoura, 2 maçãs sem sementes, 2 rodelas de gengibre, ½ maço de salsa (folhas e talos), suco fresco de 1 limão. Bata tudo no liquidificador, coe na panela furada de voile e sirva imediatamente.

Baixa colesterol 2

1 xícara (chá) de brotos de alfafa, 1 xícara (chá) de talos e folhas de espinafre, 3 maçãs sem casca e as sementes, suco fresco de 1 limão. Bata tudo no liquidificador e sirva imediatamente.

Restaurador do fígado

1 beterraba pequena, 3 maçãs sem as sementes, 3-4 folhas frescas e tenras de boldo, suco fresco de 1 limão. Passe tudo pela centrífuga e sirva imediatamente.

Infecções e inflamações

Utilize as folhas de 1 nabo, 1 flor, talo e folha de brócolis, 3 maçãs sem casca e as sementes, suco fresco de 1 limão. Bata tudo no liquidificador, coe na panela furada de voile e sirva imediatamente.

Artrite

4 folhas de repolho, suco fresco de 1 limão, 1 xícara (chá) de uva sem as sementes, 2 talos de aipo (salsão). Bata tudo no liquidificador, coe na panela furada e sirva imediatamente.

Coquetel de caroteno

1 caqui sem pele e sementes, 1 cenoura, 1 xícara (chá) de talos e folhas de espinafre, suco fresco de 1 limão. Passe a cenoura e o espinafre pela centrífuga, junte o caqui e o limão. Bata no liquidificador e sirva imediatamente.

Mousse de caroteno

1 xícara (chá) de manga bem madura picada, 1 cenoura, 1 xícara (chá) de talos e folhas de hortelã, suco fresco de 1 limão, 2 colheres (sopa) de linhaça germinada. Bata tudo no liquidificador, coloque em taças e decore com folhas de hortelã.

Sucos de hortaliças

Repolho, cenoura e aipo

¼ de repolho branco pequeno, 2 cenouras, 2 talos de aipo, 1 limão descascado com a entrecasca. Passe tudo pela centrífuga e sirva imediatamente.

Pepino e hortelã

1 pepino com a casca, 6 ramos de hortelã. Bata tudo no liquidificador e sirva imediatamente. Ajuda no tratamento dos distúrbios do

pulmão. Um copo de suco diário ajuda na oxigenação e rejuvenescimento das células.

Limpa sangue

Essa receita é do professor Salvatore, físico-químico, escritor e professor da USP. Ele usa e comprova que esse suco abaixa com eficiência os níveis de colesterol, glicemia, lipídios e triglicérides do sangue. Você poderá controlar o resultado fazendo uma análise antes e depois do tratamento. Não há contraindicação, apenas um inconveniente: o sabor da abóbora. Importante: nem a abóbora, nem a água podem ter ficado na geladeira, por isso é preciso comprar abóbora fresca a cada três dias. Junte 1 xícara (chá) de abóbora (de pescoço) em cubos, 1 e ½ xícara (chá) de água filtrada. Bata no liquidificador e sirva imediatamente. Tome este suco sem adoçar, em jejum, entre 15 e 20 minutos antes da refeição matinal. Faça isso durante um mês, toda vez que seu sangue precisar ser corrigido.

Anemia

1 a 3 folhas de rama de beterraba, ½ xícara (chá) de folhas de ora-pro-nóbis, 1 xícara (chá) de brotos de alfafa, 1 tomate (orgânico), 1 limão descascado com a entrecasca. Bata tudo no liquidificador e sirva imediatamente.

Alergia

4 cenouras, 1 dente de alho, 4 ramos de couve-flor, ½ maço de chicória (escarola). Passe tudo pela centrífuga e sirva imediatamente com suco fresco de 1 limão.

Caldo de potássio

4 cenouras, 2 talos de aipo, ½ maço de salsa, 2 ramos de espinafre. Passe tudo pela centrífuga e sirva imediatamente com suco fresco de 1 limão.

Cãibras

1 tomate (orgânico), 1 pepino com casca, 2 talos de aipo. Passe tudo pela centrífuga e sirva imediatamente com o suco fresco de 1 limão.

Especial alcalino

¼ de repolho roxo, ½ maço de salsa (folhas e talos), 1 talo e folha de erva-doce. Passe tudo pela centrífuga e sirva imediatamente com o suco fresco de 1 limão.

Lá vem encrenca

1 tomate (orgânico), 1 pimentão vermelho, ½ maço de alface, 2 talos de brócolis (com folhas), 1 limão, 1 pitada de pimenta. Faça o suco de tomate com pimentão. Adicione a pimenta. Despeje na bandeja de cubos de gelo e congele. Faça o suco de alface, brócolis e limão. Sirva imediatamente com os cubos vermelhos de tomate e pimentão.

Coquetel obesidade

1 talo de aipo, 1 talo de erva-doce, suco fresco e raspas da casca de 1 limão, 1 copo de água filtrada ou de coco verde. Bata tudo no liquidificador e sirva imediatamente. Tome em jejum por 1 mês. Mude de suco por quinze dias e retorne por mais um mês.

Cabelos brancos

4 folhas de repolho, 2 folhas de couve, 2 cenouras, 1 limão descascado com a entrecasca, 1 pitada sal marinho integral. Passe tudo pela centrífuga e sirva imediatamente.

Coquetel estimulante energético

2 cenouras, ½ maço de salsa, ½ beterraba média, 1 limão descascado com a entrecasca, 1 colher (chá) de espirulina. Passe tudo pela centrífuga, acrescente a espirulina e sirva imediatamente.

Rejuvenescimento geral

2 talos de aipo (com as folhas), 1 tomate médio (orgânico), 2 cenouras, ½ maço de salsa, 1 limão descascado com a entrecasca. Passe tudo pela centrífuga e sirva imediatamente.

Unhas quebradiças

1 pepino com casca, ½ xícara (chá) de agrião (folhas e talos), 1 raiz de bardana, 1 limão descascado, deixada a entrecasca. Passe tudo pela centrífuga e sirva imediatamente.

Sumos de clorofila

Proporcionam nutrição funcional para todos os órgãos e sistemas, tratam anemia, limpam e desodorizam os tecidos intestinais, regulam a menstruação e a glicemia, tonificam o fígado, eliminam odores corporais (inclusive mau hálito), tratam tecidos ulcerados, aliviam hemorroidas, revitalizam o sistema vascular (principalmente das pernas), aumenta a produção de leite materno. Você poderá acrescentar outras frutas, folhas e brotos nas formulações sugeridas. O suco poderá terminar não sendo necessariamente verde, mas, se na composição existem uma ou mais folhas verdes, ele já será clorofilado.

Importante: a clorofila, uma vez transformada em suco, deve ser ingerida imediatamente; caso contrário, ela se oxidará rapidamente. Uma opção é adição de 20% de Rejuvelac e deixar o sumo verde fermentar (de 8 a 24 horas na geladeira) em garrafinhas de vidro com tampa de boa vedação. Não é recomendável seu congelamento.

Alimentos ricos em ferro, magnésio e sais minerais, como os sucos clorofilados, devem estar sempre associados à vitamina C e ao ácido cítrico, para que sejam assimilados pelo organismo. Portanto, não poupe as frutas cítricas, idealmente o limão, no preparo desses sumos.

Basicão

1 folha de couve, 1 xícara (chá) de brotos de alfafa, suco fresco de 1 laranja, suco fresco de 1 limão. Bata tudo no liquidificador, coe na panela furada de voile e sirva imediatamente.

Feira orgânica de litro

3 maçãs sem sementes, 1 xícara (chá) de repolho picado, 2 talos e folhas de erva-doce, ½ maço de salsa (folhas e talos), 2 folhas de couve, 1 pepino inteiro, suco fresco de 1 limão, suco fresco de 1 tangerina. Bata tudo no liquidificador, coe na panela furada de voile e sirva imediatamente.

Lanches desintoxicantes

Se você está mesmo determinado, poderá, no intervalo das refeições, fazer uso de um lanche desintoxicante. Em alguns casos, serve como opção de refeição matinal. Eles não são 100% desintoxicantes, porque nesses horários a função principal é a nutrição. Eles nutrem e vitalizam, sendo uma opção interessante para aguardar o horário da próxima refeição e, em algumas situações, podem mesmo substituir uma refeição principal.

Bebida energética

Suco fresco de 1 limão, ½ colher (sopa) de melado ou mel, ½ copo de água, 1 colher (sopa) da água em que se coloca uma pequena pimenta-malagueta amassada por alguns minutos. Misture tudo e sirva imediatamente.

Bomba desobstruidora

1 colher (sopa) de linhaça germinada por 8 a 12 horas, 2 ameixas secas sem caroço, 1 copo de água. Deixar tudo de molho durante a noite. Pela manhã, bater no liquidificador com suco fresco de 1 limão e 1 fatia de mamão formosa. Sirva imediatamente.

Salada de frutas

1 banana picada, 1 fatia de mamão formosa picada, 2 rodelas de abacaxi picadas, 12 uvas-passas (ou frescas), ½ xícara (chá) de folhas de hortelã picada, 2 colheres (sopa) de amêndoas germinadas por 48 horas em água. Misture e sirva em duas taças. Pode também ser consumida como refeição matinal.

Suco engana fome

1 tomate (orgânico), ½ pepino com casca, 1 rabanete, suco fresco de 1 limão, ½ colher (chá) de missô. Bata tudo no liquidificador e sirva no intervalo da manhã ou da tarde.

Bloody Mary orgânico

3 tomates orgânicos médios sem pele e sementes, 2 talos de aipo, ½ pimentão vermelho, 1 colher (café) de molho shoyu. Bata tudo no

liquidificador e sirva no intervalo da manhã ou da tarde. Decore com uma rodela de rabanete.

Batida de frutas

Lave 20 acerolas (podem ser pitangas, amoras ou seriguelas) e tire as sementes. Coloque no liquidificador e junte ½ litro de suco natural de uva sem açúcar, polpa de 1 coco verde. Bata por 30 segundos, despeje em 4 copos e sirva imediatamente.

Cremoso de caju

2 maçãs descascadas e sem as sementes, ½ litro de suco natural de caju, suco fresco de 1 limão, 2 colheres (sopa) de melado de caju (ou de cana). Bata tudo no liquidificador, despeje em 4 copos e sirva imediatamente.

Abacaxi tropical

1 xícara (chá) de abacaxi picado, polpa de 1 coco verde, ½ xícara (chá) de gergelim germinado. Bata tudo no liquidificador e sirva imediatamente. Decore com um ramo de hortelã.

Leites de sementes germinadas

Primeiramente, não basta anunciar aos quatro cantos do mundo que o leite de vaca (e todos os de origem animal) e os laticínios fazem mal e são inadequados ao consumo humano. Para sermos construtivos, "de bem com a vida", é fundamental falarmos também das opções naturais e saudáveis que substituem esse enraizado mito e mau hábito alimentar. Então, inicialmente vamos entender o que substitui o quê.

Leite de origem animal pela manhã: substituir por suco verde e suco de luz do sol. Ou seja, aquela tradicional bebida branquinha que é o leite de vaca será nutricionalmente substituída por sucos verdinhos que contêm frutas, folhas verdes e sementes germinadas.

Lanches lácteos no meio da manhã, da tarde ou ao deitar-se: substituir por leites de sementes germinadas conforme receitas sugeridas a seguir.

A princípio, a regra seria não misturar leites obtidos a partir de cereais com frutas, pois o açúcar complexo dos cereais leva mais tempo para ser digerido que o açúcar simples das frutas, podendo causar algum atraso digestivo e gases. Porém, ainda assim, essa mistura é mais digesta e saudável se comparada aos males digestivos e intoxicantes ocasionados pelo leite de vaca e seus derivados. Então, no início dessa prática não se preocupe muito, pois, no futuro, quando já estiver 50% crudívoro, ou 80% de sua alimentação for baseada em vegetais, o próprio organismo, naturalmente, vai evitar esse tipo de combinação.

Vantagens dos leites de sementes ou leites da mãe natureza

Ecológico, integrais, frescos, crus, apresentam menor chance de causar alergias (aliás, são uma opção para as pessoas alérgicas aos leites de origem animal), ativam a capacidade de concentração, a memória e a disposição, excelentes para problemas de constipação. Ideal se consumidos também à noite, pois contêm agentes que estimulam a produção de serotonina, importante neurotransmissor do sono restaurador. Atenção: esses leites só serão saudáveis se preparados a partir das sementes germinadas. E, a menos que você queira engordar, não exagere, tome no máximo dois copos de leite de sementes por dia, pois são bem calóricos.

Regras gerais para o preparo de um bom leite de semente

Proporção dos ingredientes: a fração gordurosa das sementes deverá propiciar uma textura parecida com a do leite animal. Algumas vezes, pode-se recorrer à adição de uma colher (chá) de azeite de oliva extravirgem ou de coco (prensados a frio), ou, a opção mais interessante, adição de ½ xícara (chá) de polpa de coco verde ou de abacate.

As frutas oleaginosas, uma vez neutralizadas pela germinação, são as ideais para o preparo desses leites, pois combinam perfeitamente com as frutas no caso de se desejar preparar uma vitamina. A segunda opção seriam os cereais germinados, sem restrições se consumidos somente com saborizantes, tipo ervas frescas. No caso de batidos com frutas, podem causar fermentações ou gases. A regra é: experimente sua receita e observe a resposta do seu organismo. Existem crianças e adultos que não formam gases facilmente e outros que são mais propensos.

Dicas de como melhorar o sabor (saborizantes)

- Ervas: menta, hortelã, erva-doce.
- Limão ou laranja: raspas da casca e o sumo.
- Especiarias: canela, cardamomo, cravo, cumaru (baunilha da amazônia), baunilha em xarope ou em rama.

Chocolate: use cacau sem açúcar ou alfarroba, uma planta que tem a propriedade de tornar os alimentos com sabor parecido ao do cacau. Originária dos Andes, no Peru, a alfarroba espalhou-se pelo México, Sudoeste dos Estados Unidos, Índia, África do Sul e Austrália, Jamaica e Havaí e adaptou-se muito bem ao clima do sul da Espanha.

Adoçantes: evite usar açúcar. As frutas poderão transformar o leite em uma deliciosa vitamina. Mas, caso você não queira bater com frutas, pode usar o melado de cana ou de caju. Lembrando que o mel de abelhas não é um alimento adequado para crianças menores de sete anos. Todo mel contém uma bactéria que é inerente à sua produção pelas abelhas, que é prejudicial às crianças menores de sete anos.

Frutas: banana, maçã, mamão, manga, abacate, fruta-de--conde, uva vermelha, preta ou Thompson, frutas secas etc.

Siga estes passos para todas as receitas

- Deixe as sementes de molho em água por 8 horas, em alguns casos por até 12 horas. Ideal hidratá-las durante

a noite. Caso tenha formado bolhas de ar na superfície, não se preocupe, significa que fermentou um pouco, porém não é prejudicial, sendo até benéfico para a digestão, mas não deixe passar de 12 horas.
- Jogue fora esta água e lave as sementes em uma peneira sob água corrente.
- Adicione as sementes + água filtrada ou solarizada no liquidificador.
- Liquidifique as sementes, sem nenhum outro ingrediente. O tempo vai depender da potência de seu liquidificador. Enquanto tiver pedaços inteiros, significa que deve bater um pouco mais, porém, evite bater por muito tempo, porque, além de forçar e aquecer o liquidificador, pode cozinhar o leite, fazendo perder, assim, alguns nutrientes.
- Coe em uma panela furada de voile.
- Retorne o líquido coado para o liquidificador e bata com os demais ingredientes.

Vitamina de linhaça

Comece com 2 colheres (sopa) de semente de linhaça. Coloque de molho por 8 horas em 10 colheres (sopa) de água filtrada ou solarizada. Passe para uma peneira e dê uma rápida lavada sob a torneira. Coloque no liquidificador com 1 xícara (chá) de água filtrada, 1 xícara (chá) de mamão formosa picado, 1 colher (sobremesa) de uva-passa. Bata. Coar na panela furada de voile é opcional. Sirva imediatamente.

Vitamina de girassol

Essa é uma das sementes mais baratas e saborosas, com tom levemente adocicado e amargo. Colocar ½ xícara (chá) da semente descascada (ou 1 xícara da semente com casca) de molho por 8 horas. Escorra e lave bem. Deixe 8 horas sobre a peneira (germinação no ar). Coloque no liquidificador com 1 xícara (chá) de água filtrada. Bata bem e coe na panela furada de voile. Volte o leite para o liquidificador, acrescente 1 xícara (chá) de manga picada (ou mamão), 1 xícara (chá) de folhas verdes (salsa, dente-de-leão ou chicória, por exemplo), 1 rodela de gengibre. Bata e sirva imediatamente.

Shake de amêndoas

Use 1 mão de amêndoas doces por pessoa. Coloque de molho por 48 horas, trocando a água duas vezes ao dia. Tire a pele (opcional) e lave bem. Coloque no liquidificador com 1 xícara (chá) de água filtrada. Bata bem e coe na panela furada de voile (opcional). Volte o leite para o liquidificador, acrescente 1 banana ou 2 maçãs (previamente geladas) e gotas de baunilha. Sirva imediatamente.

Vitamina de castanha-do-pará

Essa é uma das sementes que têm maior teor de gordura, portanto, sabor mais forte. Então, use maior quantidade de folhas, raízes e frutas no seu preparo. Coloque 5 castanhas-do-pará por pessoa de molho por 48 horas. Troque a água duas vezes ao dia. Escorra e lave bem. Coloque no liquidificador com 1 xícara (chá) de água filtrada. Bata bem e coe na panela furada de voile (opcional). Volte o leite para o liquidificador, acrescente 1 xícara (chá) de abacaxi picado (manga ou mamão), 1 colher (sopa) de folhas de poejo (menta ou hortelã). Bata e sirva imediatamente.

Shake vovó disse que não

Essa é uma receita das amigas da Puraeco, que confere saciedade e desintoxica ao mesmo tempo. Bata no liquidificador até obter uma cremosidade lisa: ½ xícara (chá) de abacate bem maduro, 1 xícara (chá) de manga bem madura, 1 e ½ xícara (chá) de leite de amêndoa (ver receita acima), ½ xícara (chá) de salsa, algumas folhas de hortelã, 1 rodela generosa de gengibre.

Sopas desintoxicantes

Caso você queira praticar a desintoxicação intensiva por um dia inteiro, um fim de semana ou mais dias, faça uso no almoço e jantar de uma dessas opções de sopa desintoxicante.

Caldo de legumes

Cozinhe em 1 litro de água vários dos legumes e verduras disponíveis em casa. Bons exemplos são: cenoura, inhame, cará, vagem, chuchu, abóbora, abobrinha, brócolis, couve, alface, rúcula, salsa etc. Não precisa colocar todos, bastam uns três tipos de legumes e dois tipos de verdura. Quando estiverem *al dente*, separe a parte líquida dos sólidos. Reserve a parte sólida para preparar um purê no almoço ou jantar do dia seguinte. Volte com o caldo de legumes para a panela sem ligar o fogo. Acrescente duas colheres (sopa) de aveia integral em flocos finos, acerte o tempero com suco fresco de limão e sal integral (missô ou molho shoyu de boa qualidade são opções) e sirva quantas xícaras desejar.

Sopa de arroz integral com legumes

Essa sopa nutre e limpa ao mesmo tempo. Cozinhe em 2 litros de água 3 cebolas médias, 6 talos de aipo com suas folhas, 2 alhos-poró inteiros, 1 cabeça de alho miúdo ou 3 a 4 dentes graúdos. Deixe ferver por 40 minutos em fogo lento com a panela tampada. Passe todos os sólidos pela peneira para separar as fibras e devolva a massa cremosa para a panela. Junte 3 xícaras (chá) de arroz integral pré-cozido e ferva por mais uns dez minutos. Cozinhe por mais 1 minuto e desligue. Tempere no prato com suco fresco de limão e 1 colher (chá) de sal integral ou missô e muitas folhas frescas de hortelã ou salsa. Sirva no almoço e jantar quantas xícaras desejar.

Sopa de centrífuga

3 dentes de alho, 2 folhas de couve, 1 tomate grande (orgânico), 2 talos de aipo. Envolva os dentes de alho na folha de couve. Passe tudo pela centrífuga. Coloque em uma panela, aqueça em fogo brando. Não necessita ferver. Adicione suco fresco de limão, sal integral a gosto (molho shoyu ou missô de boa qualidade) e sirva imediatamente.

Baixou a energia?

1 dente de alho, ½ xícara (chá) de espinafre (talos e folhas), ½ pepino, 2 talos de aipo, folhas de nabo ou beterraba, ramos de salsa. Passe o alho, espinafre, pepino e aipo pela centrífuga. Coloque em uma panela, aqueça em fogo brando. Não necessita ferver. Desligue o fogo, adicione o suco fresco das folhas de nabo e salsa, suco fresco de limão,

sal integral a gosto (molho shoyu ou missô de boa qualidade) e sirva imediatamente.

Caldão de Ambika

1 xícara (chá) de água, 2 xícaras (chá) de vagem picada, 2 xícaras (chá) de abobrinha picada, 2 talos de aipo, 2 inhames picados, rodelas de gengibre, 1 ramo de salsa, 1 talo de cebolinha, sal integral a gosto. Cozinhe a vagem, a abobrinha e o aipo em fogo brando até ficarem macios, porém verdes. Ainda quente, coloque tudo no liquidificador até que fique cremoso (bem grosso). Sirva imediatamente. Decore com cubos de abacate.

Chás terapêuticos

Essas sugestões de chás, além de terapêuticas, cumprem na verdade um papel muito maior. O trabalho da desintoxicação necessita de um corpo muito bem hidratado, e o uso dos chás pode tornar essa hidratação mais divertida e específica. A ideia é tomar chás ao longo do dia, como forma alternativa de hidratação, mas você poderá também usar qualquer um deles como base líquida para o preparo dos sucos desintoxicantes. A forma ideal de preparo dos chás é por infusão, como descrita nas receitas. Lembre-se: ferver demais a água reduz o poder terapêutico dos seus ativos.

Chá de escarola (prisão de ventre)

Coloque 1 folha rasgada de escarola fresca no fundo de uma xícara, adicione água quente, abafe e deixe em infusão por uns 5 minutos. Este chá deve ser tomado em jejum (antes do suco verde) por sete dias seguidos. Use somente em caso de crise. Evite viciar o intestino com chás laxantes.

Chá desintoxicante (purifica o sangue)

¼ maço de salsa, 5 folhas de aipo, 1 colher (sobremesa) de sementes de erva-doce, 1 colher (sopa) de flores secas de camomila, 1 folha de dente-de-leão, 1 punhado de cabelo de milho, 1 folha de amora.

Aqueça 1 litro de água; antes que inicie fervura, acrescente todas as ervas, desligue o fogo e deixe em infusão por 10 minutos. Beba ao longo do dia.

Chá de dente-de-leão (elimina gases e purifica o sangue)

Fantástico para eliminar gases; age sobre o fígado, rins e coração. Coloque várias folhas frescas no fundo da chaleira; aqueça 1 litro de água e, antes que inicie fervura, acrescente sobre as folhas; deixe em infusão por 15 minutos. Sirva ao longo do dia, morno ou frio.

Chá contra gases

Misture uma colher (chá) de cada uma destas ervas: sálvia, erva-doce, cominho e hortelã, adicione 1 litro de água fervente e deixe em infusão por 10 minutos. Sirva imediatamente.

Chá de abacaxi com salsinha (adstringente)

1 litro de água, cascas de 1 abacaxi, 1 xícara (chá) de salsa (talos e folhas). Ferva as cascas de abacaxi na água por 10 minutos; coe e leve à geladeira. Antes de servir bata no liquidificador com a salsa e coe.

Chá de gengibre e maçã-verde (expandir pulmões e melhorar asma e bronquite)

1 litro de água, gengibre fresco picado, 1 maçã-verde picada e suco de 2 limões. Ferva o gengibre na água por 3 minutos. Desligue o fogo e coe. Acrescente a maçã picada, abafe e deixe amornar. Quando esfriar, junte o suco do limão e leve à geladeira. O gengibre dissolve catarros, ajuda na digestão das proteínas e facilita a absorção e eliminação das gorduras pelos intestinos. Não o descasque, pois é aí que estão os princípios mais ativos.

Chá de raiz de lótus (elimina muco dos pulmões)

Pode-se usar a raiz fresca ou seca; a seca já vem cortada em rodelas. Coloque para ferver 1 litro de água, acrescente 10 rodelas de raiz de lótus e deixe que ferva por 20 minutos. Tome como água com 1 pedrinha de sal integral ou 1 gota de molho shoyu. A raiz fervida pode ser ingerida ou apenas mastigada; comece a andar com uma caixinha de lenços de papel porque o catarro e muco vão soltar, e deixe sair todas essas secreções. Faça uso deste chá por uma semana seguida e, durante este período, não misture com outros chás.

Chás para expandir pulmões (asma e bronquite)

Podem ser preparados misturados ou em separado. O ideal do tratamento é usar das três ervas durante um período de seis a doze meses. Aqueça 1 litro de água, mas sem deixar ferver. Desligue o fogo e acrescente 1 colher (sobremesa) de cada erva, tampe e deixe em infusão por 10 minutos. Sirva quente ou frio.

Carqueja (folhas frescas ou secas): os potentes princípios amargos da carqueja ajudam a fortalecer e interagir todo o sistema energético-emocional, o que vitaliza e tonifica a mucosa respiratória.

Barbatimão (cascas do tronco): exerce forte ação adstringente na esfera pulmonar, atraindo o corpo emocional para entrosamento harmônico com o corpo físico-energético. Essa interação repercute positivamente sobre a mucosa respiratória, favorecendo sua regeneração em casos de hipersensibilidade, como na asma e na bronquite asmática.

Mulungu (cascas do tronco): ajuda a dissolver nódulos de energia emocional-psíquica congestionada na região dos pulmões.

Chá de hortelã, erva-doce, cidreira e camomila (digestivo)

Aqueça 1 litro de água até quase fervura; desligue; acrescente 1 colher (sobremesa) de cada erva e tampe. Coe e sirva após 10 minutos de infusão.

Meu santo estômago (digestivo e cicatrizante)

Aqueça 1 xícara de água até quase fervura; desligue e acrescente 1 colher (sobremesa) de flores secas de camomila. Deixe em infusão por 5 minutos. Sirva imediatamente. Tome após as refeições principais e ao longo do dia, em crises agudas.

Chá de habu (sistema geniturinário)

Toste em uma panela 1 colher (sopa) de sementes de habu, mexendo sempre e tampando quando começarem a pipocar; cuide para não queimar; coloque em um bule de louça ou ágata e junte 1 litro de água fervente. Tampe e deixe em infusão por uma hora. O habu é uma semente também conhecida como fedegoso. Limpa rins e ajuda a eliminar secreções. Para fazer efeito, deve ser ingerido o seu chá ao longo do dia, como se fosse água. Opcional: junte 1 colher (sopa) de quebra-pedra, na etapa da infusão.

Chá de porangaba, sene, carqueja e alcachofra (emagrecedor)

Aqueça 1 litro de água até quase fervura; desligue, acrescente 1 colher (sobremesa) de cada erva e tampe. Coe e sirva após 10 minutos de infusão. Opcional: cascas de abacaxi, maçã ou canela para dar um sabor mais agradável.

Chá para relaxar e acalmar (insônia)

Capim-cidreira, laranja-da-terra (folhas), maracujá (folhas). Atua sobre os corpos mentais, eliminando tensões e congestionamentos de energia, relaxando-os e favorecendo a liberação da consciência para o correto adormecer. Aqueça 1 litro de água até quase fervura; desligue e acrescente 1 colher (sopa) da mistura de ervas. Tampe e deixe em infusão por 10 minutos. Sirva quente ou frio. Tome 1 xícara (chá) à noite ao deitar-se, ou uma ou mais vezes ao dia, conforme a necessidade.

Chá antiestresse

Aqueça 1 litro de água até quase fervura; desligue e acrescente 1 colher (sobremesa) de flores de maracujá, melissa, cidreira e pétalas de rosa-branca. Tampe e sirva após 10 minutos de infusão.

Chá contra dor de cabeça

Aqueça 1 litro de água até quase fervura. Desligue e acrescente 1 colher (sobremesa) de tília, alecrim e melissa. Tampe e sirva, após 10 minutos de infusão, com suco fresco de limão.

Chá de semente de feno-grego (diabetes)

Ferva 1 colher (chá) de semente de feno-grego para cada xícara (chá) de água. Mantenha na geladeira. Ideal para quem tem problemas de açúcar alto no sangue e obesidade.

Chá baixa colesterol

5 a 6 folhas frescas de batata-doce. Aqueça 1 xícara (chá) de água até quase fervura; jogue sobre as folhas e abafe por 10 minutos. Tome de duas a três vezes ao dia.

Cólica menstrual

Aqueça 1 litro de água até quase fervura; desligue e acrescente 1 colher (sobremesa) de camomila, anis-estrelado, melissa e alecrim. Tampe e sirva após 10 minutos de infusão.

Chá para menopausa

Aqueça 1 litro de água até quase fervura. Desligue e acrescente 1 colher (sopa) de valeriana, 3 colheres (sopa) de hortelã, 1 colher (sopa) de camomila. Quando esfriar, tome de três a quatro xícaras (chá) por dia.

Chegamos ao fim do capítulo de receitas! Gostaria de reforçar sobre a importância do que você compra e coloca na sua despensa. Em vários momentos, enfatizo o uso de opções orgânicas, mas esse é um estilo de vida que precisamos implementar como uma *ação* diária. De autoria do Instituto Kairós no livro *Consumo responsável em ação*,[10] gostaria de fechar este capítulo com a seguinte frase:

> Ao escolher entre um produto e outro, o consumidor pode apoiar processos que contribuem para a manutenção dos padrões de produção e consumo vigente ou, por outro lado, fortalecer modos de produção construídos sob outra lógica.

Sua saúde agradece!

---

[10] CONSUMO responsável em ação. São Paulo: Instituto Kairós, 2017.

REFLEXÃO FINAL

O percurso de estudo e escrita deste livro revelou minha busca incessante pela purificação, pois, enquanto estiver viva, esse é meu propósito: ter mais afinidade e sintonia com a fonte. Esse é e sempre será o eixo e a essência de tudo que estudo e transmito. Desintoxicar-se é um ato de sabedoria, de purificação, que viabiliza uma vida em expansão e iluminação, lúcida, animada. Saúde para o corpo, poder pensante para a alma, sintonia e sincronicidade para o espírito.

Muitas pessoas com doenças me escrevem sobre o que fazer, pedindo uma sugestão de tratamento. Minha resposta é sempre a mesma: proporcione ao seu corpo a desintoxicação, hidratação, alcalinização, mineralização e purificação para poder resgatar sua harmonia metabólica, sua alma, sua luz, que considero algo maior do que a simples cura de uma doença.

Não tenha medo da morte do corpo físico, pois ela é inevitável. Tenha, sim, o compromisso de não viver ou desencarnar *denso*, desanimado.

A alimentação desintoxicante é uma forma de confessar amor e cumplicidade por seu corpo, alma e espírito, tão distanciados da fonte pela falta de nutrição e leveza: conexão. Aliviar cada célula de tanta densidade, de tanto desequilíbrio e desperdício energético, irá purificá-lo, além de oferecer fôlego (e voos), percepções, novas sensações, superações: "vida que te quero viva enquanto há vida".

Não importa a doença, ela é a prova concreta de que existe algum nível de intoxicação. A desintoxicação é verdadeiramente (sem ilusões) o primeiro passo para que todas as ferramentas e condições de cura possam acontecer.

O melhor dos mundos seria o ato consciente de desligar da patologia, da doença, e investir alegremente nas ações pró-saúde propostas neste livro com força contagiante, pois elas é que vão abrir espaço para você aproveitar esse processo e sua própria vida, durante e após a cura. Estou falando de salutogênese: alimentação natural, terapia do riso, artes, lazer, relaxamento e atividade física prazerosa.

O cientista alemão Arnold Ereth nos ensina: "Enfermidade é uma ação de todo o corpo para eliminar escórias, mucos e toxinas". Assim, eu lhe pergunto: você permite que pessoas vazias, ladrões e vampiros entrem diariamente em sua casa? Imagino que não! Então pense bastante no momento de escolher quais alimentos vai convidar para a sua despensa, pois eles entrarão no seu sistema e vão influenciar os seus sentimentos, pensamentos e a sua vida.

Assim como na história do carpinteiro, suas escolhas construirão o seu corpo, o seu templo, essa casa que o acolhe e hospeda 24 horas por dia durante toda a sua existência.

Hoje você tem a oportunidade de assumir o eixo da roda por escolha própria, optando por aquilo que faz sentido para você, por sensações que trazem bem-estar na conexão que temos com um corpo que se comunica, dando sinais de vitalidade.

Quem comanda (decide) o movimento (para onde vou) da roda? O pneu, que vive em altos e baixos, ou seu eixo que vive centrado? Assim, meu convite é: DES (não) + IN (dentro) + TOXIC (toxinas) + AÇÃO (banho interno diário).

Haja em prol da eliminação de todas as toxinas de dentro de você que o impedem de estar verdadeiramente *vivo*. Essa é a forma de manter o seu eixo irradiando, proporcionando todos esses movimentos e chegadas em sua vida.

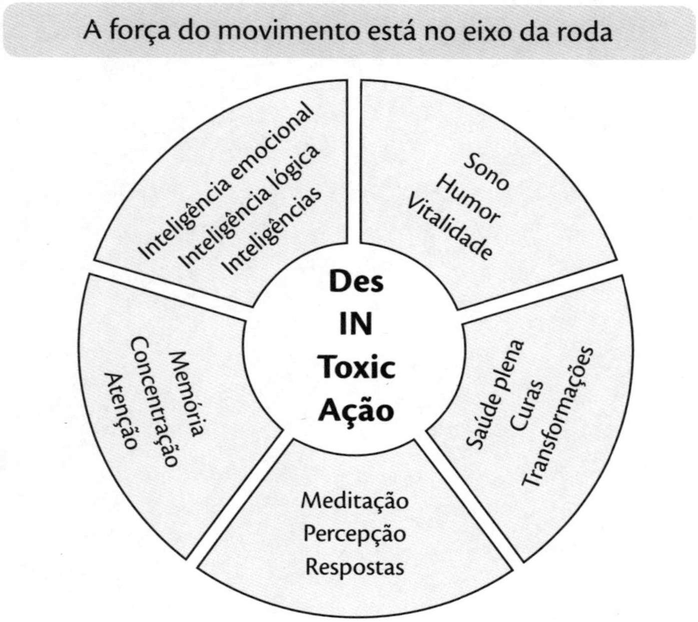

A força do movimento está no eixo da roda

Des IN Toxic Ação

- Inteligência emocional
- Inteligência lógica
- Inteligências

- Sono
- Humor
- Vitalidade

- Saúde plena
- Curas
- Transformações

- Meditação
- Percepção
- Respostas

- Memória
- Concentração
- Atenção

FIGURA 24

REFERÊNCIAS BIBLIOGRÁFICAS

BALBACH, A. *As curas maravilhosas do limão e da laranja*. 8. ed. São Paulo: A Edificação do Lar.

BIAZZI, M. S. E. *Viva natural*. São Paulo: Casa Publicadora Brasileira, 1995.

BLAUER, S. *O livro dos sucos*. Rio de Janeiro: Record, 2002.

BORNHAUSEN, L. R. *As ervas do sítio*. São Paulo: MAS, 1991.

CALBOM, C.; KEANE, M. *Sucos para a vida*. São Paulo: Ática, 2002.

CARIBÉ, J. ;CAMPOS, J. M. *Plantas que ajudam o homem*. São Paulo: Pensamento-Cultrix, 1991.

_____. *Receituário de medicamentos sutis*. São Paulo: Pensamento, 1997.

CARPER, J. *Alimentos*: o melhor remédio para a boa saúde. Rio de Janeiro: Campus, 1995.

CHAUÍ, M. *Espinosa, uma filosofia da liberdade*. 2. ed. São Paulo: Moderna, 2006.

CIRILO, I. *Plantas medicinais*. Francisco Beltrão: Grafit, 1999.

CONSUMO responsável em ação: tecendo relações solidárias entre o campo e a cidade. São Paulo: Instituto Kairós, 2017.

COUSENS, G. *Nutrição evolutiva*: fundamentos para a evolução individual e do planeta. São Paulo: Alaúde, 2011.

_____. *Vença a diabetes pela alimentação viva*. São Paulo: Alaúde, 2011.

DE ANGELIS, C. R. *Importância de alimentos vegetais na proteção da saúde*. São Paulo: Atheneu, 2001.

FIGUEIRA, T. *Seiva de vida*. São Paulo: Pensamento-Cultrix,1995.

FUNES, M. *O poder do riso*. 1. ed. São Paulo: Ground, 2000.

GANDHI, M. *Bagavad Gita segundo Gandhi*. São Paulo: Ícone, 1992.

GONZALEZ, A. P. *Lugar de médico é na cozinha*. São Paulo: Alaúde, 2008.

_____. *Cirurgia verde*: conquiste a saúde pela alimentação à base de plantas. São Paulo: Alaúde, 2017.

HAY, L. L. *Cure seu corpo*. São Paulo: BestSeller, 1998.

HIRSCH, S. *Deixa sair*. Rio de Janeiro: Corre Cotia, 1998.

HUIBERS, J. *Dormir bem com plantas medicinais*. São Paulo: Hemus, 1983.

JOHARI, H. *Dhanwantari*. São Paulo: Pensamento, 1998.

KINUPP, V.F.; LORENZI, H. *Plantas Alimentícias Não-Convencionais (PANC) no Brasil: guia de identificação, aspectos nutricionais e receitas ilustradas*. Nova Odessa: Plantarum, 2014.

KUPFER, R. *Alimentação light*. São Paulo: Ícone, 1998.

KUSHI, M. *O livro da macrobiótica*. Edição independente, 1985.

LE SHAN, L. *Meditação e a conquista da saúde*. São Paulo: Pensamento, 1997.

LUIS, L.; PEIX, T. *Manual de sucos energizantes*. Argentina: PuraEco, 2018.

MACIOCIA, G. *Diagnóstico na medicina chinesa*. 1. ed. São Paulo: Roca, 2005.

MARANCA, G. *Plantas aromáticas na alimentação*. São Paulo: Nobel, 1986.

MONTAGU, A. *Tocar*: o significado humano da pele. São Paulo: Summus, 1988.

REFERÊNCIAS BIBLIOGRÁFICAS ■ 301

MURRAY, M.; PIZZORNO, J. *Enciclopédia da medicina natural*. São Paulo: Organização Andrei, 1994.

MUSSO, G. *Os espelhos de Lacan*. Opção Lacaniana On-line. Ano 2, n. 6, nov. 2011. Disponível em: <www.opcaolacaniana.com.br/pdf/numero_6/Os_espelhos_de_Lacan.pdf>. Acesso em: 2 nov.

NATALI, M. *Sucoterapia*. São Paulo: Gaia, 1995.

OHM, D. *Rir, amar e viver mais*. 1. ed. São Paulo: Paulinas, 2002.

OSHO. *Meditação primeira e última liberdade*. Santa Maria: Shanti.

PASCHOAL, V.; BAPTISTELLA, A. B.; SOUZA, N. S. *Nutrição funcional e sustentabilidade*. São Paulo: Coleção Nutrição Funcional, 2017.

PRIMAVESI, A. *Pergunte ao solo e às raízes*. São Paulo: Nobel, 2014.

RANIERI, G. R. *Guia prático de PANC*: plantas alimentícias não convencionais. São Paulo: Instituto Kairós, 2017.

_____. *Matos de Comer*. São Paulo: Independente, 2021.

SANCHEZ, M. *Jejum curativo*. São Paulo: Madras, 2001.

SERURE, P. *A energia da dieta dos sucos*. Rio de Janeiro: Campus, 2001.

SOLEIL, J.-J. *Você sabe se desintoxicar?* São Paulo: Paulus, 1993.

STRUNZ, U. *Eternamente jovem*. Barueri: Manole, 2002.

TESKE, M.; TRENTINI, M. A. M. *Compêndio de fitoterapia da Herbarium*. Curitiba: Edição independente, 1997.

THORWALD, D.; DAHLKE, R. *A doença como caminho*. São Paulo: Pensamento-Cultrix, 1996.

TRUCOM, C. *De bem com a natureza*. São Paulo: Alaúde, 2009.

_____. *Cadê o leite que estava aqui?* São Paulo: Doce Limão, 2017.

_____. *Sal da vida*. São Paulo: Doce Limão, 2017.

_____. *O poder de cura do limão*. São Paulo: Planeta, 2020.

_____. *E se não houver alimento?* Belo Horizonte: IRDIN, 2020.

_____. *O poder de cura da linhaça*. São Paulo: Doce Limão, 2021.

_____; SANTOS, P. *Cosmética Natural*. São Paulo: Doce Limão, 2021.

VALCAPELLI. *Apostila do curso de metafísica da saúde*. São Paulo: Publicação independente.

WADE, C. *Alimentos naturais para obter mais energia*. Rio de Janeiro: Campus, 1999.

WIGMORE, A. *The Blending Book*: Maximizing Nature's Nutrients – How to Blend Fruits and Vegetables for Better Health. Estados Unidos: Avery Publishing, 1997.

WOLFE, D. *Superalimentos*. São Paulo: Alaúde, 2010.

SITES INDICADOS

Agricultor Apoiado pela Comunidade (CSA) – Brasil: <http://www.csabrasil.org/csa>.

Ana Branco – Projeto Biochip PUC-Rio: anabranco.usuarios.rdc.puc-rio.br

Ann Wigmore Foundation: <www.wigmore.org>.

Ann Wigmore Natural Health Institute (AWNHI): https://annwigmore.org/

Associação de Agricultura Orgânica (AAO): <www.aao.org.br>.

Conceição Trucom – Doce Limão: <www.docelimao.com.br>.

Dr. Alberto Gonzalez: <www.doutoralberto.com.br>.

Dr. Gabriel Cousens: https://www.drcousens.com/

Instituto Kairós: <www.institutokairos.net>

Mapa Feiras Orgânicas: https://feirasorganicas.org.br/

**Acreditamos
nos livros**

Este livro foi composto em Electra LT Std
e impresso pela Geográfica para a Editora
Planeta do Brasil em fevereiro de 2022.